JN119935

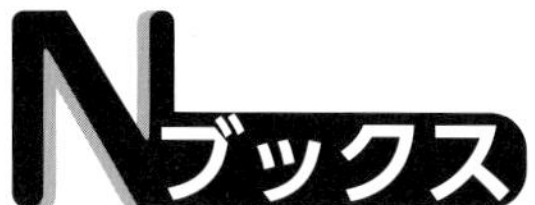

四訂 臨床栄養管理

編著 渡邉早苗・寺本房子・松崎政三

共著 岩本珠美・恩田理恵・片山一男・川口美喜子
川村千波・木村要子・鞍田三貴・桑原節子
高岸和子・髙橋寛子・田中弥生・角田伸代
戸田洋子・長浜幸子・増田昭二・宮内眞弓

建帛社
KENPAKUSHA

四訂版序

わが国の2018（平成30）年度概算医療費（国民医療費の98％に相当，厚生労働省）は，高齢化や医療の高度化などが影響して42兆6千億円で過去最高額となった。国民1人あたりの医療費は33万7千円で，75歳未満が22万2千円なのに対し，75歳以上は93万9千円で，4倍以上となっている。2022年から2025年（令和4～7年）にかけて，団塊の世代が後期高齢者となるため，今後も医療費の増加が見込まれる。

2025年を目途に地域包括ケアシステムなどの構築が進められている今日，管理栄養士の使命は，保健・医療・福祉の専門職と連携して，人々の適切な栄養管理ができる能力を身につけることである。

各疾患の治療指針やガイドラインは日進月歩で，2019（令和元）年度には管理栄養士養成課程のコアカリキュラムや国家試験のガイドラインも改訂され，食事摂取基準2020年版も公表された。

本書は，2003（平成15）年に初版を刊行し，臨床栄養学に関連した制度や指針が新しくなるたびに内容の見直し・刷新を行ってきた。執筆は主に現職の教員が担当し，より教育効果の上がる工夫なども盛り込んで改訂作業を重ねてきた。

第Ⅰ部は総論で，第1章「臨床栄養の概念」，第2章「傷病者や要支援・要介護者の栄養アセスメント」，第3章「栄養・食事療法，栄養補給法」，第4章「傷病者や要支援・要介護者の栄養ケア」，第5章「薬と栄養・食品の相互作用」とし，第Ⅱ部は疾患・病態別栄養ケアマネジメントで，第1章から第21章までに栄養食事相談が必要なほとんどの疾患を網羅し，「病態・生理生化学」と「栄養管理」について記述した。

管理栄養士国家試験ガイドラインに準拠した構成とし，管理栄養士養成課程の学生が必要な知識を得る教科書として広く使用されることを願いつつ，読者からのご批判・ご教示を頂きながらさらに修正を重ね，より使いやすい教材にしたいと願っている。

2020年3月

編著者一同

＊疾患名・用語等については，各疾患の治療指針・ガイドライン等を考慮し，必ずしも管理栄養士国家試験出題基準（ガイドライン）に準じていない。

臨床栄養管理

目　次

第Ⅰ部　臨床栄養管理総論

第Ⅱ部　疾患・病態別栄養ケア・マネジメント

臨床栄養管理

第Ⅰ部
臨床栄養管理総論

第1章

臨床栄養の概念

臨床栄養管理とは，**傷病者や要支援・要介護者**の栄養状態を的確に評価・判定（栄養アセスメント）し，身体の状況に見合った適切な**栄養補給**を行い，**栄養状態を改善**することにより，疾病の発症を予防・治癒することである。また，効果的な栄養食事相談を行い患者自身の**自己管理能力**を育成することをマネジメントするプロセスである。

1．意義と目的

1.1　臨床栄養の意義と目的

臨床栄養の意義は，傷病者や要支援・要介護者への**栄養ケア・マネジメント**を行うことで，疾患の予防を図り，治癒促進や増悪化と再発の防止に寄与し，栄養状態の改善につなげることである。それには**内部環境の恒常性**と栄養支援を的確に行うことで，人体組成や**バイタルサイン**を知ることが重要である。

人体は受精した1個の細胞が分裂を繰り返し，約30〜60兆個の細胞の集まりとして誕生する（新生児）。細胞は新陳代謝を繰り返しながら成長に伴って組織を形成し，栄養補給（食物）を受けながら寿命（100〜150年）をまっとうする。人体は外見や体重の変化がみられなくても体内では物質の交代（代謝回転）が盛んに行われ，栄養素や体構成成分の分解（異化，酸化）と合成（同化，還元）がほぼ同じ速度で進行している。

内部環境の維持とは，外部環境の変化があっても人体が安定して活動できるように，体内をつねに一定の状態に保っていることで，この恒常性を維持する作用を**ホメオスタシス**という。手術後の身体的ケアは，ホメオスタシスを援助することが基本となっている。細胞外液には恒常性維持作用があり，腎臓や肺などの諸器官が分担して，体液成分や体温，血液のpHを一定に保っている。体内では物質が分解されるときに熱を生じるが，体温を一定に保つためにその熱は絶えず身体の外に放散される。血液のpHが一定（7.36〜7.44）に保たれているのは，血液中の緩衝作用（重炭酸塩による調節）や呼吸による炭酸ガスの排泄，腎臓での水素イオンの排泄による。病態時にはホメオスタシスの乱れの原因を知り，**輸液**や**透析**，酸素吸入などで恒常性を維持することが重要である。

バイタルサインとは患者が生きていることを示す証で，意識状態や対光反射の有無（瞳孔散大），体温や呼吸数，脈拍，血圧などをいう。救急の**A**（**airway**；気道確保），**B**（**breathing**；呼吸援助），**C**（**circulation**；循環確認）は看護の基本といわれ，手術直後は頻回にバイタルサインが測定される。

体温は午前6～7時ごろに最低値を示し，午後5～7時ごろに最高値を示すが，日内差はわずかに1℃以内で，成人の体温は午前11時ごろから午後2時ごろでは36.5℃前後である。体温が上昇して体重の2%の水分が減少すると渇きを覚え，7～15%の減少で精神状態が侵され生命が危険な状態になる。

呼吸は救急医療や全身麻酔では重要視される。安静時の呼吸数は通常，成人では深くゆっくりで15～20回/分（換気量7.5～10 L/分），新生児では肺胞の未発達により浅く速いので40～55回/分（換気量0.6 L/分）である。体内の酸素不足や炭酸ガスの増加，興奮や体温の上昇でも呼吸は速くなる。

脈拍は，新陳代謝が激しい新生児では成人の倍にも及ぶ。通常，成人では安静時で60～80拍/分，ただし個人差が大きく喫煙や飲酒，精神状態，体位，疲労などさまざまな要因で変化する。緊張すると頻脈（100拍/分以上）となり，リラックスで徐脈（60拍/分以下）となるが，臨床的に問題となるのは50拍/分以下である。

血圧は心臓の収縮によって押し出された血液が末梢の血管を押し広げる力（圧力）で，通常はこの圧力を腕の動脈で測定して血圧としている。血圧は心拍出量や血管のかたさ，心臓の収縮力に左右され変動する。一般には収縮期120～130 mmHg，拡張期70～80 mmHgで，失血では低血圧が起こる。収縮期血圧が180 mmHg以上，90 mmHg以下のときは注意を要する。

1.2　QOL（生活の質，人生の質）の向上

医療・福祉・保健の総合的な取り組みの中で，臨床栄養管理の目的は，何よりも当人の**QOL**（quality of life；生活の質，人生の質）**の向上**であり，**生活環境のノーマリゼーション**の実現である。高齢者のQOL向上のためには介護施設で，がんなどのターミナルケアにおけるペインコントロールは緩和ケアで，精神的サポートを重視した取り組みが行われる。さらに，高齢者やがん患者だけではなく，**障がい者**においても，社会的不利をできるだけ少なくするために，障害者総合支援法などによる福祉対策事業による援助がある。さまざまな制度により傷病者や要支援・要介護者のQOLを向上させる取り組みが行われているが，十分とはいえない。障がい者に接する場合，忘れてならないことは，「障害は不便ではあるが不幸ではない」（ヘレン・ケラー）の言葉であり，障害に対する正しい理解や障がい者とのコミュニケーション手法（手話，点字，車椅子者への介護技術など）を習得することは，今後，管理栄養士にとって必要になる。

> ノーマリゼーション（**Normalization**）とは，1960年代に北欧諸国から始まった社会福祉をめぐる社会理念のひとつで，障がい者と健常者とは，お互いが特別に区別されることなく，社会生活を共にするのが正常なことであり，本来の望ましい姿であるとする考え。

2．医療・介護保険制度の基本

2.1　医療保険制度

医療保険は，安心・安全な暮らしを保障するため，疾病に備えて国民が加入する社会保険制度である。医療保険には職業や年齢などにより，いろいろな種類がある。運営する保険者は，国や市町村，民間団体などさまざまな主体からなる。

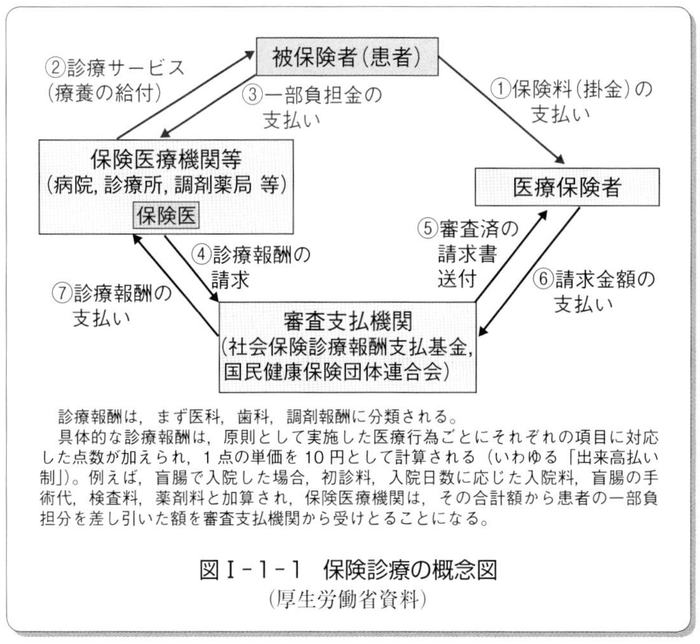
被保険者（患者）
②診療サービス
（療養の給付）
③一部負担金の
支払い
①保険料（掛金）の
支払い
保険医療機関等
（病院，診療所，調剤薬局 等）
保険医
医療保険者
⑤審査済の
請求書
送付
④診療報酬の
請求
⑦診療報酬の
支払い
⑥請求金額の
支払い
審査支払機関
（社会保険診療報酬支払基金，
国民健康保険団体連合会）
診療報酬は，まず医科，歯科，調剤報酬に分類される。
具体的な診療報酬は，原則として実施した医療行為ごとにそれぞれの項目に対応した点数が加えられ，１点の単価を10円として計算される（いわゆる「出来高払い制」）。例えば，盲腸で入院した場合，初診料，入院日数に応じた入院料，盲腸の手術代，検査料，薬剤料と加算され，保険医療機関は，その合計額から患者の一部負担分を差し引いた額を審査支払機関から受けとることになる。

図Ⅰ-1-1　保険診療の概念図
（厚生労働省資料）

診療報酬とは，保険医療機関および保険薬局が保健医療サービスに対する対価として保険者から受けとる報酬である。その一部は患者が負担し，残りは保険者から審査支払機関を通して医療機関に支払われる。この仕組みが**診療報酬制度**である（図Ⅰ-1-1）。

診療報酬の額は，厚生労働大臣が中央社会保険医療協議会（中医協）の議論を踏まえ決定し，「**診療報酬点数表**」に記載し告示する。

診療報酬および薬価基準などの算定は，健康保険法に規定する保険医療機関にかかる療養に要する費用として，医科・歯科・調剤の3種類の診療報酬点数表により算定される。費用の額は，原則として1点の単価を10円とし，定める点数を乗じて算定される。一部，特別療養費や入院時食事療養費は円建てとなっている。

2.2　介護保険制度

高齢化が進み，要介護高齢者の増加，介護の長期化などによる介護ニーズが急激に増加している。そのような中，社会全体で支える新たな仕組みが必要となり，2000年4月より**介護保険制度**が**社会保険制度方式**で導入された。2005年4月には，予防を重視した新たなサービスが創設されるなど，問題に合わせ基盤整備が進められている。

介護保険の運用は各市町村単位で行われている。介護サービスの利用にあたって，まず被保険者の**要介護認定**が必要である。該当者がどの程度のサービスを必要としているかが**介護支援専門員**（ケアマネジャー）により評価され，合議体（介護認定審査会）により介護度（要支援1～2，要介護1～5，表Ⅰ-1-1）が決定される。その介護度により，介護サービスごとに利用できるサービスの上限額が決定される。

表Ⅰ-1-1 要介護度区分による介護サービス

要介護度区分		利用できるサービス
要支援1	社会的な支援が必要である状態。	予防給付のサービス
要支援2		
要介護1	部分的ではあるが，介護を必要とする状態。	介護給付のサービス
要介護2	軽度の介護を必要とする状態。	
要介護3	中等度の介護を必要とする状態。	
要介護4	重度の介護を必要とする状態。	
要介護5	最重度の介護を必要とする状態。	

2.3 医療保険制度と介護保険制度における算定の基本

(1) 保険医療機関における管理栄養士にかかわる算定

1) 入院食事療養

① **入院時食事療養費**　入院時食事療養費は健康保険法により，診療報酬点数表とは別に，入院時における食事料を定めたものである。算定基準により，入院時食事療養費（Ⅰ），（Ⅱ）に区分される。2016年4月の診療報酬改定では，市販の濃厚流動食品を使用した場合の減額区分が追加された（資料，p.245参照）。

② **届出および報告**　入院時食事療養費（Ⅰ）および特別メニューの食事の提供をしている保険医療機関は，毎年7月1日現在で届出書の報告が必要である。また，健康増進法に基づく特定給食施設である場合は，都道府県，保健所を設置する市あるいは特別区に対して，月報などにより給食施設の状況を報告する必要がある。

③ **入院時食事療養費の標準負担額**　入院時食事療養費の費用負担は，厚生労働大臣が定めた標準負担額（表Ⅰ-1-2）が患者負担で，残りが保険者より給付される。なお特別メニューの食事の提供を受けた場合の費用は患者負担となる。

表Ⅰ-1-2 入院時食事療養費の標準負担額（1食につき）

区分	金額
一　般	460円
低所得者（住民税非課税世帯など）	
入院90日目まで	210円
入院90日目以降 （過去1年間の入院日数）	160円
低所得者世帯の老齢福祉年金受給権者	100円

（2018年4月）

④ **入院時食事療養の加算内訳**　入院時食事療養費（Ⅰ）に伴う各種加算を食事療養の提供により算定できる（加算の内訳は，資料，p.245を参照）。

2) 基本診療料

① **栄養管理体制の確保**　2012年の改定で栄養管理実施加算が廃止され，入院基本料および特定入院料の要件に栄養管理体制の確保の項目で包括された。しかし2014年の一部改定で有床診療所では包括化を見直し栄養管理実施加算が再度設けられた。

② **管理栄養士がかかわる医療チームでの加算**　保険医療機関で管理栄養士が所定の条件を満たしてチームの一員として活動した場合，栄養サポートチーム加算，摂食障害入院医療管理加算，糖尿病透析予防指導管理料や2020年新設の連携充実加算，早期栄養介入管理加算，栄養情報提供加算が算定される（資料，p.244, 245参照）。

3) 医学管理等

栄養食事指導料　屋内禁煙の当該保険医療機関において，医師の指示に基づき管理栄養士が厚生労働大臣の定める対象患者に栄養食事指導を行った場合，所定の点数を算定できる（資料，p.244参照）。特別食の一部とがん患者，摂食機能もしくは嚥下機能が低下した患者または低栄養状態にある患者も対象となる。

4）在 宅 医 療

医療制度でも在宅栄養支援の一環として，在宅患者訪問栄養食事指導料と在宅患者訪問褥瘡管理指導料（資料，p.244参照）が設けられている。

（2）介護報酬における管理栄養士にかかわる算定・加算

介護保険制度でも栄養管理が重視され，管理栄養士・栄養士の職能にかかわる介護報酬の加算が設定されている（表Ⅰ-1-3）。2021年度の改定で栄養マネジメント加算は廃止され，管理栄養士の配置が位置づけられた栄養マネジメント強化加算が新設された。常勤換算方式で入所者数を50（常勤栄養士を1人以上配置し，給食管理を行っている施設は70）で除して得た数以上の管理栄養士を配置し，基本サービスとして栄養状

表Ⅰ-1-3　介護保険制度における管理栄養士がかかわる主な加算（令和3年度介護報酬改定）

加算の種類		単位数	概　要
通所・居住系	居宅療養管理指導費（Ⅰ）	居住者 1人：544単位 2〜9人：486単位 10人以上：443単位	・医師が，厚生労働大臣が定める特別食を要するあるいは低栄養と判断した在宅療養者に対し，当該事業所の管理栄養士が医師の指示に基づき自宅を訪問し，栄養管理に関わる情報提供，栄養相談・助言（1回30分以上）を行った場合に，単一建物の人数に応じて月2回を限度に算定する。
通所・居住系	居宅療養管理指導費（Ⅱ）	居住者 1人：524単位 2〜9人：466単位 10人以上：423単位	・当該事業所以外の他の医療機関，介護保険施設，日本栄養士会または都道府県栄養士会が設置・運営する「栄養ケア・ステーション」と連携し，当該事業所以外の管理栄養士が居宅療養管理指導を実施した場合に算定する。
通所・居住系	口腔・栄養スクリーニング加算	（Ⅰ）20単位／回 （Ⅱ）5単位／回	・栄養と口腔のスクリーニングの連携を図り，両スクリーニングに一体的に取り組むことを評価する。6月に1回を限度。
通所・居住系	栄養アセスメント加算	50単位／月	・管理栄養士と介護職員等の連携による栄養アセスメントの取組みを評価する。
通所・居住系	栄養改善加算	200単位／回	・低栄養状態またはそのおそれのある利用者に対する居宅訪問も含めた，看護師・介護士等と共同した栄養管理。 ・当該事業所の職員または他の介護事業所･医療機関･栄養ケアステーションとの連携による管理栄養士1名以上の配置。1月に2回，3月を限度。
通所・居住系	栄養管理体制加算（認知症グループホーム）	30単位／月	・管理栄養士が介護職員等へ助言・指導を行い栄養改善のための体制づくりを進めることを評価する。1月に1回を限度。
通所・居住系／介護保険施設	療養食加算	8単位／回（ショートステイ） 6単位／回	・主治医が発行した食事箋に基づき，管理栄養士・栄養士の管理のもと，厚生労働大臣が定める療養食を提供する。1日に3回を限度。
介護保険施設	栄養マネジメント強化加算	11単位／日	・医師・管理栄養士・看護師等による栄養ケア体制を整備した栄養ケア計画に従い，ミールラウンドを週3回以上行う等ていねいな栄養ケアの実施（LIFEの活用）。
介護保険施設	経口移行加算	28単位／日	・経口移行計画に従い，医師の指示を受けた管理栄養士・栄養士による栄養管理および言語聴覚士・看護職員による支援。
介護保険施設	経口維持加算	（Ⅰ）400単位／月 （Ⅱ）100単位／月	・摂食機能障害や誤嚥を有する入所者に対して医師・歯科医師の指示に基づき，多職種が共同して経口維持計画を作成し，医師・歯科医師の指示に基づき管理栄養士等が栄養管理を行う。
介護保険施設	再入所時栄養連携加算	200単位／回	・入所者が医療機関に入院し，施設入所時とは異なる栄養管理が必要となった場合，介護保険施設の管理栄養士が医療機関での栄養食事指導に同席し栄養ケア計画の原案を作成して，当該介護保険施設へ再入所した場合。

態に応じた栄養管理の計画的な実施が求められるようになった。さらに，入所者の栄養情報を整理し，LIFEに登録しフィードバックして活用することで，適切かつ有効な栄養管理の継続的実施が期待されている（厚生労働省：LIFE*の活用によるPDCAサイクルの推進）。

＊LIFE：Long-term care Information system For Evidence；科学的介護情報システム。

また，介護保険施設において多職種連携で行う看取り（看取り介護加算，ターミナルケア加算）や褥瘡の管理（褥瘡マネジメント加算，褥瘡対策指導管理）の算定要件に関与する専門職として，管理栄養士が明記された。

3．医療と臨床栄養

3．1　医療における臨床栄養管理の意義

臨床栄養管理とは，病棟やベッドサイドにおいて，人体の栄養状態を的確に栄養アセスメント・栄養診断し，身体の状態に見合った適切な栄養介入を行い，栄養状態を改善することにより，疾病を治癒し予防することである。また，効果的な栄養食事相談を行い，患者自身の自己管理能力を育成する。これによって，患者は健康でよりよい栄養状態を実現し，さらに生活習慣を改善することによって健康を維持し，QOLを向上させ，主観的健康度が増大する。適切な臨床栄養管理を行うためには，栄養アセスメント，栄養診断，栄養補給，栄養食事相談についての知識と技術を習得し，チーム医療の中でこのシステムを確立することが重要である。

3．2　医療における管理栄養士の役割と職業倫理

1）傷病者の権利

患者の権利については1964年に第18回世界医師総会で「ヘルシンキ宣言」の中で初めてふれられ，1981年の同総会で「患者の権利に関する世界医師会リスボン宣言」として明文化された。その後，1995年の修正を経て現在に至っている。そこには，①良質の医療を受ける権利，②選択の自由，③自己決定権，④意識喪失者，⑤法的無能力者，⑥患者の意思に反する処置・治療，⑦情報に関する権利，⑧秘密保持に関する権利，⑨健康教育を受ける権利，⑩尊厳性への権利，⑪宗教的支援を受ける権利の11項目が記されている。

2）医療者としての守秘義務

医療や福祉の専門職として業務を行う際，プライバシーの保護に立ったカルテ・医療情報の取り扱いが重要で，医療現場における行動の原則やマナーを身につける必要がある。業務遂行上で得た情報に対する**守秘義務**には，医師などの医療専門職者については法的に課されている。管理栄養士も栄養指導や栄養管理を行うにあたり患者の個人情報を知ることとなる。医療者としての守秘義務を果たさなければならない。

3.3　インフォームドコンセント

インフォームドコンセントとは，患者個人の尊厳や決定権を尊重するために，患者が自分の病状や治療法，予後などについて，しっかり理解できるよう医療者から説明を受け，自らの意志で治療法を選択する（自己決定）手順のことである。現在の治療は患者が受け身ではなく「患者側が医療への参加を自らが治療に積極的に参加して行動すること」が行われている。これをアドヒアランスという。

3.4　リスクマネジメント

医療の質を保証するために，医療者は常日頃から患者が満足する医療を提供する努力を積み重ねる必要がある。

1）リスクマネジメントの具体的対応

多くの病院では，MRM（Medical Risk Management）委員会が定期的に開催され，院内からインシデント・アクシデントレポートとして報告された事例を中心にその分析を行い，さまざまな事故の発生要因を検討して予防策を立て，その内容を周知徹底して事故をできる限り発生させないように対策を行っている。

2）インシデント・アクシデントレポート

インシデントとは，いわゆる“ヒヤリ・ハット”事例といわれるもので，間違った医療行為が患者に実際に施行される前に気づき，事故を未然に防ぐことができた事例である。

アクシデントとは，患者に想定外のことが行われた事例である。実際に行われた行為が患者には全く影響がなかったり，予定のことを忘れて行われなかった事例も含めアクシデントとして取り扱われる。

3.5　クリニカルパスと栄養ケア

クリニカルパスは，アメリカの軍隊ではクリティカルパスと呼ばれ，複雑な工程を最短の作業で完成させるための合理計画法として開発された。日本でも製造業などに早くから導入され成果を上げている。医療での始まりは1985年ごろ，アメリカのカレン・ザンダー（看護師）を中心に開発された。

医療におけるクリニカルパスの目的は，「一定の疾患をもつ患者に対して入院から退院までの間に対応すべき，すべての治療，処置，ケアを整理し，スケジュール表にまとめること」である。医療の質の標準化と作業の効率化を推進し，入院日数の短縮を図ることができる。

1）クリニカルパスの4つの基本概念

① 時間軸，② ケア介入，③ 標準化，④ ヴァリアンスから成り立っている。

時間軸は，治療やケア介入（栄養・看護ケア）の時間介入単位を表している。これらによって，入院期間中の一番よい時期に効率のよい栄養ケアを計画的に実行することができる。ケア介入時間（時期）は，対象疾患，対象患者，病院で異なる。

ケア介入は，点滴，検査，食事療法，薬剤などを具体的に記入する。看護師，管理栄養士，ソーシャルワーカーなど，介入するグループによって書き込む内容が異なる。

クリニカルパスはいずれの処方・治療・検査も**標準化**された業務によってつくられる（evidence based medicine：EBM；事実・根拠に基づいた医学）。しかし，一度作成したら完成ではなく，医療の質が適正であるか否かを検討しながら改善していく。

ヴァリアンスは，逸脱，もしくは変化要因と訳される。クリニカルパスから逸脱したものを総称する。ヴァリアンスの定義としては，「標準化したものと違いのある事実，また状態，例外的なもので予測できない変化」とされている。

2）クリニカルパスの種類と使用目的

① スタッフ用のパスは，各専門スタッフの行う業務が時間軸に従って記入されており，各スタッフ相互の業務内容が理解できる（資料，p.236参照）。

② 患者用パスは，検査や治療の予定がわかりやすいようにイラストなどを用いて作成される。インフォームドコンセントにも用いられる（資料，p.237参照）。

③ 管理栄養士専用のパスは，管理栄養士が行う食事計画や栄養食事相談と目標が記入されており，パスに添って業務を進めることができる。

④ 患者の治療，栄養，看護ケアのゴールが明確化されたパスが目標である。

現在の医療は疾患別に包括化が行われ，施設でさまざまなパスが運用されている。

3）栄養管理業務をクリニカルパスに導入するには

クリニカルパスの導入には，管理栄養士が行う栄養管理業務の整理が必要となる。

① 教育プログラムの作成　疾患ごとに教育プログラムが作成されていることが重要である。① 個人指導の回数，② 患者に合わせて選択ができるプログラム，③ 集団指導との位置づけ，④ 教育の目標（ゴール），⑤ 外来と入院の連携などの調整を行う。

② 教材作成および栄養教育を評価する方法　病態と栄養（食事）について説明する教材（意識の変容，知識の習得のための教材）を作成する。さらに患者との栄養食事相談のアウトカム（患者の満足度，目標と達成度）を評価するためのアンケート，問診調査表などの手順等も検討する。

③ 記録方式とフォーマットの統一　管理栄養士が行った栄養食事療法や栄養食事相談は，**診療録**（カルテ）に記録する。チーム医療に参画するためには，フォーマットや記録方式（POSによるSOAP記録方式，p.58参照）が統一されていることが最低必要条件となる。

3.6　チーム医療

（1）医療チームへの参画がなぜ必要か

栄養食事療法は重要な治療のひとつである。エネルギーやたんぱく質の調整，食塩制限など栄養素等の調整は直接疾患の治療に貢献する。さらに，栄養アセスメントに基づいた適切な栄養補給は患者の栄養状態を改善し，治癒力の向上に貢献する。近年，経腸栄養，高カロリー輸液などの静脈栄養が飛躍的に発展し，さらに経口摂取では患者の摂食嚥下能力，消化・吸収・代謝能力に合った栄養補給の選択が行われるようになった。従来の生活習慣病等を中心とした慢性疾患における栄養食事療法や栄養食事相談は，咀嚼能力の低下や嚥下障害，経口摂取が困難で積極的栄養補給が必要な患者への対応など栄養管理業務はより複雑で専門化した。こうした患者では，輸液と食事の併用，経腸栄養製品と食事の併用など，栄養補給法は単一ではなく，医師との栄養補給計画の検討，薬剤師との栄養組成の検討，看護師との栄養投与時の下痢などの副作用についての情報交換や患者のQOLの改善など，多くの問題を共有することとなる。さらに，患者はこうした治療を受けながら在宅へと移行しており，**チーム医療**による総合的な患者指導が必要になっている。このような医療現場のニーズに対応して摂食嚥下，褥瘡，栄養サポート（NST）などの医療チームが組織されている。管理栄養士は，これらのチームの一員として参画し，栄養の側面からのサポートを行う（図Ⅰ-1-2）。

（2）栄養サポートチーム（NST）

1）NSTの活動

栄養サポートチーム（nutrition support team：**NST**）とは医師，管理栄養士，薬剤師，看護師，臨床検査技師，理学療法士，言語聴覚士などの専属スタッフによる栄養管理を目的とした**チーム医療**である。栄養管理は診療科を問わず重要であり，NSTは病院内の病院長あるいは施設長直属の医療チームに位置づけられている場合が多い。

2）NSTにおける管理栄養士の役割

NSTにおける管理栄養士はアセスメント，栄養補給計画の立案・実施，モニタリング，評価などの役割を担っている。表Ⅰ-1-4に各専門スタッフの役割を示す。

2010年4月の診療報酬の改定では，**栄養サポートチーム加算**について条件が次のように示された。①これらの加算の申請を行うためには，所定の研修を受けた医師，看護師，薬剤師，管理栄養士によるNSTが，週に1回のミーティングと回診を行い栄養サポートを行うこと，②「**栄養治療実施計画**」を作成して事前に患者に同意を得ること，③栄養サポート終了後は「**栄養治療実施報告**」を作成して経過と今後についての説明と栄養食事相談等を行うこととなっている。

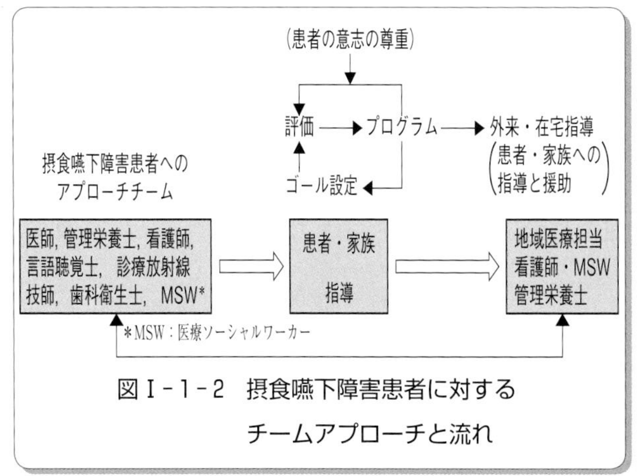

図Ⅰ-1-2　摂食嚥下障害患者に対するチームアプローチと流れ

表Ⅰ-1-4　NSTスタッフの役割

職種	役割
医　師	病状の把握，栄養障害の有無や程度の判定　栄養補給法の適応の決定
管理栄養士	栄養状態の評価（栄養素等摂取量調査，身体計測など） 栄養必要量・補給法の提案，栄養食事相談 栄養治療実施計画立案・実施，モニタリング
看護師	カテーテルの管理，栄養スクリーニング，患者アセスメント
薬剤師	TPN輸液処方への参加，TPN輸液の無菌調製 内服薬指導，栄養関連製剤の情報提供

4．福祉・介護と臨床栄養

4．1　福祉・介護における栄養管理の意義と管理栄養士の役割

介護保険制度の基本理念は，「高齢者が自らの意思に基づき，自立した質の高い生活を送ることができるよう支援する」とされ，高齢者の自立支援のための制度といえる。管理栄養士が役割を果たすためには，個々の療養者に対応できる心の深さが要求され，一人ひとりの生き様や特性をとらえることが必要である。高齢者の今まで生きてきた証，人生を長く過ごしてきた，人生の先輩であるという気持ちを決して忘れてはならない。急性期医療で高齢者の栄養治療を実践する場合，療養期から終末期まで，より適切な栄養食事療法を追求する心意気が大切である。実践にあたっては，病院，介護施設，通所介護施設，行政機関等施設間での連携が必要で，いずれも多職種と活動することとなり，ケアに関する幅広い知識に加え，コミュニケーション能力も必要となる。**在宅ケアを動かすケアマネジャーや看護師，ホームヘルパー，理学療法士や言語聴覚士などとのサービス担当者会議での協議への参加は必須で**，特に，ケアプランを作成するケアマネジャーとのかかわりは多く，マネジメント能力を最大限に活用することとなる。

表Ⅰ-1-5　管理栄養士に必要な主な知識と技術

●療養者の疾病の把握	●食事摂取状況，栄養摂取量の把握	●食事・栄養評価	●調理技術
●食形態，食欲などの欲求度	●食事介助などの介護技術	●口腔内ケア	●排泄の知識
●介護保険利用状況，リハビリなどの運動量，自立支援と運動量の把握			

4．2　地域包括ケアにおける栄養改善

近年，介護予防による包括的な医療・介護として，居宅療養者が低栄養状態に陥らないようにするため，フレイルを早期に発見し，**重症化予防**をサポートすることが推進されている。そのためには，居宅療養者を取り巻く家族および医師，管理栄養士，訪問看護師，ホームヘルパーなどの職種間での栄養情報の共有が必要である。

栄養状態改善は，本人（および介護者）・医療機関（歯科を含む）・介護予防施設・地域包括支援センター等が栄養管理情報を共有し適切にアプローチすることが重要である。しかし，地域連携パスなどによる医療・介護関係者同士の情報の共有化は進んでいるものの，居宅療養者や家族が認識するために提供される栄養管理情報は少なく，低栄養状態が見逃されることも多い。

栄養管理プロセスによる継続した栄養管理の実施により，入退院（所）を繰り返す低栄養状態の居宅療養者数の減少，さらにLIFEを活用したPDCAサイクルの推進によるサービスの向上が期待されている。

2021年度の介護報酬改定では以下のような加算が新設された（表Ⅰ-1-3参照）。

施設系では，入所者全員への丁寧な栄養ケアの実施や体制強化等を評価する**栄養マネジメント強化加算**が新設され，特に低栄養ハイリスクの入所者に対しては，医師・管理栄養士・看護師等による栄養ケア計画に従い，ミールラウンド（食事の観察）を

週3回以上行うこととされた。それに伴い低栄養リスク改善加算は廃止された。

通所系では，管理栄養士と介護職員等の連携による栄養アセスメントの取組みを評価する**栄養アセスメント加算**が新設された。また，**栄養改善加算**においては，従来の算定要件に加え，管理栄養士が必要に応じて利用者の居宅を訪問することが新たに求められることとなった。

認知症グループホームでは，管理栄養士が介護職員等へ助言・指導を行い栄養改善のための体制づくりを進めることを評価する**栄養管理体制加算**が新設された。

また，従来の介護職員等による栄養スクリーニングの実施を評価した栄養スクリーニング加算は，栄養と口腔のスクリーニングの連携を図るために廃止となり，介護職員等による両スクリーニングを一体的に取り組むことを評価する**口腔・栄養スクリーニング加算**（Ⅰ）が新設された。なお，栄養アセスメント加算，栄養改善加算，口腔機能向上加算との併算定はできない。それらを加算している場合は**口腔・栄養スクリーニング加算**（Ⅱ）となる。

最近では，歯科との連携における介護福祉施設の施設サービス・地域連携サービスとして，口腔ケアと栄養をつなぐ栄養ケア・マネジメントによるミールラウンドが進められている。特に施設では，医師または歯科医師の指示に基づき，管理栄養士を含む多職種が共同して経口摂取を維持するための栄養管理を行っており（**経口維持加算**（Ⅰ），（Ⅱ）が算定できる），退所後の在宅ケアにおいても，継続した栄養管理の必要性が高まっている。

これらの手段として，地域クリニカルパスなどによる多職種連携が推進され，地域の医療・福祉が連携を深め，地域住民の食生活・栄養障害を改善し，疾病および再発を予防する。これらの情報を集約する拠点として，顔の見える管理栄養士・栄養士を増やし，長期に渡り継続して地域の栄養ケアに関与することが必要である。

これらのシステムを具体化する場として，栄養ケア・ステーション*の整備は必務であり，より地域住民に寄り添った食環境の整備を推進する重要な拠点として位置づけられている。今後は，地域住民の食生活・栄養障害の改善，疾病・再発予防のため，管理栄養士・栄養士が適切にかかわることができる体制の整備が必要である。

＊**栄養ケア・ステーション**：日本栄養士会の登録商標。2002年から，地域における栄養活動・支援の拠点として整備された。2008年からは各都道府県より栄養士会栄養ケア・ステーション（栄養CS）の設置が推進され，2018年には認定栄養ケア・ステーション制度も導入され，地域密着型へと定着している。

なお，医療保険における在宅ケアでは，在宅患者訪問褥瘡管理指導に関して，重点的な褥瘡管理を行う必要が認められる在宅患者に対して，医師，管理栄養士，看護師または連携する他の保険医療機関等の看護師が共同して，褥瘡管理に関する計画的な指導管理を行った場合，初回のカンファレンスから起算して6か月以内に限り，患者1人につき2回に限り所定点数を算定することができる。

4．3　在宅ケアと施設連携

（1）訪問栄養食事指導の実際

1994年10月社会保険診療報酬改定に従い，在宅患者訪問栄養食事指導料が新設された。在宅患者訪問栄養食事指導とは「通院が困難な患者が居宅で療養を行っている際に栄養食事療法が必要な場合，管理栄養士が自宅を訪問して行う栄養食事指導」である。2000年の介護保険法でも居宅療養管理指導に在宅訪問栄養食事指導が設定された。これにより訪問栄養食事指導が在宅医療・介護に必要なサービスとして社会的にも認知されることなり，管理栄養士へ期待が寄せられている。

在宅療養者の主な疾患は，脳血管障害，心疾患，骨･関節症，高血圧，呼吸器疾患，糖尿病，腎疾患のほか，褥瘡，脱水，嚥下障害などである。いずれも食生活と密接にかかわる疾患で，栄養食事管理とは別に食欲不振等による基本的な栄養摂取に関する評価や食形態への配慮も必要となる。具体的な算定要件は資料p.244を参照のこと。

（2）訪問栄養食事指導の運営

在宅療養者は入院患者とは違い毎日接することができないため，適切な栄養アセスメントに基づいた栄養ケアプランが重要となる。

栄養ケアプラン作成にあたっては，介護者の調理能力や食材の調達状況，咀嚼・摂食嚥下障害がある場合の食形態などの在宅療養者の生活背景や，高齢者では長年継続してきた食習慣は改善されにくいことなども考慮して検討する。簡単に済ませたい場合や市販品などを希望する場合では，介護者とともに買い物に行き，食材や冷凍食品，惣菜などの活用方法などを紹介する。その他，栄養補助食品や配食サービスの紹介や，食事担当のホームヘルパーにも，療養者の在宅訪問栄養食事指導を行うこともある。

（3）多職種との連携

医師，看護師，ケアマネジャー，理学療法士，言語聴覚士，作業療法士，薬剤師，介護福祉士などの専門職と連携を図り，療養者，家族および介護者を医療・介護全域からサポートすることが必要である。また，地域の福祉施設や行政などとの連携も必要で，医療と福祉，保健が統合された連携をとらなければならない。

介護食では，今まで慣れ親しんだ味や好みに配慮しながら，色彩，食器，においや環境などを整えることが大切である。口腔ケアや食介助など，在宅療養者のニーズに合わせた食事サービスを行う必要がある。

第2章

傷病者や要支援・要介護者の栄養アセスメント

1．意義と目的

栄養アセスメントは，個人あるいは集団の栄養状態を客観的に評価することである。摂取栄養量，身体状態，臨床検査などがその指標となる。消化器疾患や摂取障害による栄養素の取り込みの減少，肝硬変のような栄養代謝障害では全身栄養状態の低下を招く。また，高齢者では嗜好の偏り，**日常生活動作**（activities of daily living：**ADL**）や**手段的日常生活動作**（instrumental activity of daily living：**IADL**）の低下，咀嚼や嚥下などの摂食能力低下などから摂取栄養量のアンバランスや絶対量の不足による栄養障害が生じやすい。

栄養アセスメントの意義は，さまざまな要因による栄養障害の程度とタイプを判定・評価して，積極的栄養補給が必要とされる個人に対して，効率のよい栄養補給法を決定し，疾病の治癒促進や再発の予防を図ることである。

栄養アセスメントの歴史　中心静脈栄養法（total parenteral nutrition：TPN）という新しい栄養補給法が1967年に**Dudrik**により開発され，高カロリー輸液が用いられるようになった。短期間で栄養状態を改善することができるようになったことから，栄養状態の良否を把握する必要性が認識されるようになった。

1974～1976年に**Bistrian**らは栄養状態を把握するための身体計測について提案し，入院患者の40～50%に低栄養状態の者がいることを報告した。1977年に**Blackburn**らが身体計測，臨床検査，食事療法を中心にした29項目を整理して栄養代謝の指標を示し，栄養アセスメントの有用性を報告した。さらに，1979年には**Buzby**らが血清アルブミン（Alb），上腕三頭筋部皮下脂肪厚（TSF），血清トランスフェリン（Tf），遅延型皮膚過敏反応（DCH）などを用いて，初めて多変量解析により術前の栄養状態から術後の栄養リスクが予測できることを報告した。Buzbyらの予後栄養指数（予後判定指数）の発表により，栄養アセスメントの重要性がさらに高まった。

その後，1987年**Roubenoff**らにより，チームアプローチの重要性が認識され，医師，看護師，薬剤師，登録栄養士による**栄養サポートチーム**（nutrition support team：**NST**）が誕生した。

2. 栄養スクリーニングと栄養アセスメント

2.1 栄養スクリーニング

栄養スクリーニングとは，栄養ケアを行う必要のある，すなわち，栄養障害（過栄養，低栄養）を有する対象者をみいだすことである。体重減少率や食事摂取状況，消化器症状，**体格指数**（body mass index：**BMI**）などにより簡便に判定できる方法が用いられている。低栄養の栄養スクリーニングのツールとして，MUST（malnutrition universal screening tool：BMI；体重減少と食欲），NRS2002（nutrition risk screening 2002；2段のスクリーニングで，疾患や病態のストレスをスコア化している），MNA-SF（mini nutritional assessment short form；SGAと被験者の自己評価で構成され，18項目の問診をスコアー化したもの）（資料，p.240参照）などがある。**主観的包括的評価**（subjective global assessment：**SGA**）（表Ⅰ-2-1）はさらに体脂肪や骨格筋・浮腫の状況を観察して行うアセスメントツールであるが，入院時栄養スクリーニングで用いている施設も多い。

表Ⅰ-2-1　主観的包括的評価（SGA）

A．病歴

1．体重変化
過去6か月間における体重減少：＿＿ kg（減少率％）＿＿ ％
過去2週間における変化：＿＿（増加）＿＿（無変化）＿＿（減少）

2．食物摂取における変化（平常時との比較）
無変化
変化：（期間）＿＿（週）
タイプ：（不十分な固形食）＿＿（完全液体食）＿＿（低カロリー液体食）＿＿（絶食）＿＿

3．消化管症状（2週間の持続）
なし ＿＿ 悪心 ＿＿ 嘔吐 ＿＿ 下痢 ＿＿ 食欲不振 ＿＿

4．機能性
機能不全なし
機能不全：（期間）＿＿（週）
タイプ：制限のある労働 ＿＿ 歩行可能 ＿＿ 寝たきり ＿＿

5．疾患，疾患と栄養必要量の関係
初期診断：
代謝亢進に伴う必要量／ストレス：なし ＿＿ 軽度 ＿＿ 中等度 ＿＿ 高度 ＿＿

B．身体（スコアで表示すること：0＝正常；1＋＝軽度；2＋＝中等度；3＋＝高度）
皮下脂肪の喪失（三頭筋，胸部）＿＿
筋肉喪失（四頭筋，三角筋）＿＿
踝部浮腫 ＿＿ 仙骨浮腫 ＿＿ 腹水 ＿＿

C．主観的包括的評価
栄養状態良好　A
中等度栄養障害　B
高度栄養障害　C

2.2　栄養アセスメントの目的

（1）栄養アセスメントの目的別種類

1）静的栄養アセスメント

個人あるいは集団の栄養状態を評価して摂取栄養素の過不足，疾患特有の栄養状態の異常を判定するもので，Blackburnの栄養アセスメントがこれにあたる。比較的長期間変動の少ない指標を用いて行う。指標は身体計測，免疫能，代謝回転の遅い（生物学的半減期が長い）臨床検査項目などで，低栄養状態やそのタイプを判定する。BMI，体脂肪率，皮下脂肪厚，血清アルブミンやコレステロール（C），末梢血リンパ球数（TLC）などがある。

2）動的栄養アセスメント

栄養状態の変化をみる際，より早期に栄養治療の効果をモニタリング（再評価）するときに用いられる。このとき用いられる指標は半減期の短いトランスサイレチン（TTR；プレアルブミン）やレチノール結合たんぱく（RBP），窒素出納（NB），エネルギー代謝動態などで，経時的に測定することで栄養治療の効果が評価できる。

これら栄養指標を用いて，栄養ケアの経過を定期的にアセスメントして栄養ケアプランの見直しを行う。静脈栄養から経腸栄養，経腸栄養から経口栄養への移行期などでも行われ，栄養治療計画の修正や管理を行う。

3）予後を推測するための栄養アセスメント

術前の栄養状態の改善により術後のリスクを軽減できることをBuzbyらが報告した。術前の栄養状態の評価の重要性が認識され，手術効果を事前に予測する指数がその後次々と報告されている。日本でも，胃癌や食道癌，大腸癌の患者を対象とした予後判定指数が小野寺らにより発表されている。

予後判定指数（prognostic nutritional index：**PNI**）

Buzbyら

PNI = 158 − (16.6 × Alb) − (0.78 × TSF) − (0.22 × Tf) − (5.8 × DCH)

評　価：PNI ≧ 50：ハイリスク，40 ≦ PNI < 50：中等度，PNI < 40；低リスク

小野寺ら

PNI = 10 × Alb + 0.005 × TLC

評　価：PNI ≦ 40：切除吻合禁忌，40 < PNI：切除吻合可能

Alb：血清アルブミン（g/dL），TSF：上腕三頭筋部皮下脂肪厚（mm），
Tf：血清トランスフェリン（mg/dL），TLC：総リンパ球数（mm^3）
DCH：遅延型皮膚過敏反応（0；反応なし，1；5 mm以下，2；5 mm以上）

（2）栄養アセスメントの項目

1）栄養・食事調査

日々の食生活により受ける栄養状態への影響は大きい。対象者の特徴を考慮して，より正確に把握できる方法を選択する。

摂取栄養量の調査方法には**24時間思い出し法**，**食物摂取頻度調査法**，**食事記録法**等がある。これらは本人へ記録を依頼したり，記憶に頼るなど本人への依存度が高くあいまいになりやすい。陰膳法は，摂取したものと同じ食事をあらかじめ準備しておき，これを実測する方法で，摂取した食事の量を正確に知ることができるが，費用，時間，手間がかかる。

エネルギーおよび栄養素摂取量の評価　健常者では，日本人の食事摂取基準を用いて身体活動レベル，性別，年齢，身長から必要量，推奨量，目安量，目標量などを算出して摂取栄養素量と比較する。エネルギー産生栄養素の評価は適正比率を用いる（表Ⅰ-2-2）。また，糖尿病，肝臓病，腎臓病，肥満症などの疾患を伴う場合は医師の指示やガイドラインを参考に，個々に算定したものを基準にして評価する。

表Ⅰ-2-2　エネルギー産生栄養素の適正比率と量*

食事診断の指標		適正比率（%E）・量（g/日）	算出法
たんぱく質エネルギー比率		13～20（18～49歳） 14～20（50～64歳） 15～20（65歳以上）	(4 kcal×たんぱく質摂取量)×100/総エネルギー摂取量
脂肪エネルギー比率		20～30	(9 kcal×脂質摂取量)×100/総エネルギー摂取量
炭水化物エネルギー比率		50～65	(4 kcal×糖質摂取量)×100/総エネルギー摂取量
食物繊維摂取量（目標量）		男20～21・女17～18**	
脂肪酸比率	飽和脂肪酸エネルギー比率	7.0以下**	
	n-6系多価不飽和脂肪酸摂取量	男8～11・女7～8**	
	n-3系多価不飽和脂肪酸摂取量	男2.0～2.2・女1.6～2.0**	

＊日本人の食事摂取基準（2020年版）参照　　＊＊18歳以上

2）身体計測

身体計測は簡便で非侵襲的であり，栄養調査，集団健診でのスクリーニング検査として広く用いられている。身体の決められた測定ポイントを計測することによって**体格や体組成**（body composition；骨格筋や脂肪量）が推測できる。成長期では身長や体重を参考に発育状況の良否の評価が重要であるし，高齢者や傷病者では栄養素摂取の過不足，代謝異常による体組成の変化，肥満・るいそうでは体重の変化，脂肪や骨格筋量の消耗の有無などを評価する。

身体計測を行ううえで重要なことは正しい測定方法を熟知し，トレーニングを積んで再現性のある測定ができるようにすることである。

① **身長・体重**　身長と体重を測定してこれらの相対的変化や比率で評価する。

・**身　長**：身長は標準（理想）体重（IBW），体脂肪率（量），体表面積，基礎代謝量（BEE）などの算定基礎となる。一般には身長計を用いて，立位で測定する。乳児や寝たきりの高齢者や障がい者では横臥位または，マルチン式身長計やメジャーなどを用いて身体を部分ごとに測定する。成長期では日々変化し，高齢者では衰退するなど年代によっては日々変化しているので定期的に測定することが望ましい。

・**体　重**：現体重や体重の変化が栄養評価の重要な指標となる。現体重は標準体重あるいは健常時体重と比較する。急激な体重変化は栄養状態の悪化をきたす。測定は体重計を用いる。ヘルスメータ等は手軽に購入でき経時的変化をみることはできるが絶対値ではないので注意する。また，計量のタイミングは重要で，食事や排泄等の影響を受けるので，早朝排泄を済ませてから測定したり，同一人を継続して評価する場合は同一時間帯で測定するなど工夫する。以下に示す指標を算出する。

・**標準体重**：身長を基準にして判定する。厚生労働省の標準体重表，Broca式桂変法，**BMI**等があるが，BMIでの算出が一般的となっている。すべての疾患の有病率とBMIはJカーブを示し，有病指数の最も少ないBMIは男性で22.1 kg/m^2，女性で22.9 kg/m^{2}であったことからBMIが22を示す体重が標準体重として用いられている。BMIは肥満の判定基準としても用いられる（表Ⅱ-2-1，p.71参照）。しかし，極端に筋肉質の人，浮腫や腹水などにより体重が影響を受ける場合など，活用にあたっては注意が必要である。

健常時体重比率（percentages of usual body weight：**%UBW**）
　%UBW＝(測定時体重／健常時体重)×100
体重減少率＝〔(健常時体重－測定時体重)／健常時体重〕×100
標準(理想)体重比率（percent ideal body weight：**%IBW**）
　%IBW＝現体重(kg)／標準体重(kg)×100
体格指数（body mass index：**BMI**）
　BMI＝体重(kg)／身長(m)^2

②　**体脂肪**　　体脂肪は緊急時のエネルギー源として重要であり，エネルギー貯蔵状況の指標となる。

・**皮下脂肪厚**：**上腕三頭筋部（背側部）皮下脂肪厚**（triceps skinfold thickness：**TSF**），**肩甲骨下端部皮下脂肪厚**（subscapular skinfold thickness：**SSF**）などを測定する。測定値から年齢，性別あたりで示された基準値に対する割合（%TSF）を算出して評価する。また，体脂肪率や体脂肪量も算出できる。体重から体脂肪量を差し引いたものが**除脂肪体重**（lean body mass：**LBM**）である。

体脂肪率　**男性**＝{〔(4.57／(1.0913－0.00116 SFT＊)〕－4.142}×100
　　　　　　女性＝{〔(4.57／(1.0897－0.00133 SFT＊)〕－4.142}×100
　＊skinfold thickness：SFT＝上腕三頭筋部皮下脂肪厚＋肩甲骨下端部皮下脂肪厚(mm)

・**BIA**（bioelectrical impedance analysis）**による体脂肪率の測定**：生体の電気抵抗を測定して体水分量から体脂肪量を推定して体脂肪率を算出する方法である。簡便に測定できるよう工夫された機器が種々市販されているが，インピーダンスは摂取食事量，水分量，金属の装着等により影響を受けやすいので注意が必要である。

③　**骨格筋**　骨格筋はたんぱく質の貯蔵庫であり，日常生活で身体を支える重要な役割をもっている。

・**上腕筋囲**（arm muscle circumference：**AMC**）：**上腕周囲長**（arm circumference：**AC**），皮下脂肪厚を測定して算出する。**上腕筋面積**（arm muscle area：**AMA**）も上腕筋囲から算出できる。上腕筋囲は除脂肪体重との相関が強く体たんぱく貯蔵量を反映している。また，**下腿周囲長**（calf circumference：**CC**）は，下腿筋量の指標となり，BMIとの相関が認められている。握力は筋力の指標とされている。

AMC(cm) = AC(cm) − π × TSF(mm)/10　　**AMA**(cm^2) = (AMC)^2/4 π

・**クレアチニン身長係数**（creatinine height index：**CHI**）：骨格筋量は標準体重あたりのクレアチニン（Cr）排泄量と比例する。骨格筋の消耗により減少する（p.20参照）。

3）臨床検査－栄養状態の評価

①　**血液生化学検査**　たんぱく質代謝の指標として血清総たんぱく質（TP），アルブミン，ラピッドターンオーバープロテイン（トランスフェリン，トランスサイレチン，レチノール結合たんぱく），脂質代謝の指標として総コレステロール（TC），ドリグリセライド（TG：中性脂肪），リン脂質，脂肪酸パターン，その他ヘモグロビン（Hb），微量元素などが用いられる。

・**アルブミン**（albumin：Alb）：栄養状態の悪化により低下する。アルブミンは肝臓での合成の低下（肝硬変等），腎臓からの排泄の増加（ネフローゼ症候群），消化管出血，栄養素の吸収障害摂取不足によって低下する。たんぱく質栄養状態の指標となる。半減期は17～21日で比較的長期であり，長期間の栄養状態低下時の指標となる。

・**ラピッドターンオーバープロテイン**（rapid turnover protein：RTP）：**トランスフェリン**（transferrin：Tf，半減期8～10日），**トランスサイレチン**（transthyretin：TTR：プレアルブミン）（半減期2～3日），**レチノール結合たんぱく**（retinol binding protein：RBP，半減期0.4～0.7日）は，アルブミンと比較して半減期が短くたんぱく代謝の鋭敏な指標として用いられ，栄養状態の改善や悪化を早期に知ることができる（基準値p.229参照）。

②　**尿生化学検査**

・**クレアチニン**（creatinine：Cr）：大部分は骨格筋内にクレアチンリン酸として存在する。クレアチニンの産生は健常者では一定で，骨格筋量と比例することから24時間クレアチニン尿中排泄量は生体の骨格筋量を推定する指標として用いられている。身長が同じ健康人の排泄量と比較して評価する。

クレアチニン身長係数(mg/kg) = 24時間尿中排泄量/標準体重×体重あたり排泄基準値*
＊男性22・女性19(20〜39歳)，男性21・女性17(40〜59歳)，男性17・女性14(60歳以上)

・**3-メチルヒスチジン**：筋線維たんぱく質の構成アミノ酸で約90%は骨格筋に存在する。筋肉のミオシンやアクチンの代謝産物として3-メチルヒスチジンが放出される。排泄量を測定することで筋肉の異化や栄養状態改善の程度を知ることができる。基準値は男性135〜550 μmol/日，女性70〜370 μmol/日である。一般に骨格筋量の多い男性や若年者は高値で女性や高齢者では少ない。クレアチニンが筋肉量を反映することから3-メチルヒスチジン/クレアチニン比は骨格筋たんぱく質あたりの分解量の指標として用いられている。

・**尿素窒素**（blood urea nitrogen：BUN）：尿中に排泄される尿素は食事摂取量と関係し，肝機能や腎機能により影響を受ける。尿中に排泄される尿素は総窒素の約80%であることを利用して，窒素出納の算出に用いられている。

窒素出納（窒素バランス）(nitrogen balance：NB)

摂取たんぱく質中の窒素量と排泄窒素量を測定して摂取食事量（たんぱく質量）が適正であるか否かの判定をする。窒素の排泄は尿や糞便中以外に汗や皮膚などからの喪失がありこれらの和である。窒素出納が負の場合は体たんぱく質の消耗，正の場合は蓄積（合成）を知ることができる。窒素出納法は体たんぱく質全体を評価している。

NB(窒素出納) = たんぱく質摂取量/6.25 − 〔24時間尿中尿素窒素(g) + 4〕

日常的には臨床では，24時間尿中排泄尿素窒素を測定して尿中尿素以外の窒素や糞中窒素，皮膚，汗などから排泄される窒素（不可避窒素損失）を約4 gとして換算し上記算出式が用いられている。

③　**免疫能検査**　　免疫系には大別すると免疫グロブリンが関与する液性免疫と，

表Ⅰ-2-3　栄養アセスメント判定基準*

	正　常	栄養障害		
		軽　度	中等度	高　度
体重減少率			最近6か月の体重減少が10%以上，または1日の減少率が0.2%以上持続する場合は中等度以上の栄養障害	
健常時体重比率		85〜95%	75〜84%	75%以下
標準体重比率		80〜90%	70〜80%	70%以下
%TSF	90%以上	80〜90%	60〜80%	60%以下
クレアチニン身長計数	90%以上	90〜80%	60〜80%	60%以下
アルブミン	3.5以上	3.5〜3.0	3.0〜2.1	2.1以下
TLC(総リンパ球数)	2,000以上	1,200〜2,000	1,200〜800	800未満
トランスフェリン	170以上	150〜170	100〜150	100以下

＊報告者により判定基準は若干異なる。
注）栄養スクリーニングで得られたデータを基準値と比較し，栄養障害の状況をアセスメントする。

リンパ球が関与する細胞性免疫がある。栄養状態の低下がこれらの機能を低下させることから，免疫能の変化で栄養状態の変化を知ることができる。また，免疫能は早期に栄養状態の影響を受けることから早期の栄養状態の低下の指標となる。末梢血総リンパ球数が栄養評価で一般に用いられている。

4）身体所見

栄養状態の良否により出現する兆候（外見，筋肉や脂肪の消耗），食事摂取に影響する摂食，食欲などを問診・観察する。

筋肉や皮下脂肪の消耗，下痢，便秘，最近栄養状態に影響を与えるような疾患に罹患していないか，各種栄養障害や疾患により出現する皮膚症状，浮腫，脱水，黄疸などの症状，バイタルサイン，食欲（満腹感，悪心，嘔吐），味覚の変化，咀嚼・嚥下の状況（入れ歯の状況）など。

栄養不良によって現れる身体的兆候

筋肉の衰え，頭髪が細くなり薄くなる，スプーンネイル（スプーンのように湾曲している爪），皮膚の乾燥やざらざら，口角炎，舌炎，歯肉炎（腫れた出血），浮腫

5）個人履歴

年齢，性別，人種，教育，医療的疾患，代替え医療，喫煙，家族歴および社会的履歴（職業，社会的立場，居住環境，社会や家族での役割など）についての現在・過去の状況，傷病者では病態の把握が重要となる。

3．適正栄養量の算定

（1）エネルギー必要量

1）基礎代謝量の算出

① **間接熱量測定**（間接カロリメトリー）　間接熱量測定法は生体のエネルギー量が酸素消費量に比例することから，生体に取り込まれた酸素量と排泄された二酸化炭素，尿中排泄窒素量から間接的にエネルギー消費量を算出する方法である。

② **予測式による算出**　Harris-Benedictの式や国立健康・栄養研究所の式などがある。前者を日本人にあてはめるとやや高値を示すが，簡便な算出法であることから一部の臨床で用いられている。

Harris-Benedictの式

男性　基礎代謝量(kcal/日) = 66.47 + 13.75 × Wt + 5.00 × Ht − 6.76A

女性　基礎代謝量(kcal/日) = 655.10 + 9.56 × Wt + 1.85 × Ht − 4.68A

Wt：体重（kg），Ht：身長（cm），A：年齢

国立健康・栄養研究所の式：BMI < 30 kg/m^2

基礎代謝量(kcal/日) = [0.0481 × 体重（kg）+ 0.0234 × 身長（cm）− 0.0138 × 年齢（歳）− 定数（男性：0.4235・女性：0.9708）] × 1,000/4.186

③ **基礎代謝基準値**　日本人の食事摂取基準で定められている基礎代謝基準値を

参考にする（表Ⅰ-2-4）。一般には健常者や傷病者でも侵襲が少なく肥満やるいそうが存在しない場合は，食事摂取基準の基礎代謝基準値を用いるとよい。

基礎代謝量（kcal/日）＝基礎代謝基準値(kcal/kg体重/日)×体重(kg)

表Ⅰ-2-4　参照体重における基礎代謝量

年齢（歳）	男性			女性		
	基礎代謝基準値(kcal/kg体重/日)	参照体重(kg)	基礎代謝量(kcal/日)	基礎代謝基準値(kcal/kg体重/日)	参照体重(kg)	基礎代謝量(kcal/日)
1～2	61.0	11.5	700	59.7	11.0	660
3～5	54.8	16.5	900	52.2	16.1	840
6～7	44.3	22.2	980	41.9	21.9	920
8～9	40.8	28.0	1,140	38.3	27.4	1,050
10～11	37.4	35.6	1,330	34.8	36.3	1,260
12～14	31.0	49.0	1,520	29.6	47.5	1,410
15～17	27.0	59.7	1,610	25.3	51.9	1,310
18～29	23.7	64.5	1,530	22.1	50.3	1,110
30～49	22.5	68.1	1,530	21.9	53.0	1,160
50～64	21.8	68.0	1,480	20.7	53.8	1,110
65～74	21.6	65.0	1,400	20.7	52.1	1,080
75以上	21.5	59.6	1,280	20.7	48.8	1,010

（日本人の食事摂取基準（2020年版））

2）エネルギー必要量の算出

熱傷や発熱，悪性腫瘍などの身体的ストレスによりエネルギー代謝は亢進するため，これらのストレスで補正した値に生活活動を考慮して決定する（表Ⅰ-2-5）。

エネルギー必要量＝基礎代謝量（kcal/日）×ストレス係数×生活活動係数

ただし肥満，糖尿病，脂質異常症，腎疾患，肝疾患などではそれぞれの基準（ガイドライン）に従う。

表Ⅰ-2-5　補正係数と生活活動係数

代謝亢進時の補正係数		生活活動係数	
ストレス	補正係数	生活活動（ADL）	
熱　傷	1.3～2.0	ベッド（安静）	1.1～1.2
多臓器不全症候群	1.2～1.4		
重症感染/多発外傷	1.2～1.4	日常生活自立患者（洗面，排便などで時々ベッドから離れる）	1.2～1.3
腹膜炎/敗血症	1.1～1.3		
が　ん	1.1～1.3		
術　後	1.0～1.2	活動制限のない患者・リハビリ	1.3～1.4

（2）たんぱく質必要量

たんぱく質必要量は体たんぱく質の消耗によって需要が高まっている時期，体たんぱく質を維持している時期，成長期のように体たんぱく質が増加する時期によって異なる。目安を表Ⅰ-2-6に示した。また，ストレスや疾病によりたんぱく質が消耗され，消耗の度合いが激しく，エネルギーやたんぱく質不足の状況下では，体たんぱく質が

表Ⅰ-2-6　たんぱく質必要量（g/kg）

健常成人	0.9～1.0
軽度ストレス	1.0～1.2
中等度ストレス・低栄養	1.2～1.5
侵襲期（大手術，敗血症，重症熱傷）	1.5～2.0

利用される。腎疾患や肝疾患などでは病態に合わせて調整するが同時に投与されるエネルギー量によっても影響を受けるため，バランスについても考慮する。

非たんぱくカロリー/窒素（NPC/N）比

投与されたアミノ酸以外の栄養素（糖質，脂質）から計算されるエネルギー量を，投与アミノ酸に含まれる窒素量（g）で割った比のことで，アミノ酸投与量の目安として，輸液処方設計の指標に用いられている。アミノ酸は十分なエネルギー投与がなければエネルギー源として消費され，効率よくたんぱく質が合成されない。必要エネルギーに対しどれくらいの窒素（アミノ酸）を投与すればよいかを知ることができる。

術後などのストレス下では，この比が120～150，すなわちアミノ酸含有窒素量の120～150倍のエネルギーがあればたんぱく合成が順調に行われる。たんぱく質制限が治療上重要となる腎不全患者では，たんぱく異化の亢進を予防するため必要エネルギー投与量を確保することから，NPC/N比は250～350が目安となる。

（3）脂質必要量

脂質の適正量は，成人ではおおむね総摂取エネルギーに対する比率を20～30%とする。また飽和脂肪酸はエネルギー比率7.0%以下，リノール酸などのn-6系脂肪酸は18歳以上で7～11 g/日，α-リノレン酸やエイコサペンタエン酸（EPA），ドコサヘキサエン酸（DHA）などのn-3系脂肪酸は18歳以上で1.6～2.2 g/日（年齢・性別で異なる）を目安量としている。

傷病者では病態により脂質摂取量や脂肪酸摂取比率を検討する。膵臓疾患や胆石・胆嚢炎の急性期では，脂質を0～30 g/日に制限する。脂質異常症では，タイプによりコレステロールや脂肪酸の種類と比率を考慮する。潰瘍性大腸炎・クローン病では総脂肪量を制限し，n-6系脂肪酸とn-3系脂肪酸比率を考慮する。長期間施行されている静脈栄養患者では，脂肪乳剤の投与がないと必須脂肪酸欠乏が生じ，皮膚の落屑を伴う乾燥硬化，脱毛，創傷治癒遅延の原因となる。

（4）炭水化物必要量

炭水化物の最も重要な栄養学的役割は，エネルギー源としての機能である。糖質が不足し脂質がエネルギー源として使用されるとケトン体が産生され，ケトーシスを生じやすくなる。また，アミノ酸からブドウ糖への合成（糖新生）が促進され，体たんぱく質の分解が生じる。したがって，最低必要とされる糖質は摂取しなければならない。炭水化物の投与量は1日の必要エネルギー量から，たんぱく質，脂質のエネルギー量を差し引いた残りとする。エネルギー比率で50～65%，最低必要量として100～150 gとする。

（5）ビタミン・ミネラル必要量

ビタミン・ミネラルは生体の構成成分，生体機能調節，酵素反応の補助因子，生理活性物質の成分として重要な役割をもつ。ビタミン・ミネラルの推定平均必要量，目安量，推奨量が，日本人の食事摂取基準に栄養素ごとに示されているので参考にする。あくまで健常者が対象であり，極端な低栄養や吸収障害，疾患による消耗などは加味されていないので，臨床経過などをモニタリングしつつ適正量を決定する。

（6）水分必要量

健常時では，尿量の増減により水分出納が保たれるが，最低尿量（400～500 mL）の確保が必要である。腎疾患や心疾患等で調節機能が低下した場合は前日尿量＋500 mLが目安となる。意識障害，自由飲水できない場合では水分管理が重要となる。おおむね体重1 kgあたり30 mL，あるいは投与エネルギー量（1 mL/1 kcal）を水分必要量の目安とする。

4．臨床検査・症状と疾病

4.1　血液生化学検査

（1）基準値・基準範囲

基準値および基準範囲は，疾患異常がない多数人の測定値の「平均値±2標準偏差」である。この値は，健常人集団の95％の範囲の人をカバーするものであり，絶対的なものではない。測定値はつねに一定ではなく，個人間変動（個人差，性差，人種差，地域差，食習慣，職業，年齢など）や個人内変動（日内，日差，季節，食事，体位，運動，性周期，妊娠など）といった生理的変動の影響を受ける。また，測定方法などによっても値が大きく異なる場合があるので注意を要する。

以下，主な臨床検査・症状について述べるが，詳細については成書を参考にされたい。主な測定項目と基準値，異常を示す原因と疾患は巻末資料に示した（p.228～）。

（2）血液一般検査

赤血球数（RBC），**ヘモグロビン**（Hb），**ヘマトクリット**（Ht），**血小板数**（Plt），**白血球数**（WBC）などが測定される。赤血球数，ヘモグロビン，ヘマトクリットなどの赤血球系検査は貧血や赤血球増加症の診断，血小板数は凝固線溶系機能の指標，白血球数は炎症性疾患や血液疾患の診断に有用である。

総たんぱく質（TP），**アルブミン**（Alb）または**アルブミン/グロブリン（A/G）比**は全身状態の判定に用いられる。いずれも正常であれば病態は良好，アルブミンまたはA/G比のみ低下では軽症，さらにヘモグロビン減少が伴うと中等症，ヘモグロビンも含めたすべての項目が異常であれば重症と判断される。たんぱく質量の増減だけではなく，たんぱく分画を参照し病態の推定を行うこともある。

(3) 血糖・ヘモグロビンA1c・グリコアルブミン

血糖は血液中に含まれるブドウ糖（glucose）量，**ヘモグロビンA1c**（HbA1c）はヘモグロビンに糖が結合したグリコヘモグロビンの安定型，グリコアルブミンはアルブミンにブドウ糖が結合した血清糖化たんぱく質を示す。糖尿病の診断には空腹時血糖（≧126 mg/dL），ブドウ糖負荷試験（2時間値≧200 mg/dL），随時血糖（≧200 mg/dL），HbA1c（≧6.5%）をもって診断される。血糖値は測定時点，グリコアルブミンは2週間程度，HbA1cは1～2か月前の血糖の状態を反映しており，血糖管理の指標として用いられる。

(4) 血清脂質

コレステロール（cholesterol：C），**トリグリセライド**（TG）などの脂質は，血液中ではリポたんぱくとして存在する。カイロミクロン，超低比重リポたんぱく（VLDL），低比重リポたんぱく（LDL），高比重リポたんぱく（HDL）はそれぞれ含有するコレステロール，トリグリセライド，リン脂質の比率が異なる。通常，総コレステロール（TC），HDLコレステロール（HDL-C），LDLコレステロール（LDL-C），トリグリセライドが測定されるが，病型分類や脂質異常症の病態・病因を検討する場合には，リポたんぱく質やアポたんぱく質測定による精査が行われる。

(5) 非たんぱく質窒素

尿素はアミノ酸の最終代謝産物であり，腎糸球体で濾過された後，約50%が尿細管で再吸収され排泄される。したがって，尿素窒素（BUN）は腎糸球体の濾過能や腎尿細管での再吸収能の指標のひとつとして繁用される。ただし，たんぱく質摂取量，たんぱく異化，消化管出血，脱水，尿素合成能などの影響を受けるので，ほかの指標との併用が必要である。

クレアチニン（Cr）は，腎糸球体で濾過され，大部分が尿細管で再吸収されずに排出される。尿細管での分泌もほとんどないため，クレアチニン濾過量と尿中排泄量はほぼ等しい。腎糸球体機能低下により尿中への排泄量が減少し，血清クレアチニンが高値を示す。

クレアチニンクリアランス（Ccr）は，腎障害の程度の評価，経過観察時に糸球体濾過量（GFR）を知る簡便な方法として利用される。1分間に濾過できる血漿クレアチニン量で表される。

$$\mathrm{Ccr}(\mathrm{mL/分}) = [(尿中\mathrm{Cr}値(\mathrm{mg/dL}) \times 尿量(\mathrm{mL/分}))/血清\mathrm{Cr}値(\mathrm{mg/dL})] \times [1.73/体表面積(\mathrm{m^2})]$$

尿酸は核酸のプリン塩基の最終代謝産物であり，腎糸球体で濾過された後尿細管から再吸収される。尿酸の産生過剰，腎臓からの排泄低下などにより血清尿酸の増加がみられるが，高尿酸血症であることが必ずしも痛風とは限らない。

(6) 電　解　質

細胞内液，細胞外液の電解質は，ホルモン，自律神経系，血管作動物質，呼吸器での酸塩基平衡調節などによって維持されている。体液管理を適切に行うための水分や電解質出納の把握，腎機能評価のために，**ナトリウム**，**塩素**，**カリウム**，**カルシウム**，**リン**などの電解質が測定される。細胞内液と外液で組成は著しく異なる。カリウムとマグネシウム，リンは大部分が細胞内液に存在し種々の生命反応をつかさどる有機反応に関係している。ナトリウムとクロールは大部分が細胞外液中に存在して水分バランスと深くかかわっている。カルシウムの大部分は骨組織に存在するが，一部が体液中に存在してリンとのバランス関係にある。

(7) ビリルビン

ヘモグロビンなどのヘムたんぱくの異化産物である**ビリルビン**（bilirubin：Bil）は，脾臓などで生成（**間接ビリルビン**）された後アルブミンと結合して血中を輸送され，肝細胞に取り込まれ抱合されて**直接ビリルビン**となり，胆汁中へ排泄される。直接ビリルビンの上昇は胆汁の生成減少（肝細胞性），肝臓からの排泄障害，通過障害（肝後性）を意味する。間接ビリルビンの増加は溶血など肝臓以外の異常（肝前性）を示す。通常，**総ビリルビン**と直接ビリルビンの差から間接ビリルビンを求める（基準値p.230参照）。黄疸の診断に有用である。

(8) 血清酵素

細胞内に多く含まれている酵素の血中活性は，以下のような要因によって変動する。

- 臓器の細胞障害による血中逸脱　→　活性増加
- 病的な刺激による酵素の産生誘導　→　活性増加
- 細胞障害による酵素の合成低下　→　活性低下

したがって，酵素の種類とその変動の程度を知ることで，障害を受けた臓器や時期，疾病の重症度などを把握することができる。

アスパラギン酸アミノトランスフェラーゼ（ASTまたはGOT）は，肝臓，心筋，骨格筋，腎臓に多く存在する。**アラニンアミノトランスフェラーゼ**（ALTまたはGPT）は特に肝臓に多く認められ，その他腎臓に存在する。両者は臓器障害により血中へ移行する逸脱酵素である。肝疾患，心筋梗塞，骨格筋疾患などの診断と重症度の判断に有用である。

γ-グルタミルトランスペプチダーゼ（GGTまたはγ-GTP）は腎臓，次いで膵臓，肝臓，脾臓，小腸などに多く含まれる。アルコールの直接的影響で上昇するため，アルコール性肝障害の鑑別に有用である。また胆汁うっ滞，急性肝炎，慢性肝炎，肝硬変などで上昇する。

アルカリホスファターゼ（ALP）は，胆汁うっ滞をきたす疾患や骨形成性の疾患におけるALP誘導因子の増加によって，肝臓や骨でのALP合成が誘導され，血中活性が高くなる。

乳酸デヒドロゲナーゼ（LDH）はほとんどの組織に存在し，嫌気的解糖系の最終段階で機能する酵素である。炎症や虚血で障害を受けた細胞における嫌気的解糖系の亢進による乳酸デヒドロゲナーゼの産生増加と，細胞障害に伴う逸脱によって上昇する。疾患の重症度を反映する。

コリンエステラーゼ（ChE）は，肝細胞におけるChE産生能だけでなく，たんぱく合成能低下によっても活性低下を示し，肝予備能（肝疾患の重症度）を知る指標ともなる。全身状態の悪化，栄養不良，外科手術の侵襲の際に低下する。また，脂質代謝の影響も受け，脂肪肝，ネフローゼ症候群，甲状腺機能亢進症では高値を示す。

アミラーゼは膵臓と唾液腺で産生・分泌される多糖類の加水分解酵素であり，これらの細胞障害によって血中に逸脱する。腸管や粘膜からの吸収増加，腎臓からの排泄障害や異所産生などでも増加する。慢性膵炎（末期）など，産生組織の病的荒廃では低値を示す。血中アミラーゼ，尿中アミラーゼ，アイソザイムを併せて測定する。膵臓，唾液腺，腎臓の診断に有用である。

リパーゼはトリグリセライドの加水分解酵素であり，膵リパーゼ，リポたんぱくリパーゼ，肝リパーゼ，ホルモン感受性リパーゼなどがある。血中リパーゼの高値は膵臓由来である。膵障害による血中逸脱によって高値，膵機能の病的荒廃では低値を示す。アミラーゼよりも特異的である。

（9）酸塩基平衡

動脈血血液ガス分析では，**水素イオン濃度**（pH），**酸素分圧**（PaO_2），**炭酸ガス分圧**（$PaCO_2$），**重炭酸イオン濃度**（HCO_3^-），**塩基過剰**（BE）などが測定される。PaO_2は肺における酸素化能，$PaCO_2$は換気と代謝，pH，HCO_3^-，BEは酸塩基平衡の指標となる。酸塩基平衡（pH7.35～7.45）は呼吸不全もしくは緩衝系や腎障害による代謝障害によって異常が生じる。**アシドーシス**（$pH<7.35$）は呼吸不全（呼吸性）・糖尿病・腎不全・下痢（代謝性），**アルカローシス**（$pH>7.45$）は過換気症候群（呼吸性）・嘔吐・利尿剤使用（代謝性）などが考えられる。

> **血液のpH**が一定（7.36～7.44）に保たれているのは，血液中の緩衝作用（重炭酸塩による調節）や呼吸による炭酸ガスの排泄，腎臓での水素イオンの排泄による。病態時にはホメオスタシスの乱れの原因を知り，輸液や透析，酸素吸入などで恒常性を維持することが重要である。
>
> ①**pH低下（酸性化，アシドーシス）** ●肺の病気（慢性肺気腫，慢性気管支炎，上気道閉塞など） ●中枢神経障害 ●糖尿病（ケトアシドーシス），尿毒症，乳酸アシドーシス ●下痢，腎疾患によるアシドーシス ●薬物，アルコール
>
> ②**pH上昇（アルカリ化，アルカローシス）** ●過換気症候群，中枢神経障害 ●酸素不足，肺梗塞 ●嘔吐，胃液吸引，カリウム摂取不足 ●利尿剤，ステロイド過剰摂取 ●薬物，重曹

4.2　尿・便検査

(1) 尿 検 査

尿量は，成人1,000～1,500 mL前後／日（目安は1 mL/kg/時以上）であり，100 mL以下を無尿，500 mL以下を乏尿，2,500 mL以上を多尿とする。通常，尿の色調は淡黄色／黄褐色であり，透明で悪臭はない。深黄色／淡褐色ではビリルビン尿や黄疸，赤色尿／血尿ではヘモグロビン尿，ミオグロビン尿，ポルフィリン尿，混濁や異臭尿では尿路疾患が考えられる。

尿たんぱくは，糸球体からのたんぱく質成分の漏出，尿細管でのたんぱく質再吸収障害，糸球体を通過する小分子たんぱく質の血中濃度増加が原因となる。

尿糖は，血糖が180 mg/dL以上になると尿細管の再吸収量を超えて検出される。糖尿病の全体像把握に利用される。ただし尿糖が検出されただけで糖尿病と判定されるわけではない。尿細管機能障害を伴う腎疾患では，尿細管での糖質再吸収が障害される（腎性糖尿）。

ケトン体は，インスリン作用不足などにより脂肪がエネルギー源として利用され続けたときに血中に増加し，尿中に排出される。糖の利用不足状態を知ることができる。

ビリルビンは，胆道閉塞によるビリルビンの肝臓から小腸への排出障害で，**ウロビリノーゲン**は，肝臓からのウロビリノーゲン分泌障害（肝細胞障害）やビリルビン産生亢進による尿中排出増加によって，それぞれ検出される。

潜血反応は，腎臓，尿管，膀胱などに異常があり，尿中に赤血球が混入した状態を示す。ヘモグロビンとミオグロビンに反応する。尿沈渣と併せた検討が必要である。

尿細菌は正常では検出されないが，膀胱炎や腎臓・尿管・尿道などの感染症により大腸菌，ブドウ球菌，変形菌，クレブシエラ菌，緑膿菌，淋菌，結核菌などが検出される。

尿沈渣は，尿を遠心分離して得られる沈殿成分であり，血液細胞，円柱，上皮細胞，結晶，細菌などがみられる。腎炎や腎・尿路系腫瘍の診断に有用である。

(2) 便 検 査

便検査は，**潜血**の有無，**寄生虫・虫卵**の有無，**病原性微生物**の同定などを目的とする。**色調**は，正常便の黄褐色に対し，閉塞性黄疸ではビリルビンの腸内排出障害による白色調，下部消化管・肛門部からの出血では新鮮な血液の混在や付着，上部消化管からの出血では黒色の**タール便**，潰瘍性大腸炎などの炎症性疾患では**粘血便**を示す。

便潜血反応は便中のヒトヘモグロビンを測定して，消化管出血を知ることができる。

4.3　生理機能検査

心電図検査は，心臓の動きによる弱い電気的信号を体表面から測定し，グラフ化したもので，波形は不整脈によるリズムの乱れや虚血性変化などによって変化する。不整脈や心筋梗塞などの心疾患の診断や経過観察，さらに全身状態や循環状態の把握にも用いられる。

血圧脈波検査は，心臓から押し出された血液による推動が末梢へ届くまでの速度と上腕と足首の血圧の変化比を測定する。動脈硬化症，大動脈炎症候群，レイノー病などの血管病変を診断する。

肺活量は，拘束性障害，閉塞性障害，混合性障害といった換気障害の診断に利用される。慢性気管支炎，気管支喘息，肺気腫などの閉塞性換気障害を判断する。

脳波検査では，頭皮上に現れる電位を記録することで，脳の機能的変化をとらえる。突発的な脳波異常はてんかん発作時に，非突発的な脳波異常は，意識障害，脳外傷などの脳機能の全般的な低下時にみられる。肝硬変による意識障害では，特徴的な脳波異常がみられる。

筋電図検査は，筋の活動によって生じる電位を種々の電極を用いて導出し記録する。筋に異常所見がみられる場合，筋そのものの疾患，神経からの伝達障害の判別に利用される。

エコー（**超音波**）**検査**は，生体に投射した超音波の反射波（エコー）を検出して診断に用いる。脳，心臓，腹部（肝臓，腎臓，膵臓，胆嚢など）をはじめ，医学のあらゆる分野で応用されている。

4.4 内分泌検査

血清や尿中のホルモン濃度（基礎分泌量），分泌刺激あるいは抑制後のホルモン濃度の変動（予備能）が測定される。食事，姿勢，運動，睡眠，ストレスや日内変動などの影響を受ける。測定法による違いも大きく，結果の解釈には慎重を要する。

副腎皮質ホルモンの分泌を調整している**副腎皮質刺激ホルモン**（ACTH）を測定することで，副腎の機能不全の由来（副腎または脳下垂体）を鑑別することができる。

甲状腺刺激ホルモン（TSH），**甲状腺ホルモン**（T_4，T_3，FT_4，FT_3）は，甲状腺機能異常が疑われるときに測定される。甲状腺刺激ホルモンは，下垂体甲状腺系の調節機序をきわめて敏感に示す最も重要な検査である。甲状腺ホルモンは，バセドウ病や甲状腺機能低下症の治療の指標として，TSHと併せて測定される。

レニン-アンジオテンシン-アルドステロン系は，腎臓でのナトリウム再吸収による循環体液量の保持と全身の末梢動脈収縮による血圧上昇作用による，血液循環調節機構である。**アルドステロン**はナトリウム再吸収，カリウム・水素排泄作用を示し，水・電解質調節，血圧調節に重要である。**レニン**は腎傍糸球体細胞で産生される酵素であるが，レニン基質に作用しアンジオテンシンⅠの生成に関与する。これがアンジオテンシンⅡに変換され，血圧上昇作用，アルドステロンの分泌促進作用などを示す。両者の同時測定が望ましい。高血圧の原因診断，本態性高血圧の降圧剤選択，浮腫性疾患の病態把握，水・電解質異常の鑑別診断・病態把握に有用である。

インスリンは膵臓のβ細胞，**グルカゴン**は膵臓のα細胞から分泌される。前者は糖尿病の病態や重症度の判定，後者はグルカゴノーマの診断や低血糖の病態の解明に利用される。

4.5　免疫能検査

免疫系は，マクロファージやナチュラルキラー（NK）細胞，補体などが関与する自然免疫系と，抗体やリンパ球が関与する獲得免疫系に大別され，巧妙なネットワークシステムを構築している。免疫能を測定することによって感染症の有無や重症度を間接的に知ることができる。がん，自己免疫，アレルギー，栄養障害による免疫異常と深くかかわる。

リンパ球は，細胞膜表面に存在する特有の抗原によってT細胞，B細胞に分類される。T細胞はさらにCD4T細胞（ヘルパーT細胞），CD8T細胞（キラーT細胞，サプレッサーT細胞）などに分化し細胞性免疫を担う。B細胞は成熟化して抗体産生細胞となり各種の免疫グロブリンを産生し液性免疫を担う。総リンパ球数，リンパ球比率（CD4/CD8）などを測定する。免疫不全症，感染症，腫瘍などの診断に用いられる。

遅延型皮膚過敏反応（DCH）は，微生物由来の抗原に対する抗原認識機能の過敏性を判定する方法である。臨床上，定性的に容易に実施することができる。抗原として，カンジダ抗原，ツベルクリン，ストレプトキナーゼ抗原などが利用される。

C反応性たんぱく（C-reactive protein：CRP）は，炎症や組織障害によるサイトカイン刺激を受けて肝臓で合成される急性期反応物質である。病変後6～8時間で急速に増加する。感染症，血管炎，膠原病，悪性腫瘍，脳梗塞，心筋梗塞，外傷などで高値を示す。鋭敏性の高い検査として，炎症の活動性，重症度，予後の判定に利用される。

4.6　体組成測定

（1）体　脂　肪

体脂肪はエネルギー貯蔵臓器，身体保護と体温調節，**レプチン**や**サイトカイン**といった生理活性物質の分泌組織としての役割があるが，体脂肪率が成人男性25%，成人女性30%以上になると肥満症と判定される。体脂肪の分布状態も重要で，腹腔内脂肪が過剰蓄積した内臓脂肪型肥満は，メタボリックシンドローム（p.74～参照）の発症と強く関連し，**ウエスト周囲長**や**コンピュータ連動断層撮影**（CT），**核磁気共鳴画像法**（MRI）により判定される。一方，体脂肪の極度の減少は低栄養だけでなく，消化器疾患による吸収障害，栄養素の利用障害，がんによる悪液質，基礎代謝亢進などの基礎疾患等でもみられる。

（2）骨　密　度

骨の健康度評価や骨粗鬆症診断では，単位体積あたりの**骨塩量**（狭義の骨密度）が測定される。一般に骨密度が低いと骨折しやすい。**二重エネルギーX線吸収法**（DEXA）や**超音波法**によって測定される。腰椎骨密度が同一性の若年成人平均骨密度の70%以上～80%未満を骨量減少，70%未満を骨粗鬆症とする。近年，全身の骨代謝動態の評価方法として血液や尿中の骨代謝マーカー（骨吸収マーカー，骨形成マーカー）が測定され，骨減少の原因判断が可能となってきた。

(3) 体　水　分

体液は細胞内にある細胞内液と細胞膜の外に存在する細胞外液とに分けられる。細胞外液はさらに血漿と間質液に分けられ電解質を介してバランスを保っている（図Ⅰ-2-1）。

体水分の測定は，既知の濃度の重水（D_2O）を投与して，その希釈率から測定する。重水希釈法が基本であるが，臨床ではDEXA法や生体組織の電気抵抗を測定する生体インピーダンス法が用いられる。

水は生体の恒常性維持に重要な役割を担っている。成人の1日の水分出納を図Ⅰ-2-2に示す。

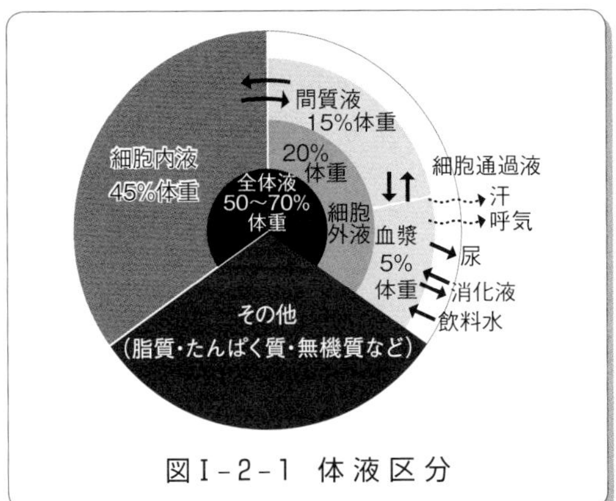

図Ⅰ-2-1　体液区分

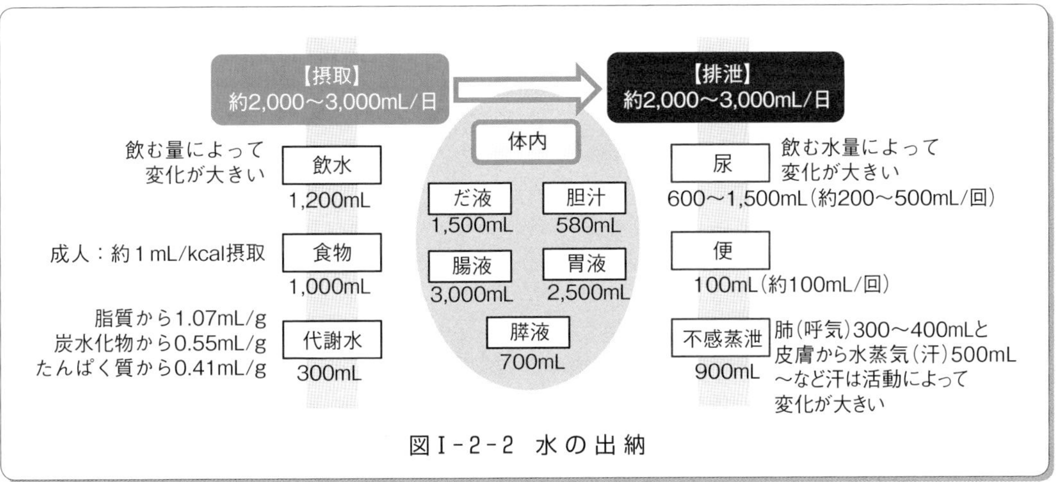

図Ⅰ-2-2　水の出納

4.7　臨床症状と疾患

臨床では，胸痛，腹痛，発熱，悪心・嘔吐，吐血・下血，黄疸，浮腫，脱水，呼吸困難，咳嗽・喀痰，肥満，意識障害，ショックなど，さまざまな症状が出現する。

(1) 全身倦怠感

全身倦怠感は，風邪症候群や心身症だけでなく，種々の疾患の初期の訴えでもある。理学所見やスクリーニング検査で疾患が疑われれば，各々に必要な検査が行われる。

(2) 黄　　疸

黄疸は，ビリルビンの血中濃度が増加し血流が黄色味を帯び，皮膚や粘膜が黄染した状態をいう。**血清ビリルビン基準値は1.0 mg/dL以下**であるが，臨床的には**2 mg/dL以上**になると皮膚や粘膜，特に眼球結膜に黄染が認められる。溶血性黄疸，肝細胞性黄疸，肝内胆汁うっ滞性黄疸，閉塞性黄疸，体質性黄疸などがある。

（3）浮腫・腹水と脱水

浮腫は細胞外液である細胞間液の異常貯留状態であり，下肢や腹部，顔面などのむくみとして現れる。**腹水**（腹腔内に50 mL以上の液が貯留する）や**胸水**（胸腔内に液体が異常に貯留する）を伴うこともある。全身性浮腫ではネフローゼ症候群，心不全，肝硬変が考えられる。心不全などによる血行動態異常では，重力方向に局所に浮腫が出現する。腹水や胸水には漏出性（非炎症性）と滲出性（炎症性）があり，前者は肝硬変，うっ血性心不全などで，後者はがん，感染性膠原病などでみられる。

脱水は細胞外液中の水分が欠乏した状態であり，水分欠乏型（**高張性脱水**），ナトリウム欠乏型（**低張性脱水**），および両者の混合型（**等張性脱水**）に大別できる。多くの脱水は両者混合型である。水分のみの喪失では浸透圧上昇による口渇感，細胞内脱水による粘膜乾燥があるが，循環血漿量の減少が少なく，循環動態への影響は少ない。ナトリウム喪失では，循環血漿量の低下による**血圧低下**，**頻脈**（100拍/分以上の場合）などの血行動態への影響がみられる。

（4）貧　　血

血液中の赤血球の減少や，赤血球に含まれる血色素（ヘモグロビン）の量が少なくなった状態を貧血という。脱水状態ではヘモグロビン濃度は高く，浮腫，妊娠時，腎機能不全では低くなる。ヘモグロビン濃度が低いと組織での酸素活動が低下し，ホメオスタシスの維持に悪影響を与え，動悸，息切れ，めまい，倦怠感，頭痛などが現れる。

（5）低アルブミン血症

アルブミンは肝臓で合成され，血清たんぱくの約60%を占める。ビリルビン，脂肪酸，各種酵素，薬剤，ホルモン，微量金属と結合し，その成分を臓器や組織に運ぶ。低アルブミン血症は，腸からの漏出や吸収障害（クローン病，たんぱく漏出性胃腸症），肝臓での合成低下（肝硬変），ネフローゼ症候群などでみられる。栄養状態を推測する指標とされるが，炎症や全身状態，特に循環動態が不安定な場合では脱水，浮腫，血管内外の移動などにより血清濃度は変化し，栄養状態は正確には反映されないので注意が必要である。

第 3 章

栄養食事療法，栄養補給法

1．栄養食事療法と栄養補給法

1.1　栄養食事療法と栄養補給法の歴史

人間は長い間，自然界に存在する動植物を採取し，加工・調理し摂取して身体に必要な栄養素を獲得してきた。病気と食事の関係については古くから検討され，食事療法は紀元前460年ごろギリシャのヒポクラテスが最初に行ったといわれている。

日本で病院の治療食の道を開いたのは慶應義塾大学医学部の付属研究所として1917年に創立された食養研究所が最初である。食養研究所では，治療食の研究がテーマとなり，研究成果は1929年から発刊された月刊誌『食養研究』に発表された。1933年には日本初の食養部が病院につくられた。広範な研究としては，1936年の第33回日本内科学会総会で大森慶太によって発表され，医学会に広まった「食餌療法」が日本の草分け的研究である。

栄養食事療法は，適正な栄養素の補給により病状や栄養状態を改善し，病気の治療，再発防止，予防を目的にしている。そのため，病院栄養士の業務は各疾患に適した必要栄養量に見合うように栄養素の調整をするための食事計画を行ってきた。人間は消化管を通して栄養素を摂取することが最も生理的であり，消化管の機能が利用可能であれば経口摂取が望ましい方法である。傷病者は疾患，病態や消化機能の程度によって必要な栄養素を経口摂取によって満たすことができる場合や，治療による副作用で食欲不振，熱傷などによるエネルギー代謝の亢進など，通常の経口摂取のみでは栄養状態の維持が困難になることがある。こうした摂取不足や低栄養の解決策として，近年では経口からの栄養食事療法だけでなく栄養素を体内に強制的に投与する方法が多様化してきた。

1.2　栄養食事療法と栄養補給法の特徴

栄養補給法には，腸管の吸収を通じて栄養素を補給する**消化管栄養補給**と，静脈に直接栄養素を補給する**静脈栄養補給**がある。どちらを選択するかは，患者の消化管機能，病態等により決定される。図Ⅰ-3-1に栄養補給法の選択を示した。

消化管栄養補給は，**経口栄養補給（食事療法）・経腸栄養補給**（enteral nutrition：EN，**経鼻栄養補給・瘻管栄養補給**）に，静脈栄養補給は**中心静脈栄養（TPN）・末梢静脈栄養（PPN）**に分別される。

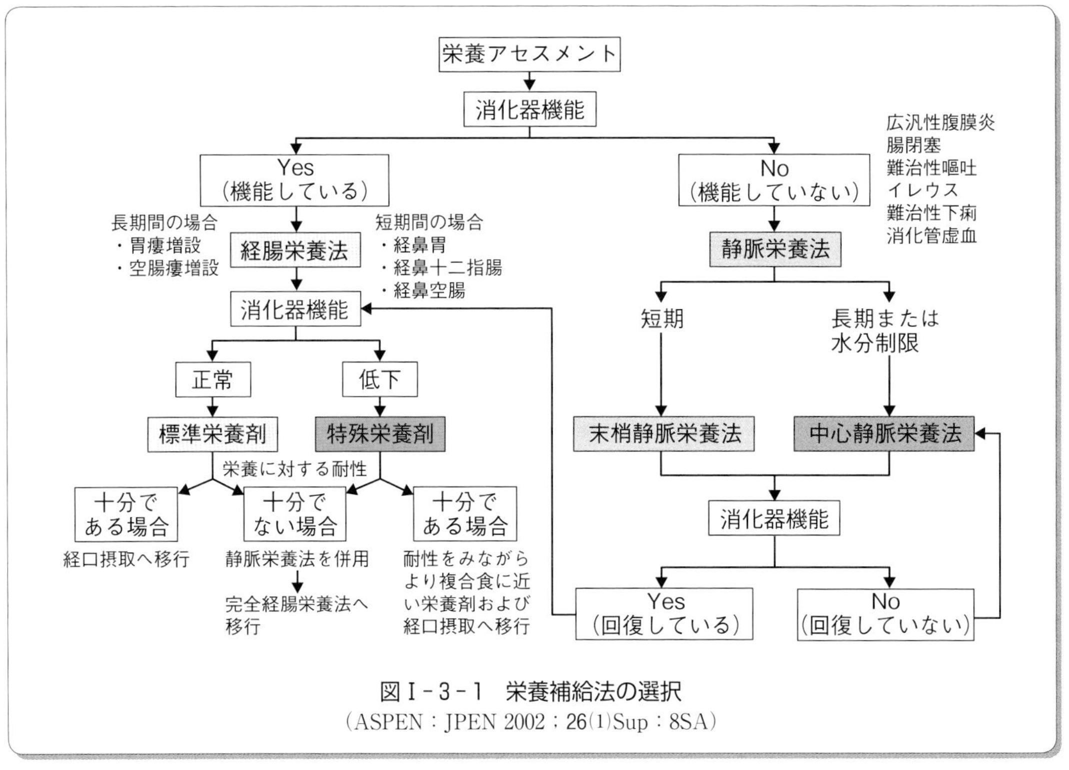

図Ⅰ-3-1　栄養補給法の選択
(ASPEN：JPEN 2002；26(1)Sup：8SA)

1.3　栄養補給法の選択

栄養補給は，成長および新陳代謝の促進，生命の維持をするために行う。口腔および消化管の機能，栄養状態，基礎疾患，病態など種々の条件を検討し，個々人への適正な栄養量を決定して補給することで，疾病予防・治療，あるいは生命の維持回復，促進に寄与する。

栄養補給の手段として，口からの食事摂取は栄養補給の基本であり，経口栄養補給法といわれる。生体の生理機能を維持する最も理想的な方法であるが，病状により経口摂取ができないときは，経腸，経静脈から栄養を補給することになる。

① 経口栄養法：食事や流動食，経腸栄養剤を口腔から取り入れる。

② 経腸栄養法：消化管栄養補給法であるが，一般的にはチューブを使用する経管栄養法をさし，チューブを経鼻から挿入し先端を胃，空腸に留置する，また，手術により設置された胃瘻，腸瘻から栄養剤を注入する方法がある。

③ 静脈栄養法：腸管の使用が困難なときには必要な栄養素を静脈に直接注入する。経静脈からの栄養補給には末梢静脈栄養法，中心静脈栄養法があり，目的によって区別する。

2. 経口栄養補給

2.1 目　　的

経口栄養補給は，各種疾患の栄養食事療法にとって基本的治療であり，調理・調製された食物を経口摂取し，咀嚼・嚥下・消化・吸収し体内に取り入れる。経口摂取は人間にとって生体の生理機能を維持するために自然でありQOLを高めるためにも最も理想的な栄養補給法である。したがって，できる限り患者の嗜好や特性に合わせて栄養計画を実施することが望まれる。

2.2 病 人 食

病人食は患者に適正な栄養量を提供して栄養状態を改善し良好な状態を維持する，さらに栄養代謝の改善によって，疾病の回復を早め，患者のQOLを高めることを目的とする（表Ⅰ-3-1）。

入院患者を対象とした病人食は，治療の一環として「**入院時食事療養費**」という制度に基づいて実施されている。入院時食事療養費は，**入院時食事療養費**（Ⅰ），**入院時食事療養費**（Ⅱ）の2種類があり，届出の受理によって診療報酬の一定額の算出がなされている。病人食は大きくは**一般治療食**と**特別治療食**に分けられ，特別治療食の大部分は**特別食加算**として診療報酬が加算される。

表Ⅰ-3-1　病人食の分類

食　　種	形　　態
●一般治療食（小児，妊産婦，成人，高齢者）	●常食
●特別治療食（加算，非加算）	●軟食（全粥，七分粥，五分粥，三分粥）
●検査食	●流動食（普通流動，濃厚流動，経腸栄養製品・食品，ミキサー・ブレンダー）
●無菌食	
●治療乳	

（1）入院患者の食事摂取基準

入院患者の食事摂取基準は，性，年齢，身体活動レベル，身長，体重，病状などによって個々に適正量を算出して対応する。基本的考え方は多数の個人が集まったものとして考え，その個人に対して適切な対応をとることである。特別治療食は，疾患ごとに作成されたガイドラインや指針に従って基準を作成する。一般治療食は特別な治療食を必要としない傷病者に対して提供される食事である。そこで，日本人の食事摂取基準に従って，対象者個々に目標栄養量を算出して基本献立を作成し，食事を提供することとなるが，丸め値であらかじめ作成された献立から目標量に近似した献立を提供して，個々に再評価を行う（図Ⅰ-3-2）。

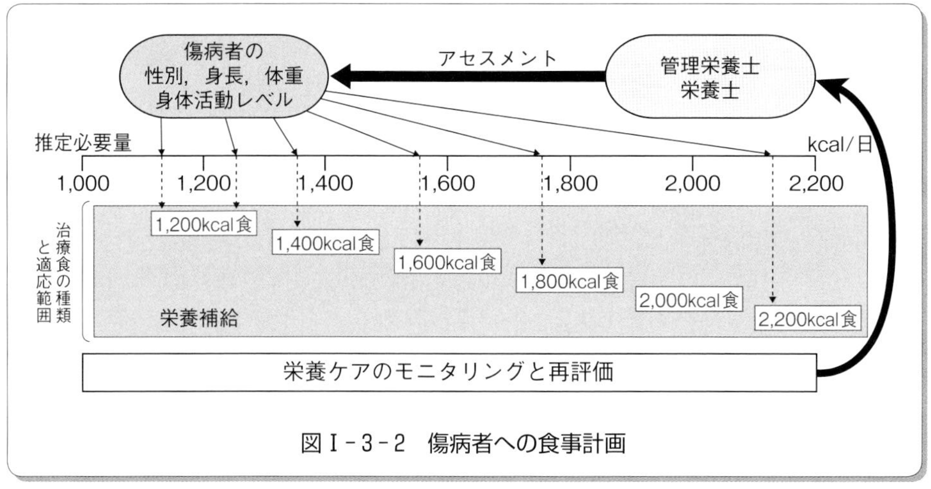

図Ｉ-３-２　傷病者への食事計画

（２）一般治療食患者の推定エネルギー必要量の算出

推定エネルギー必要量は，原則として基礎代謝量に対象者の身体活動レベルを考慮して算出する。基礎代謝量は一般治療食患者の性，年齢区分の基礎代謝基準値（kcal/kg体重/日）と参照身長から算出した参照体重（kg）を用いて算出する。

一般治療食利用者の身体活動に適した推定エネルギー必要量（成人：18歳以上）
基礎代謝量（kcal/日）*×身体活動レベル（PAL）**
＊基礎代謝量：基礎代謝基準値（表Ｉ-2-4，p.22参照）×参照体重
＊＊身体活動レベル：ベッド上安静1.1～1.2，ベッド外活動あり1.2～1.3， リハビリ等の活動あり1.3～1.4

小児（1歳～17歳）では成長に伴う組織の増加を考慮した基礎代謝基準値（表Ｉ-2-4，p.22参照）を用いて算出する。また，妊産・授乳婦では，胎児と母体の組織変化に必要なエネルギー量や泌乳に必要なエネルギー量を付加する。

なお，対象患者が多岐にわたる施設では，性・年齢階層別の参照体重と平均的身体活動レベルとして「1.3」を用いて表Ｉ-3-2のようなエネルギー必要量の暫定値を算出し，これをもとにその他の栄養素の給与目標量を決定する。1,200～2,200 kcalまで，200 kcal刻みに準備することで，ほとんどの対象者に対して，±100 kcalの許容範囲内でエネルギー給与が可能となる。

（３）その他の栄養素の必要量の算出

エネルギー必要量を基に算出する。

たんぱく質：RDA（推奨量）～％エネルギー　13～20％

脂　質：％エネルギー　20～30％（飽和脂肪酸7％以下）

炭水化物：％エネルギー　50～65％（アルコールを含む）

ビタミン，ミネラル，食塩，食物繊維：日本人の食事摂取基準を参考にする。

表Ⅰ-3-2　性別・年齢階級別エネルギー量

性　別	男　性	女　性
年齢（歳）	推定エネルギー必要量の暫定値（kcal/日）	推定エネルギー必要量の暫定値（kcal/日）
1～ 2	910	858
3～ 5	1,170	1,092
6～ 7	1,274	1,196
8～ 9	1,482	1,365
10～11	1,729	1,638
12～14	1,976	1,833
15～17	2,093	1,703
18～29	1,989	1,443
30～49	1,989	1,508
50～64	1,924	1,443
65～74	1,820	1,404
75以上	1,664	1,313
妊娠　初期	付加量	＋　50
妊娠　中期	付加量	＋250
妊娠　後期	付加量	＋450
授乳期	付加量	＋350

（日本人の食事摂取基準（2020年版）より算出）

2．3　一般治療食と特別治療食（療養食）(図Ⅰ-3-3)

（1）一般治療食

特別な栄養食事療法を必要としない入院患者に提供する食事を**一般治療食**という。食事摂取基準に従った，バランスのとれた食事となる。常食・軟食・非固形食（流動食，刻み食・ミキサー食等）がある。

1）常　　食

常食は，エネルギー量や栄養素の特別な制限をする必要のない患者を対象とした食事で，日常摂取しているほとんどの食品や調理形態が利用できる。主食の形態は米飯，パンなどとなり，主菜は日常的形態とし，食塩は7～8 g/日未満に管理する。

〔適応疾患〕整形外科，皮膚科，産婦人科，手術回復期の患者，栄養代謝や消化器に問題のない患者

〔食事のポイント〕

① 入院患者は疾患によるストレスなどの影響により食欲が低下している場合がある。患者の嗜好や食習慣，年齢などを考慮して献立の内容，食品の選択，調理方法，味つけ，盛りつけなどに配慮する。

② 消化の悪いものや刺激の強い食品（好き嫌いの多い食品など）は避けるが，香辛料などは適宜用いて食欲の増進を図るようにする。

③ ビタミン，ミネラル（微量栄養素）が不足しないよう，食品の選択に考慮する。

④ 食塩相当量は男7.5 g/日未満，女6.5 g/日未満を目標とする。

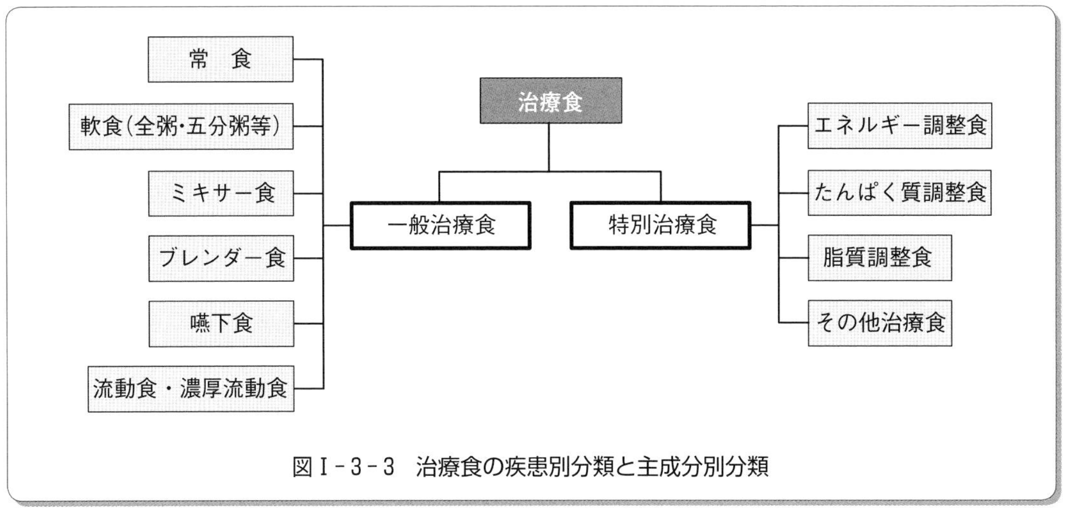

図Ⅰ-3-3　治療食の疾患別分類と主成分別分類

2）軟　　食

軟食は主食の形態は粥であり，粥の濃度により，三分粥食，五分粥食，七分粥食，全粥食などに区分される。主菜，副菜は主食に合わせた食材の選択や調理形態の組み合わせとする（表Ⅰ-3-3）。

表Ⅰ-3-3　分粥の配合比および栄養価（例）

粥の種類	大量調理 重湯と全粥の配合比		小量調理 米と水の重量比		1回の米使用量(g)	1回の米使用量に対する栄養価	
	重　湯	全　粥	米	水		エネルギー(kcal)	たんぱく質(g)
一分粥	9	1	1	19	10	36	0.6
三分粥（7%粥）	7	3	1	15	35	125	2.1
五分粥（10%粥）	5	5	1	12	50	178	3.1
七分粥（15%粥）	3	7	1	9	60	214	3.7
全　粥（20%粥）	0	10	1	6	70	249	4.3

〔適応疾患〕手術後，食欲不振時，消化器疾患，咀嚼能力低下時，口腔障害の患者

〔食事のポイント〕

① 大量調理では，主食は全粥と重湯を作成して，三分粥から順次調製する。パン粥，うどんなどは，煮込み，刻みと形態に応じて調製する。

② 食品は消化のよいものを選択し，切り方，調理方法を工夫する（煮物，蒸し物，焼き物についてはホイル焼きなどの調理方法により食品の硬化に注意する）。

③ 繊維の多い野菜，刺激の強い食品，漬け物などのかたい食材料は控える。

④ 揚げ物，脂質含有量の多い食品や胃内停滞時間の長い食品は控える。

⑤ 主菜，副菜の調製は，患者の消化能力，摂食能力に応じて，裏ごし，マッシュ状態，刻み食などにより対応する。

⑥ 栄養量が不足する場合には，プリン，ヨーグルト，ゼリーなどの食べやすい食

品を間食等で補ったり，栄養製品（栄養食品，経腸栄養製品）の補給を考慮する。

⑦ 経口摂取で不足する場合は，経腸栄養，静脈栄養が併用される。

3）ミキサー食

ミキサー食は食べ物の形状を残さず，主に軟食として調製した食事をミキサーにかけ，ペースト状にした食事である。水分が多い食品は，飲み込むときに食塊ができずに誤嚥しやすいため，増粘剤，片栗粉，コーンスターチ等を使用して粘度調整をする。

4）ブレンダー食

ブレンダー食もミキサー食と同様な適応・形状をもった食事である。比較的消化しやすい食品をブレンダーにかけペースト状にしたもので，素材の食感を残しながら，噛まずにそのまま食べられるように工夫した食事である。

5）嚥　下　食

嚥下食は，食品や料理のもつ粘度，凝集性，硬度等の物性を利用し，嚥下しやすい形態，形状に機能をもたせた食事である。食塊をスムーズに咽頭通過させる物性条件を備えることが重要である。

6）流　動　食

流動状で飲み込みやすく，消化・吸収がよく，食物残渣や機械的刺激の少ないもので，口腔内で速やかに流動状になる食物を**流動食**という。流動食には，水分やミネラル補給を目的とする果汁やスープ類など，病状の回復に従って食事開始として提供する重湯，くず湯など，口腔障害などにより通常の食事が摂取できない場合に提供する濃厚流動食などがあり目的に応じて組み合わせる。また，経口摂取が困難な場合には，鼻腔チューブあるいは胃瘻・腸瘻により胃・腸に直接栄養補給する**経腸栄養製品**などの流動食がある。

〔適応疾患〕開腹手術，全身衰弱時，咀嚼力低下，嚥下困難，手術後などの患者

〔食事のポイント〕

① 主食は重湯とする。消化・吸収能力を考慮して，胃腸に負担のかからない，でん粉，砂糖，粉あめ，ジュースなど糖質食品を中心にする。

② たんぱく質の確保のために，牛乳，豆乳，豆腐，白身魚，スキムミルクなどを加え，脂質の少ない食品を選択する。

③ 温菜，冷菜を組み合わせる。

④ みそ汁，スープなどの塩味のものを組み合わせる。

⑤ 長期間流動食を利用する場合は，微量栄養素の欠乏に注意する（経腸栄養製品との併用などを行うとよい）。

⑥ 流動食の調製にあたっては，衛生的に行う。

（2）特別治療食（療養食）

治療の一環として，医師の指示に従い栄養量および内容をコントロールし，入院患者に提供する食事を**特別治療食**という。高齢・介護福祉施設においては，**療養食**という。

表Ⅰ-3-4　特別食加算の対象

特別食加算は，医師が発行する食事箋に基づき治療食が提供された場合に加算する。加算の対象となる治療食は食事箋に基づいて提供される患者の年齢，症状などに対応した栄養量および内容を有する（下記一覧）（2018年4月現在）。

腎臓食	・心臓疾患等（食塩総量6.0 g未満），妊娠高血圧症候群（日本高血圧学会，日本妊娠高血圧学会等の基準に準ずる）に対して減塩食療法を行う場合も含む
肝臓食	・肝庇護食，肝炎食，肝硬変食，閉鎖性黄疸食（胆石症および胆嚢炎による閉鎖性黄疸の場合も含む）等
糖尿食	
胃潰瘍食	・十二指腸潰瘍の場合も含む ・浸襲の大きな消化管手術の術後において，胃潰瘍食に準ずる食事を提供する場合（流動食を除く） ・クローン病，潰瘍性大腸炎等により腸管の機能が低下している患者に対する低残渣食
貧血食	・血中ヘモグロビン濃度が10 g/dL以下であり，その原因が鉄分の欠乏に由来する患者
膵臓食	
脂質異常症食	・空腹時定常状態におけるLDL-C値が140 mg/dL以上またはHDL-C値が40 mg/dL未満である者，もしくは血清中性脂肪値が150 mg/dL以上である者
高度肥満症食	・肥満度＋70％以上，またはBMI 35 kg/m^{2}以上に対して食事療法を行う場合
痛風食	
てんかん食	・難治性てんかん（外傷性含む）の患者に対し，グルコースに代わりケトン体を熱量源として供給することを目的に炭水化物量の制限・脂質量の増加が厳格に行われた治療食。 ・グルコーストランスポーター1欠損症・ミトコンドリア脳筋症の患者に対し，治療食として当該食事を提供した場合は「てんかん食」として取り扱って差し支えない。
先天性代謝異常食	・フェニールケトン尿症食，楓糖尿症食，ホモシスチン尿症食，ガラクトース血症食
治療乳	・いわゆる乳児栄養障害症（離乳を終わらない者の栄養障害症）に対する直接調製する治療乳をいい，治療乳既製品（プレミルク等）を用いる場合などは含まない
経腸栄養のための濃厚流動食	・特別加算対象となる治療食（例えば糖尿病，肝臓病患者）で用いられた場合は加算対象となる
無菌食	・入院環境料に係る無菌治療室管理加算を算定している患者
特別な場合の検査食	・潜血食 ・大腸X線検査，大腸内視鏡検査のために特に残渣の少ない調理済食品を使用した場合。ただし，外来患者に提供した場合は，保険給付の対象外である。

特別治療食は食事に含まれる栄養成分組成の調整によって，肝臓病，腎臓病，糖尿病などの栄養治療に適用させるものであり，各栄養素を決定する際には，疾病の治療目的･目標を十分把握し，最も適正な特別治療食を提供する。また，特別治療食には，高齢者，がん，嚥下障害者などに対して行われる嗜好や摂食機能を優先した栄養補給を行う場合もある。

〔適応疾患〕 特別治療食は，疾病ごとに管理する**疾病別食事管理**と，食事の栄養組成の特徴を治療食名とした**栄養成分別管理**がある。医学の進歩により各疾病に対する食事療法の適応が細分化し，画一的な食事名による特別治療食では食事管理が不十分となり，複雑かつ困難な食事内容に対応するために，疾病ごとに食事内容を分析し，栄養成分の側から特別治療食を分別する管理法として，栄養成分別管理の考え方が考案された。しかし，入院時食事療養における「特別食」は，治療食名と病名（特別食加算病名，表Ⅰ-3-4）の記載がないと加算対象にはならないので，栄養成分別管理では注意が必要である。栄養成分別管理の例を示した（表Ⅰ-3-5）。

表Ⅰ-3-5 栄養成分別特別治療食の種類と適応疾患

治療食名	適応疾患
エネルギー調整食	糖尿病，肥満症，痛風（高尿酸血症），甲状腺機能障害，脂肪肝，慢性肝炎・肝硬変代償期，高血圧，心疾患，妊娠高血圧症候群，授乳食
たんぱく質調整食	肝硬変非代償期・肝不全，慢性腎炎，ネフローゼ症候群，慢性腎不全，糖尿病(性)腎症，透析
脂質調整食	急性肝炎，胆石症，胆嚢炎，急性・慢性膵炎，脂質異常症，動脈硬化症
易消化食	胃・十二指腸潰瘍，クローン病，潰瘍性大腸炎，下痢，咀嚼・嚥下障害，術前・術後食，食道静脈瘤，急性腸炎，がん
水・電解質調整食	熱性疾患，脱水症，貧血，骨粗鬆症，透析，下痢
濃厚流動食	意識障害，嚥下障害，術前・術後の栄養管理，消化管通過障害，口腔・食道障害，摂食障害，熱傷，クローン病，潰瘍性大腸炎，がん

(3) 介護食

介護食とは，高齢社会の現状において，なくてはならないニーズの高い食事である。高齢者は，口腔や摂食嚥下の問題，発熱や病気，身体機能の低下，また，買い物や食事づくりが困難になるなどを原因として，習慣的な栄養素が低下し，エネルギー量やたんぱく質が不足して低栄養状態に陥りやすくなる。また，脳梗塞，心筋梗塞などの疾患の罹患に伴って低栄養状態に陥りやすい。介護食は，主に摂食困難を伴う咀嚼・嚥下機能等の障害に対して適切な栄養管理を行うために，二次的な調理で食品を摂取しやすくした形態調整食である。

3．経腸栄養補給

経口摂取が不可能であるが，腸管が機能している患者の必要栄養量を確保することが経腸栄養補給であり，絶食中では，腸管粘膜の廃用性萎縮を抑制することが目的である。腸管における免疫機能の賦活化により，**バクテリアルトランスロケーション**（細菌が腸管粘膜を貫いて体内に入ること）の抑制が可能となる。

3.1　適応疾患

意識障害，上部消化管通過障害，外科手術後，気管支内挿管時，炎症性腸疾患，短腸症候群，たんぱく漏出性腸疾患，化学療法・放射線療法時の食欲低下により経口摂取のみのでは十分な栄養が確保できない場合。イレウス，消化管瘻孔，消化管出血，消化管穿孔や循環動態が安定しない状態では禁忌。

3.2　投与ルート（図Ⅰ-3-4）

（1）経鼻ルート

経腸栄養補給による栄養管理が**4週間未満**と予測される場合に用いる。誤嚥の危険性がない場合は，鼻腔から挿入したチューブの先端を胃内に留置する経鼻胃管とする。チューブの先端を十二指腸または空腸に留置する経鼻腸管とする場合もある。比較的簡便でコストも安価であるが，鼻部・咽頭部に不快感を生じやすい。

（2）胃瘻・空腸瘻ルート

経腸栄養補給による栄養管理が**4週間以上**と予想される場合に用いる。鼻，咽頭，

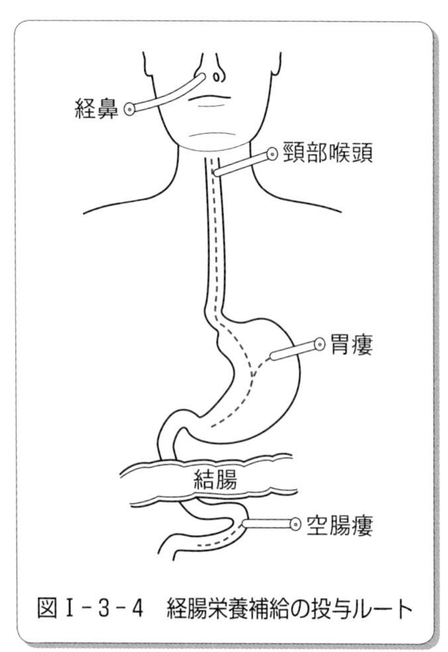

図Ⅰ-3-4　経腸栄養補給の投与ルート

食道などに通過障害がある場合や患者が経鼻チューブを自己抜去する可能性があるとき等に用いる。直接，胃や空腸に瘻孔を造設し，瘻孔に挿入したカテーテルより栄養物を注入する。胃瘻造設時には，**経皮内視鏡的胃瘻造設術**（percutaneous endoscopic gastrostomy：**PEG**）が施行される。

3.3 経腸栄養製品の種類と成分（図Ⅰ-3-5）

半消化態栄養製品（**栄養剤**），**消化態栄養製品**（**栄養剤**），**成分栄養剤**の3つに分類される。半消化態栄養剤と消化態栄養剤，成分栄養剤は薬品として扱われる。製品としては液状のものが多いが，半固形状や粉末のものもある。エネルギー量が**1 kcal/mL**のものから，エネルギー補給や水分制限を目的とした**1.5～2 kcal/mL**の製品もある。

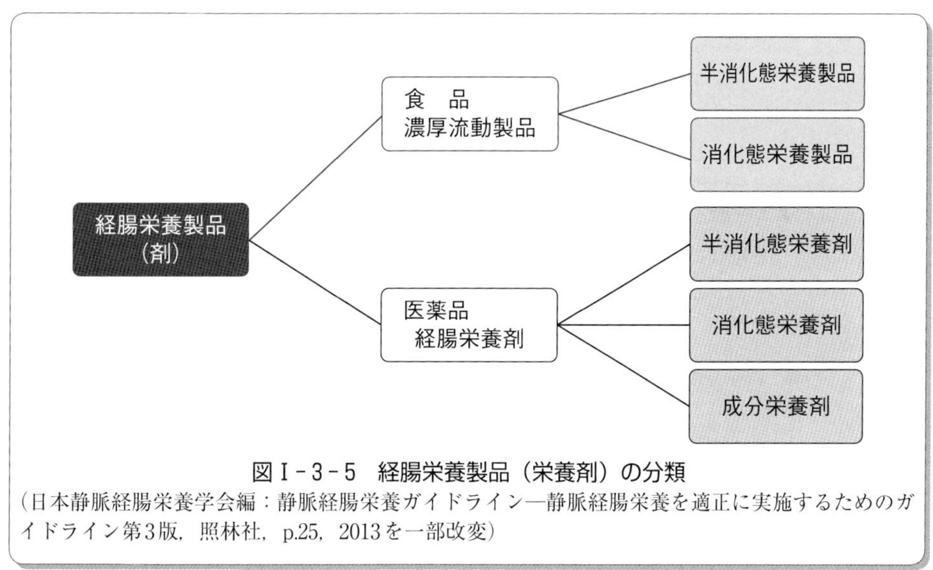

図Ⅰ-3-5 経腸栄養製品（栄養剤）の分類
（日本静脈経腸栄養学会編：静脈経腸栄養ガイドライン―静脈経腸栄養を適正に実施するためのガイドライン第3版，照林社，p.25，2013を一部改変）

(1) 半消化態栄養製品（栄養剤）

たんぱく質，脂質，糖質が一部消化されている状態となっている。窒素源はたんぱく質，糖質はデキストリンや二糖類など，脂質も必要量含まれ，ミネラルやビタミンもバランスよく加えられている。下痢を防ぐためにオリゴ糖や食物繊維を添加したものもある。投与条件としては消化・吸収能が保たれていることである。

(2) 消化態栄養製品（栄養剤）

窒素源はアミノ酸やジペプチド，トリペプチドで，たんぱく質を含まない。糖質はデキストリンが用いられている。脂質の量は種類によって異なり，脂質エネルギー比率が0～40%のものがある。ミネラルやビタミンはバランスよく加えられている。

(3) 成分栄養剤 (elemental diet：ED)

窒素源はアミノ酸，糖質はデキストリンである。ビタミン・電解質・微量元素などを含み，食物繊維を含まず低残渣である。消化を必要としない形で，そのまま吸収される。消化能が失われた状態でも，吸収能が残存している場合は使用できる。脂質エネルギー比率は1.5～8.1％と少なく，EDのみで1か月以上栄養管理を行う場合は，必須脂肪酸欠乏予防のため**脂肪乳剤の静脈投与**が必要となる。

(4) そ の 他

病態別経腸栄養製品としては，耐糖能異常患者に対する糖質や脂質の質や量を調整した製品，腎不全用の低たんぱく・低リン・低カリウムの製品，慢性閉塞性肺疾患患者用の脂質の含有量が多い製品などがある。また，周術期には免疫を賦活化させることを目的とし，アルギニン，核酸，n-3系多価不飽和脂肪酸を強化した免疫賦活型経腸栄養製品を投与することが推奨されている。

3.4 投 与 方 法

(1) 投与方法の種類

持続投与，**周期的投与**，**間歇的投与**の3つに大別され（表Ⅰ-3-6），患者の状態や病態に応じて選択する。

表Ⅰ-3-6　経腸栄養の投与方法

名　称	投与方法
持続投与	経腸栄養製品を24時間，持続的に投与する方法。経腸栄養投与開始時あるいは重症症例における胃内投与，幽門後経路として空腸内投与に用いられる。
周期的投与	昼間だけ，夜間だけなどのように投与する時間帯と投与しない時間帯を交互につくる方法。
間歇的投与	朝，昼，夕と1日2～3回，2～3時間かけて投与する方法で，特に胃内投与時に用いられる。

日本静脈経腸栄養学会編：静脈経腸栄養ガイドライン－静脈経腸栄養を適正に実施するためのガイドライン第3版，照林社，2013

(2) 投 与 速 度

投与開始時は投与速度を**20～50 mL/時**とし，経腸栄養製品に慣らすことが重要である。その後，下痢，嘔吐，腹痛，腹部膨満感などの合併症がない場合には，徐々に速度を上げ200 mL/時まで投与可能となる。投与速度を正確にする場合や，50 mL/時以下などの低速度で投与する場合には，経腸栄養ポンプを使用する。空腸への投与は原則的に経腸栄養ポンプを用いて持続投与を行う。

3.5 栄養補給に必要な用具・機械（図Ⅰ-3-6）

① **経腸栄養バッグ（コンテナ，イルリガードル）**　経腸栄養製品が滅菌された密閉バッグに入っている**ready to hung**（**RTH**）製品がある。

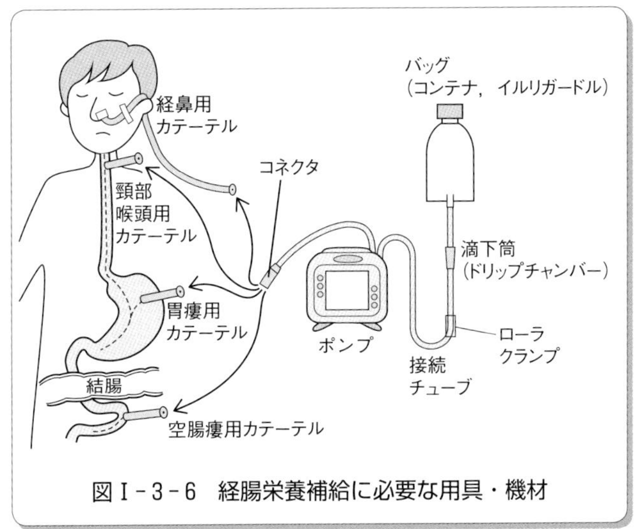

図 I－3－6　経腸栄養補給に必要な用具・機材

② **接続チューブ**　自然落下時の速度を調節するためのクランプや栄養剤の滴下速度を推定するための滴下筒（ドリップチャンバー）がついているものもある。

③ **経腸栄養カテーテル**　鼻孔または食道瘻，胃瘻・空腸瘻などに直接挿入し，経腸栄養製品を投与するカテーテル。経鼻カテーテルの外径は，小児では3～5 Fr（フレンチ：外径，1 Fr = 0.33 mm）未満，成人では8～12 Frを選択する。胃瘻チューブは12 Fr以上で，空腸瘻チューブは8～12 Frと胃瘻チューブより細いものが用いられる。

④ **経腸栄養ポンプ**　1時間あたりの投与速度，投与総量などが設定でき，一定の速度で投与することが可能である。

3．6　経腸栄養の合併症

（1）カテーテルの挿入・留置に伴うトラブル

瘻孔部のスキントラブル，感染，壊死，損傷，消化管穿孔，**バンパー埋没症候群**（バンパーが胃粘膜を圧迫し潰瘍を形成，潰瘍部分へ埋没する）などがみられる。

（2）消化器にかかわる合併症

下痢，腹部膨満感，嘔吐，腹痛，悪心が最も多くみられる合併症である。胃食道逆流，胃内容物の排泄遅延，嘔吐などにより，逆流した内容物を誤嚥し，**嚥下性肺炎**を発生する。

（3）代謝上の合併症

酸塩基平衡異常，電解質異常，必須脂肪酸・ビタミン・微量元素の欠乏症などがあげられる。また，糖尿病や耐糖能異常がある場合には，高血糖・低血糖を起こすことがある。肝障害，腎障害時には高アンモニア血症，高窒素血症を合併することがある。

4．静脈栄養補給

体液の補充と栄養補給が目的である。消化管からの吸収が望めないときや消化管の安静を図る必要があるとき，手術，嘔吐や下痢などでの体液バランスの補正や維持（体液管理），経口摂取量が少ない場合には重要な手段となる。

4.1　適応疾患

腸を利用できない場合では，短腸症候群急性期，炎症性腸疾患重症期，イレウス，消化管出血などがあげられる。また，消化管手術直後，難治性の嘔吐・下痢，抗がん剤投与や放射線治療副作用による食欲不振や栄養不良などは，相対的適応となる。

4.2　中心静脈栄養と末梢静脈栄養

静脈栄養法は，投与経路により**中心静脈栄養**（total parenteral nutrition：**TPN**）と**末梢静脈栄養**（peripheral parenteral nutrition：**PPN**）に分けられる。

（1）中心静脈栄養（TPN）（図Ⅰ-3-7）

2週間以上の静脈栄養による栄養管理が必要な場合に施行される。内頸静脈または鎖骨下静脈，肘（末梢挿入型中心静脈カテーテル；peripherally inserted central catheter：PICC）などからカテーテルを挿入して，中心静脈へ高濃度の輸液を補給する方法である。腸管を安静にすることができるとともに，必要十分な栄養量を供給できる。恒久的に腸管を使用できない場合では唯一の栄養補給源となる。

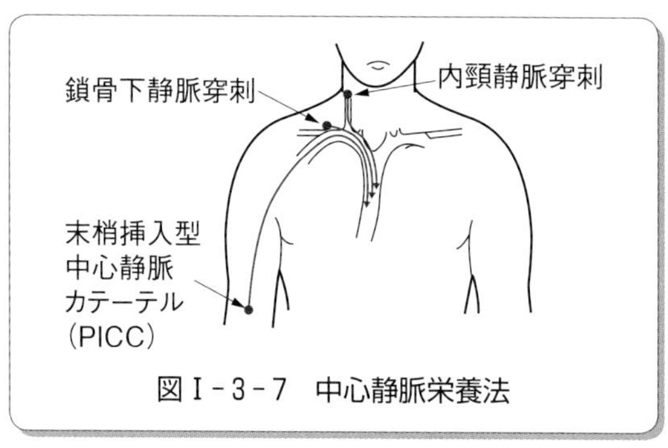

図Ⅰ-3-7　中心静脈栄養法

（2）末梢静脈栄養（PPN）

短期間（2週間以内程度）の栄養補給に用いられる。四肢の末梢静脈から輸液を投与する。中心静脈栄養に比べて，投与法は簡便で重篤な合併症の起こる危険性は少ない。投与エネルギー量は最大1,200 kcal程度であるため，必要エネルギー量の確保は難しい。経口あるいは経腸栄養で必要栄養量が確保できない場合に用いられる。

4.3　輸液の種類と成分

静脈栄養輸液には，電解質輸液と栄養輸液がある。栄養輸液には，① 糖質輸液，② アミノ酸輸液，③ アミノ酸加総合電解質輸液，④ 脂肪乳剤，⑤ ビタミン製剤，⑥ 微量元素製剤と，それらを組み合わせた ⑦ 高カロリー輸液がある。

（1）電解質輸液（表Ⅰ-3-7）

生体が必要とする最低限の水分と電解質を補充する目的で投与される。細胞外液補充液，1号液（開始液），2号液（脱水補給液），3号液（維持液），4号液（術後回復液）がある。

表Ⅰ-3-7　電解質輸液の種類

細胞外液補充液	電解質の浸透圧が体液とほぼ同じ。循環血漿または細胞外液を補う。生理食塩水，リンゲル液など。
1号液（開始液）	Kを含まない。病態不明時の水・電解質輸液。安全に水・ナトリウムを与えられる。
2号液（脱水補給液）	Kを含む。細胞内液と細胞外液両方を失ったことを想定した輸液。
3号液（維持液）	1日に必要な水・電解質補給。最もよく使われる。
4号液（術後回復液）	電解質濃度が低く，細胞内への水補給効果が大きい。Kを含まず生理食塩水を4倍に希釈した輸液。

（2）栄養輸液

1）糖質輸液

糖質は主にブドウ糖が用いられ，濃度5～70％までのものがあり，耐糖能異常時用として果糖やキシリトールが配合されたものがある。5％のものは，体液と浸透圧が同じで，エネルギー補給というより水分補給に用いられる。末梢静脈から投与する場合は12.5％濃度が限界である。ブドウ糖を短時間で投与すると高血糖や脂肪肝をきたしやすくなるので，5 mg/kg/分（急性期は4 mg/kg/分）以下のスピードで投与する。

2）アミノ酸輸液

アミノ酸輸液には10～12％濃度のものがあり，アミノ酸組成はFAO/WHO基準や人乳パターンなどに準拠して作成されている。その他，腎不全用，肝不全用，侵襲時用および小児用がある。

3）アミノ酸加総合電解質輸液（PPN用輸液）

PPNにおいて，水分，電解質に加え，グルコースとたんぱく異化によって消費するアミノ酸の補充が目的である。ブドウ糖7.5％，アミノ酸3％程度を含有する。さらに，糖質の代謝に必須のビタミンB_1や水溶性ビタミンを配合したものもある。

4）脂肪乳剤

主な組成は大豆油と卵黄レシチンで，10％と20％のものがある。投与速度は脂質の処理スピードを超えないよう，0.1 g/kg/時以下が推奨されている。必須脂肪酸欠乏症を予防するために，成人では10g/日程度の脂質を投与する必要があるといわれている。

5）総合ビタミン剤

脂溶性ビタミンとしてA・D・E・K，水溶性ビタミンとしてB_1・B_2・B_6・B_{12}・C，ニコチン酸アミド・パントテン酸・葉酸・ビオチンが含まれている。葉酸とビオチンが含有されていないものもある。

6）微量元素剤

静脈栄養に用いられるのは，鉄・亜鉛・銅・マンガン・ヨウ素の5種類である。

7）高カロリー輸液（TPN用輸液）

TPNでは，基本的には基本液に，アミノ酸輸液，脂肪乳剤，総合ビタミン剤，微量元素剤を混合して投与する。基本液は，糖質と電解質で構成されている。糖質源は主にブドウ糖で，濃度は13.3～70％と幅広い。製品によっては，果糖やキシリトールなどが用いられている。

また，上記の成分を別室に区分けしたキット製品（ダブルバッグ，トリプルバッグ，クワッドバッグ）もある。投与する直前に，隔壁を手圧で破り使用するため，無菌的に混和でき，手軽なことから広く用いられている。

（3）非たんぱくカロリー/窒素（NPC/N）比

窒素バランスを正に保持するには，アミノ酸とともに適正なエネルギーが供給されなければならない。**NPC/N比**は，窒素バランスを正に維持するための窒素1gあたりのエネルギー量を示したものである。一般的には150～200程度であるが，侵襲が強い場合には100程度となり，腎不全などでアミノ酸投与を制限しなければならない場合には250～350となる。

静脈栄養時のNPC/N比の算出法

（糖質エネルギー＋脂質エネルギー）/（アミノ酸投与量×0.16）

＊たんぱく質には平均16％の窒素が含有しているため，0.16を乗じることで窒素量が求められる。

4.4　静脈栄養の合併症

長期にわたる静脈栄養は，腸管の上皮粘膜に萎縮をもたらし，バクテリアルトランスロケーションの誘因となる。その他，カテーテル感染，血栓形成，末梢静脈炎などが問題となる。輸液投与による代謝合併症として，高血糖や電解質異常，急激な投与や過剰投与による脂肪肝，長期投与による微量元素の欠乏などがある。急性期には**リフィーディング症候群**（refeeding syndrome）への対応も重要とされる。リフィーディング症候群では，慢性的な飢餓状態や低栄養状態の患者に，大量のブドウ糖を急激に投与することで，体液量と電解質の異常（低リン血症，低カリウム血症，低マグネシウム血症）に関連した合併症を引き起こす。これは，静脈栄養・経腸栄養いずれにも起こりうる。

4.5　輸液の調整と機材

静脈に留置するカテーテルは，末梢静脈用と中心静脈用があり，輸液バッグとカテーテルをつなぐルートを輸液ラインと呼ぶ。投与方法には，自然落下法と輸液ポンプを用いる（精密な投与時）方法があり，輸液1 mLの滴下数は，厚生労働省基準により，一般的には20滴/mL（精密用では60滴/mL）と決められている。

細菌の侵入防止，沈殿物の除去，空気感染の回避を目的に輸液フィルターやカテーテル挿入部を被覆する（感染防止の目的）ドレッシング材が用いられる。

4.6　在宅静脈栄養管理

中心静脈栄養法を家庭で実施することを在宅静脈栄養管理（home parenteral nutrition：HPN）という。入院での治療の必要がなく病態が安定し，中心静脈栄養法以外の栄養補給法がない患者で，HPNによってQOLが向上すると考えられる場合に行う。

十分な医療スタッフのサポート体制のもとに，家庭でのさまざまな条件を満たす患者に実施される。

第4章

傷病者や要支援・要介護者の栄養ケア

1．傷病者や要支援・要介護者の栄養ケアのプランと実施

1.1　栄養ケアの目標設定とプラン作成

栄養ケアは，栄養の側面から疾病の治療や予防に必要なケアを実施することである。個々の問診，臨床診査，臨床検査，身体計測，食事調査等の栄養スクリーニングで何らかの栄養学上の問題が疑われた対象者に対して，栄養アセスメントを行い，具体的な栄養管理上の問題点を明らかにし（判定；栄養診断），栄養ケアプランを作成して，実施，モニタリングする（図Ⅰ-4-1）。介護保険制度では，介護サービスが適正に受けられるようその種類や内容についてのプランが作成され，担当者を定めて栄養マネジメントが行われている。

栄養ケアプランには，次の3点が含まれる。① 必要栄養量に見合う適切な栄養補給プラン，② 生活習慣の改善に働きかける栄養教育，栄養カウンセリングについてのプラン，③ 多領域の専門職によるケアとの栄養連携に対するプランである。栄養ケアの対象によりケアプランはいずれかに重点が置かれる。例えば，手術後であれば栄養補給に，肥満，糖尿病，脂質異常症等の生活習慣病では栄養食事相談に，施設や在宅における介護ではすべてに対するプランが必要になる。

栄養ケアプラン作成にあたっては，ケア目標を設定する。すぐに対処を必要とする項目から順位を決め，早期に結果を出さなければならないものは，短期目標とする。例えば入院期間が決められている消化器疾患の手術予定患者では，毎日の変化を追う必要があり，栄養補給量と栄養状態の目標を短期で決定しなければならない。できる

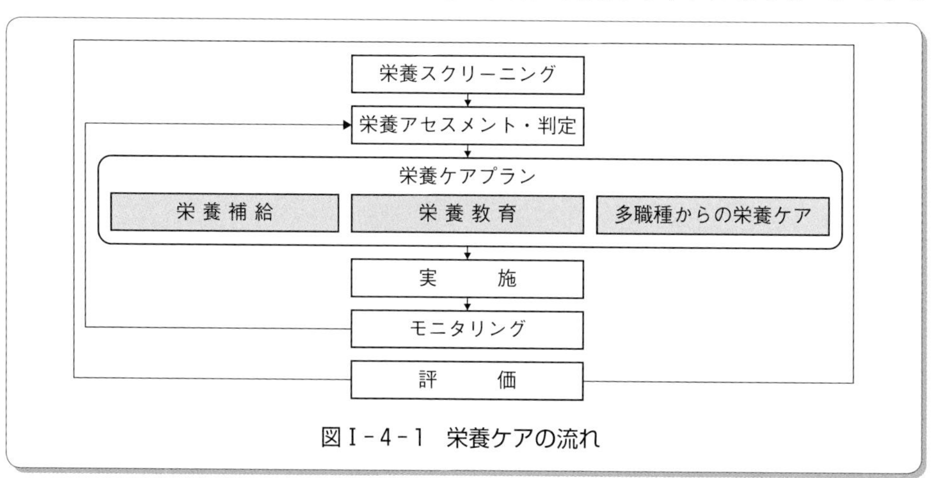

図Ⅰ-4-1　栄養ケアの流れ

だけ数値目標を掲げ，抽象的な目標は避ける。長期目標が必要な例では，高度肥満者の場合は目標体重まで減量するには時間を要し，最終目標を達成するまでに1年以上かかることもある。これらの目標達成に向けて栄養ケアを実施し，栄養状態や病態の改善状況についてモニタリングする。これら一連の流れ（図Ⅰ-4-1）を繰り返すことで最終目標を達成することができる。

また，栄養ケアプランを作成するうえで重要なことは，対象者の特性を理解することである。一方的な栄養ケアプランは受け入れられなかったり，長続きしにくい。患者や家族などの問題（疾患に対する理解，心理・社会的問題，食事担当者の協力の有無，喫食上の問題点，家族の健康状態など）や経済状況，住環境，地域社会との関係など個々に課題分析を行い，ニーズの視点を把握したうえで実施・評価を進めなければ栄養ケアプランは目標に到達しない。

(1) 栄養投与量の算定

必要栄養素等量は，疾病の状況，侵襲度，身体活動量（日常生活動作），精神状態などによって影響され変動する。そのため，対象者の身体状況や栄養状態をアセスメントして適正栄養量を算定（p.21～参照）し，投与量を決定する。

(2) 栄養補給法の選択

消化管機能，咀嚼・摂食嚥下機能状態，対象者や家族の意思，嗜好などを考慮して栄養補給法を決定する。一般的には，消化管機能が使用可能であれば，経腸栄養を選択し，咀嚼・嚥下機能に問題がなければ経口栄養（食事）となる。詳しくは，第Ⅰ部第3章参照のこと（p.33～）。

栄養補給の目標・プランは，表Ⅰ-4-1に示す5W1Hの法則（目標の構造）のように誰が，いつ，どこで，何を，どのように，なぜ補給するのかを明確にしてから遂行する。

表Ⅰ-4-1　5W1Hの法則

誰が	患者・家族，または多職種
いつ	食事時間，経腸栄養製品などの投与時間，配食サービスの配達時間など
どこで	病室，食堂，デイサービス，自宅など
何を	適切な栄養補給物（食種，形態，栄養剤の種類など）
どのように	食事回数，投与方法（例えば経腸の場合では瘻管か経鼻の選択），静脈栄養など
なぜ	栄養補給・栄養治療の目的

1.2 栄養ケアの実施

(1) 栄養・食事療法，栄養補給の実施

1) 栄養補給

栄養ケアプランに従って栄養（食事，経腸栄養，静脈栄養）を補給し，個々の状態に対して栄養補給法，栄養量や食形態が適正か否かをモニタリングし，再評価する。栄養補給に問題がなければ，栄養・食事療法を継続し，最終目標へと進める。問題点が

みつかった場合には，栄養投与量および栄養補給法の再評価・再計画を行い調整する。この一連のマネジメントプロセスの手法を繰り返すことで栄養ケアの質を良好に保つことができる。すなわちPDCAサイクル（図Ⅰ-4-2）で示されている**Plan**（計画），**Do**（実行），**Check**（確認），**Action**（処置・改善）の実践である。

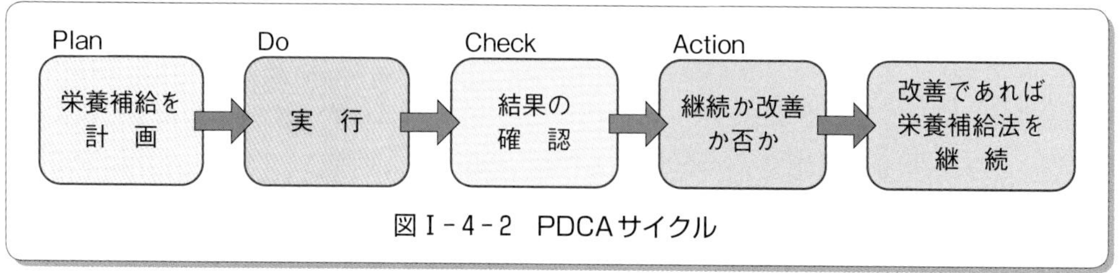

図Ⅰ-4-2　PDCAサイクル

2）栄養食事相談

栄養食事相談には，現在の栄養補給についての指導と，対象者自身で栄養食事療法が実践できるようにするための指導がある。食欲不振者や特殊な経腸栄養製品を用いたり，また，輸液等による栄養補給など，対象者が十分理解することが，栄養食事療法を実践するうえで鍵となる。経口，経腸，静脈など栄養補給の方法の如何にかかわらず，対象者への理解を促す。栄養剤によるエネルギーやたんぱく質の補充，食塩の制限など，対象者へ事前に栄養食事相談を行うことは，栄養ケアを実践するうえで重要となる。また，このとき行った栄養補給が，退院後も継続が望まれる場合は，本人だけでなく支援者・介護者等へも栄養食事相談を行う。

> セルフエフィカシー（自己効力感）
>
> 未経験の課題に対して，たとえ自信はなくても「適切に，なんとか実行できるだろう」と予測できる心の状態のことで，自分自身に対する信頼感ということもできる。対象者が置かれている立場や環境，考え方，今までの実践状況などを考慮して，実行できる可能性のある目標を検討して，セルフエフィカシーを高めるよう支援することが重要である。その方法として，ほかの人の成功体験を聞き学ぶことや，目標の設定を実現可能な所へ設定してセルフエフィカシーを高め，成功後次のステップへアップするなどがある。

3）多職種との連携

栄養ケアは，身体状況や生活状況を含めた総合的な評価・判定を踏まえたプランが必要で，管理栄養士が単独で実践できる場合は少ない。医療では，医師・看護師・薬剤師・理学療法士・言語聴覚士・歯科医師・歯科衛生士・臨床検査技師，介護・福祉では，さらにケアマネジャー・介護福祉士・ホームヘルパーなどの専門家と栄養ケアカンファレンスなどで協議し，協働することで，対象者のQOLをより改善できる栄養ケアが実施可能となる。

1.3　モニタリング，再評価

モニタリングは，栄養ケアプランが適切に実施され，目標に達成しているかどうかを監視することである。栄養ケア・マネジメントの一連の流れの最終確認により初めの目標設定どおりに改善・達成され**成果**（アウトカム）があれば終了となる。また，成果を踏まえ，栄養ケアプランを実施するうえで問題はなかったかどうかを総合評価（evaluation）する。一方，ケアプランが実施され，成果が上がらなかった場合には，療養者個別のニーズを再度検討し，栄養ケアプランを変更する必要がある。モニタリングは，短期目標，長期目標などの期間や，臨床検査・診査などの項目ごとに実施できるように設定することが大切である。

（1）栄養補給量のモニタリング

静的栄養アセスメント指標や**動的栄養アセスメント指標**（p.16参照）を用いて確認する。例えば，栄養投与量を変更して2〜3日後のモニタリングでは，臨床検査であれば，半減期の短いトランスサイレチンなどのラピッドターンオーバープロテイン（RTP）などの指標を参考にし，1週間以上であれば，コリンエステラーゼ（ChE）や窒素出納（NB），トランスフェリン（Tf）などを参考にする。水分管理では体重の変化や水分出納（輸液や経腸栄養製品の量，尿量などによるin outの確認）を評価する。また，エネルギー投与量は，基礎代謝量や身体活動量により影響を受ける。1週間以上の長期間であれば，投与量と体重の変化との関係をみる。

（2）栄養補給法の再評価

食事の摂取率が悪い場合は，咀嚼・摂食嚥下機能状態の確認，化学療法などによる食欲不振の有無，嗜好の問題など，経腸栄養では下痢，便秘等の問題，静脈栄養のリスク，経管への移行はできないか，介護者の介護問題などのモニタリングを実施し，栄養補給法を再評価する。目標の成果が達成できているかどうかを判定する。

（3）栄養ケアの修正

栄養補給による臨床症状などのモニタリング・再評価を踏まえ，栄養ケアプランを修正する。この修正では，問題点が何かを見極め，目標設定や栄養補給法（栄養量やその内容，投与方法）に問題はなかったかどうか再検討する。目標を変更した場合は，新しいケアプランについて再度問題がないかどうかを確認し，今後の栄養状態はどのように変化するのかを予測して栄養ケアの修正を行う。

1.4　栄養ケアプロセス

国際標準化へ向け，言語や概念，方法を統一した栄養管理の手法が提唱されている。日本でも，国際標準化へ向けて整理されている栄養ケアプロセス（nutrition care process：NCP）を推進している。

NCPの概念は，栄養管理を提供するための用語，記録，栄養に関する情報交換等の標準化を目指している。NCPは，栄養スクリーニングで抽出された対象に対して行う①栄養アセスメント，②栄養診断，③栄養介入，④栄養モニタリングと評価の

4つの段階により構成されている。

① **栄養アセスメント**　栄養アセスメントに必要なデータは，食物/栄養関連の履歴（food history：FH），身体計測（anthropometry data：AD），生化学データ・医学検査と手順（biochemical data：BD），栄養に焦点をあてた身体所見（physical data：PD），個人歴（client history：CH）の5つの項目で構成されている。

② **栄養診断**　栄養アセスメントデータを総合的に評価・判定（栄養診断）し，記録する。栄養診断には，摂取量（nutrition intake：NI），臨床栄養（nutrition clinical：NC），行動と生活環境（nutrition behavioral/environmental：NB），その他の栄養（nutrition other：NO）の3つの項目で約70種類の国際標準化された栄養診断コードがある。栄養診断は，P（Problem or Nutrition Diagnosis Label；問題や栄養診断），E（Etiology；原因や要因），S（Symptoms；栄養診断を決定すべき栄養アセスメント上のデータ）の3要素で記載する。

③ **栄養介入**　栄養診断とその病因に基づいて行われる具体的な行動である。到達目標（goal）と栄養ケアプランから実施までを含む。食物・栄養提供，栄養教育，栄養カウンセリング，栄養ケアの調整（他職種への紹介・調整）の4つの項目を計画する。

④ **栄養モニタリングと評価**　実施された栄養管理により期待される成果が達成されたか否かを評価する。「適切な指導・測定方法の選択」「対象は期待されるアウトカムのどの段階か」「期待されるアウトカムとの相違の説明」「進展を助長・妨害する要因の同定」を判断し，再評価する。

2．傷病者や要支援・要介護者への栄養食事相談

健康を維持するには，その人にとって好ましい食生活や栄養素の補給が継続できることが重要となる。糖尿病，腎臓病，胃腸病，肝臓病あるいは咀嚼・嚥下障害などでは栄養面での自己管理が，疾病のコントロールや栄養状態維持のうえで重要となる。そのためには，自立した食生活を営むことができるよう栄養食事相談が行われるべきである。患者自身はもちろん家族の協力も得ることができるように栄養食事療法について説明して，よりよい健康状態の維持を図る。

2．1　傷病者への栄養食事相談

傷病者への栄養食事相談を行うにあたっては，傷病名を確認し，臨床データをもとに疾病の重症度や合併症を把握する。また，そのとき行われている治療についても確認する。特に，薬剤を使用しているケースが大半であるので，治療やコントロールで用いられている薬剤の種類と効能についても理解しておく必要がある。

（1）集団指導と個人相談

栄養教育は一般に2つの方法がとられる。グループで行う**集団指導**と個人を対象とした**個人相談**である。それぞれ一長一短があり，両者を併用するとより効果的である。

1）集団指導

集団指導が必要な疾患を選定し，対象の特性に合わせた指導目標を立て，これに到達するための指導計画を作成する。医療施設では傷病者が対象となる。指導計画を作成するにあたっては，期間や回数に合わせた目標設定を行い，テーマや内容を決定する。媒体は対象者の理解度を考慮する。一般に，医療施設では1か月を単位として1～4回/月の割合で行われ，テーマを数種類設定し，順繰りに実施されることが多い。

2）個人相談

個人相談では，その人の日常生活背景（生活リズム，家族の状況，食事パターンなど）や習慣，理解力などを考慮に入れて，一人ひとりに合わせた具体的な食事内容を指導することができる。しかし，クローン病や1型糖尿病などまれな疾患は，治療や栄養，食事について相談できる人も少なく，孤立感に陥りやすい。一方的な会話にならないよう，患者から栄養食事療法に対する考えや不安，不満を自由に話すことができる環境づくりが大切である。患者の訴えをしっかり聴く（傾聴）ことで，患者との信頼関係が樹立できる。集団指導では，個人のプライバシーに立ち入った内容までは踏み込めないので，不足は個人相談で補うように心がける。

（2）入院時栄養食事相談と外来栄養食事相談

1）入院時栄養食事相談

治療食の提供によりエネルギーや栄養素量が適切に給与できることから，栄養ケアの効果の判定や栄養食事相談に活用できる。さらに，退院後も治療食の継続が必要な患者には，治療と食事（摂取栄養量）を関連づけ，治療効果が期待できることを納得してもらい，退院後も実践できるよう指導する。

具体的には，栄養食事療法の意義・目的，1日に必要な食事（栄養）量や改善目標などを治療経過と併せベッドサイドで適宜行う。治療食は指導者と患者の共通媒体となる。患者は食事により治療食内容を具体的に把握でき，自宅の食事と比較することで量や味つけについて過不足の判断ができる。特に，味つけは具体的に示しにくく，治療食を味つけの目安にしてもらう。また，患者が孤立しないよう患者本人だけでなく家族，特に調理担当者を含めて行う。

2）外来栄養食事相談

外来患者は，社会活動の中でさまざまなストレスにさらされている一方，自身の自由意志に委ねる部分も大きく，食事についてもその影響は大きい。また，入院患者ほど重症ではなく，栄養食事療法の効果が出現するまでに時間を要し，ドロップアウトしやすく，これを防ぐには十分な動機づけを行う。長年患者が続けてきた食生活，患者が置かれている社会や家庭環境を尊重したケアプランを作成し，時間をかけて無理のない栄養食事相談を行う。体重や臨床データなどを参考に改善度を評価し，つねに励ますことも重要である。

また，退院後の患者については，外来診療時にフォローアップ栄養食事相談を継続して行い，入院時に行われた栄養食事相談の効果の確認や，日常生活の中での実践度や問題点を再評価して修正し，習慣化できるように援助する。

3）在宅ケア（訪問栄養食事相談）

栄養食事相談は，入院や外来通院中だけでなく，**在宅ケア**としても実施される。在宅患者への栄養食事相談が行われた場合，**在宅患者訪問栄養食事指導料**が算定できる（1回につき530点，480点，もしくは440点，資料，p.244参照）。対象となるのは，居宅での療養において疾病や負傷のため通院による療養が困難で，医師により特別食が必要と認められた患者や家族に対して行われたときで，管理栄養士が行うこととなっている。この指導には，調理指導が含まれるが，食事療法に関する知識だけでなく，患者や家族との十分な信頼関係を得ることができる技術も求められる。

2．2　要支援・要介護者への栄養食事相談

栄養・食生活が軽視されがちであった高齢者や，学童だけでなく乳幼児や小児期からの食育の重要性が見直され，福祉施設での栄養管理は，単に食事の給与だけでなく，栄養食事相談・食育に対するニーズが高まっている。

介護保険施設では，個々の入所者の栄養状態を適切にアセスメントし，その状態に応じて多職種協働により栄養ケア･マネジメントが実施されている。**介護保険法**では，**介護報酬**の算定にあたっては常勤の管理栄養士の配置が条件となっている。

また，個人差の大きい障がい者においても，同様な栄養ケア・マネジメントが必要となる。児童を対象とした施設では，心の健康と食という観点から，**食育**の重要性が見直され，栄養士・管理栄養士への期待が高まっている。

（1）入　所　者

高齢者施設では食事が提供されるが，老化により**咀嚼力**や**嚥下力**が低下し，食べやすくやわらかい食事や刻み食などの調理が中心となる。したがって，形態を調整した食事に対する理解を得る。食べることが生きがいである施設入所者も多く，単に栄養補給のみならず，その時々の旬の食品を使ったり，各種行事に合わせた献立作成，あるいはビュッフェ形式にするなど，食事が楽しめるよう工夫することが重要である。夏祭りやお月見，クリスマス会やお花見など種々の催しが企画されている。このような機会も利用して，嗜好の偏りの是正を図る。一般に高齢になるほど，頑固になり，さらに咀嚼や嚥下力の低下も加わるため，食嗜好の改善は困難となる。入所者の人格を尊重し，改善可能な部分をみいだし，必要栄養量の確保を目指す。

（2）居　　　宅

主治医が栄養管理の必要性を認めた場合に，管理栄養士が自宅を訪問して食事や調理等に関する助言，栄養管理を行った場合，介護保険では，「**居宅療養管理指導**」が算定できる。「介護予防居宅療養管理指導」と「居宅療養管理指導」の2区分があり，「要

支援1・2」は介護予防サービスの「介護予防居宅療養管理指導」,「要介護1～5」では居宅サービスの「居宅療養管理指導」が算定できる。管理栄養士は居宅を訪問し,利用者の栄養状態,食事摂取量,生活状況等を把握し,栄養食事相談を行い,食生活の改善を図る。必要に応じて,介護者やヘルパーへの調理指導・アドバイスも行う。このサービスの継続の必要性の有無は,主治医とその関係チームで,3か月ごとに検討される。

通所介護施設,デイサービスセンターでは,障がい者や高齢者などを対象として日中の介護（デイケア）が行われている。施設通所時の食事摂取状況や嗜好,咀嚼・嚥下の状況を把握して,栄養食事相談を行うが,提供した食事を教材にすると具体的でわかりやすい。定期的に来所するので,日常の食事状況を観察して,栄養ケアプラン（問題点を整理して改善目標を作成する）を作成し,その日の献立を基本にして,少しずつ栄養食事相談を行う。

3．栄養ケアの記録

3．1　栄養ケアを記録することの意義

栄養食事指導料を算定する場合は栄養食事相談内容を医師へ報告しなければならない。言い換えれば,管理栄養士は栄養食事相談をする以上はその記録を書かなければならないことになる。チーム医療を円滑に行ううえでも,必要事項をわかりやすく記載できると有利である。きちんと記載されている栄養ケア記録は同じ施設内の医療スタッフだけでなく,他施設等への紹介状としての役割ももつ。情報提供をスムーズに行うには,施設内でのシステム化が必要である。一般的には,このような医療の記録は,各医療施設で記録項目が選定されフォーマットされている。

（1）栄養ケアの中で記録しておくべき内容

摂取栄養量や食習慣などの栄養評価・判定に必要な情報（データベース）や,献立や食事計画等の栄養食事相談内容,栄養食事相談による行動変容などの成果（アウトカム）,栄養士の考え（考察）・評価などを記録して,栄養士のオリジナルな情報をほかの医療スタッフへ提供する。さらに,一連の栄養管理の内容は,情報提供書に整理して,他施設や在宅での継続した栄養ケアに役立てる。

（2）医師・看護師等の記録

医師の診療録（カルテ）に記載されている主な項目とその内容を表Ⅰ-4-2に示した。医療の記録にはこのほか,看護記録,服薬指導記録,理学療法士（physical therapist：PT）や作業療法士（occupational therapist：OT）の記録等がある。看護記録には患者プロフィール,家族構成や家庭内の問題についてより詳細に記載されていて,家庭での患者の立場,生活習慣を知ることができる。

また近年は,多くの施設で電子カルテシステムが導入されている。紙に記載してい

表Ⅰ-4-2　診療録（カルテ）記載事項

主訴 chief complaint	患者の訴え。これは患者が最も悩んでいる症状，見方を変えると病院に来た理由ととらえることができる。
現病歴 present illness	現在の症状の経過を過去から順を追って記載したもの。
システムレビュー system review	主訴や現病歴は患者が今問題にしていることであって，それ以外にも患者が気づいていない症状が存在することがある。これを明らかにするためのいわゆる「問診」である。
患者プロフィール patient profile	患者の背景。心理・社会面からの情報で，職業，趣味や習慣，学歴（理解力の予測をつける），宗教などがある（この患者プロフィールは医師記録のみでなく看護記録にも記載されている）。
既往歴 past history	過去の健康状態，手術歴，現在治療中でない疾患などについて記入する。
家族歴 family history	患者の血縁者の健康状態について記入されている。がん，高血圧，脳血管疾患，糖尿病，結核等について，あり・なしが記入されている。家庭内の問題についても記載されている。
身体検査 physical examination	身長，体重，血圧，脈拍，視力，体温，患者の印象，胸部や腹部など医師が診察した所見が記載されている。
経過記録 progress note	医師の治療経過が記載されている。

た従来のものを，直接パソコンへ入力する。これにより入力が終わった段階で自動的に薬剤処方や会計が行われる利点がある。カルテのある病棟や外来へ出向くことなく，端末があればどこでも情報を得ることができ，提供することもできる。

3．2　問題志向型システムの活用

（1）POSとは

POS（problem oriented system：**問題志向型システム**）は，問題解決のシステムとしてL. L. Weedが提唱し，1969年に発表された。日本へも紹介され，医師，薬剤師，看護師などの医療スタッフがこの様式を取り入れ記録している。

1）POSの目的　POSは全人的医療を目指してシステム化された。患者ケアのプロセスを記録することから，患者とともに医療従事者が作成するシステムともいわれている。

2）POSの仕組み　POSには3つの段階がある。

① **POMR**（problem oriented medical record：**問題志向型診療録**）の作成：問題リスト，栄養指導計画，SOAP（次頁参照）によるケアの経過記録，サマリー（要約）。
② 実施した記録（POMR）の監査：監査では患者のケアの質を評価する。
③ 修正：記録の中の欠陥をみつけだして確認・修正する。

（2）POMRによる栄養ケアの記録とNCP

●データベース：栄養アセスメントに必要な基本情報で，食物・栄養関連の履歴と適正栄養量，身体計測，臨床検査データ，身体所見（栄養に関連した），個人履歴（病歴，治療，服薬状況，社会的履歴，プロフィールなど）の5つの項目で構成される。

① カルテから得る情報（ほかの医療スタッフから得る情報）：診断名，合併症，臨床検査データ，治療方針，家族構成，患者の生活背景などを収集する（表I-4-2）。
② 栄養士が収集する情報：食生活調査・摂取栄養素等量，適正栄養素等量，身体計測など

● **栄養アセスメントと問題リスト**（**栄養診断**）：病態と栄養（食生活）の関連について栄養アセスメントし，改善を図るべき栄養問題を記録する。重要なものから順に記載したものが問題リスト（栄養診断）である。

● **栄養介入計画**：問題解決を包括した栄養介入目標（長・中・短期）を設定し，栄養介入（栄養指導）を行う。3つのプランに分けて記載する。

① モニタリング計画（monitoring plan：Mx）；栄養評価に必要な情報（摂取栄養量，身体計測，生化学データなど）や栄養介入結果のモニタリングに必要な情報
② 栄養治療計画（therapeutic plan：Rx）；栄養素等指示量，食品構成，調理形態などの栄養治療に関する事項
③ 栄養食事相談計画（educational plan：Ex）；患者，家族への栄養食事相談

（3）経過記録

● **叙述的記録**：栄養補給や栄養食事相談内容をSOAPに分けて栄養介入時に記載する。

① **S：subjective data**（主観的情報）；患者や家族との問診で得た情報で，栄養食事相談を行っていくうえで効果判定，改善目標，問題点などを表現できるキーワードを選択して記載する。
② **O：objective data**（客観的情報）；身体計測値，食事の種類，摂取栄養量，嗜好状況，観察した内容（患者の態度，栄養食事療法に対する受け入れや理解）など。
③ **A：assessment**（評価）；SとOの内容をもとに，栄養アセスメントして，必要栄養量の算出や栄養食事相談，栄養治療到達目標に対する考え方を記載する。評価判定した結果を**栄養診断**としてPESで記載する。
記載例；○○という根拠（S）に基づき，○○が要因（E）となった○○と栄養診断（P）する。
④ **P：plan**（計画）；Mx，Rx，Exに分けて目標達成のための計画を記載する。治療計画（Rx）へは指示栄養量（食事名，食形態）等栄養治療に関すること，モニタリング計画（Mx）へは再評価に必要なモニタリング項目，指導計画（Ex）へは栄養食事指導内容を記入する。

（4）退院時要約と栄養情報提供書

一連の栄養介入の経過を要約し，転機についてまとめる。継続した栄養ケアが必要な対象者に対しては，栄養情報提供書を作成して他施設あるいは在宅療養に向けた栄養情報の提供を行う。

第5章

薬と栄養・食品の相互作用

薬の服用は，食品成分が薬の効果に与える影響と同様に，薬が栄養素の消化・吸収・代謝・排泄過程で，その食品の栄養的価値を大きく変動させることがある。

食品と薬の相互作用はどのライフステージでもみられる問題であるが，特に生体機能・臓器機能が未発達である小児や，加齢に伴って生理機能が低下する高齢の患者においては重要視される。

食品と薬の相互作用には次の2種類がある。① 薬が栄養状態に影響を与える。② 栄養・食品が薬の効果に影響を与える。

一方，薬の相互作用とは，複数の薬を併用した場合，双方あるいは一方の作用に影響を与えることを指す（表Ⅰ-5-1）。

表Ⅰ-5-1　薬の相互作用

相加作用	2つ以上の薬物を併用　→　個別に使用した場合の相和として薬理作用が現れる。
相乗作用	2つ以上の薬物を併用　→　相加作用より大きな薬理作用が現れる。
阻害作用	ある活性をもつ薬物が，その作用を無効にする薬物により妨害される，あるいは，薬物代謝酵素を誘導して相手となる薬物の代謝を促進し，作用を減弱すること。相減作用（作用の相和より小さい薬理作用が現れる）も含む。

1．栄養・食品が医薬品に及ぼす影響

ビタミンC，葉酸，塩酸ピリドキシンなどのビタミン類はある種類の薬物の代謝に影響を及ぼすことが知られている。ビタミンCはアスコルビン酸が不足している糖尿病患者や高齢者で，アンチピリン代謝を上昇させ血中濃度を下げる。また，葉酸はその併用によってフェニトインの血中濃度を下降させ，てんかん患者の発作を誘発したという報告がある。一方，塩酸ピリドキシンもフェニトインやフェノバルビタールとの併用で同様のてんかん症状が誘発されると考えられている（表Ⅰ-5-2）。

表Ⅰ-5-2　野菜類・果物類の医薬品に及ぼす作用

野菜類・果物類	薬　剤　名		作　　用
しそ・ほうれんそうなど緑黄色野菜	ワルファリン	抗凝固薬	多量のビタミンKを含むため薬物の作用を弱める
キャベツ・芽キャベツ・カリフラワーなど	ヨード薬	甲状腺治療薬	野菜に含まれる成分がヨウ素の吸収を妨げる

食品成分のもつ相乗作用および相加作用によって薬理作用（薬効）が強化，または拮抗作用を受けて減弱され，治療効果に少なからず影響を及ぼすことがある。

以下にその代表的なものを示す。

（1）グレープフルーツジュース

グレープフルーツは，消化管での薬物の代謝や排泄を阻害して，全身循環に入る薬物量を増加させ，薬効が強く出る副作用を引き起こす。降圧剤の**カルシウム拮抗薬**とグレープフルーツジュースとの飲み合わせにより，血圧が下がり過ぎたり，頭痛，ふらつき，動悸などが現れる。カルシウム拮抗薬のほか，抗血小板薬のプレタール，高脂血症治療薬のシンバスタチン（リポバス），免疫抑制薬のタクロリムスなどもグレープフルーツジュースとの相互作用が報告されている。

（2）コーヒー・紅茶・緑茶

鉄はコーヒー・紅茶・緑茶に含まれるタンニン酸と結合すると消化管からの吸収が悪くなるために，コーヒー・紅茶・緑茶と鉄剤をいっしょに飲んではいけないと考えられていたが，タンニン酸との結合による鉄の吸収低下は服用量全体からみるとごくわずかであり，薬効にほとんど影響しないことが明らかとなった。現在では緑茶などと鉄剤はいっしょに飲んでも問題ないと考えられるようになっている。

（3）納豆・クロレラ・青汁

食品成分であるビタミンKは，**ワルファリン**（ワーファリン）の作用と拮抗して治療効果を弱める。血液凝固因子のうち第Ⅱ（プロトロンビン），Ⅶ，ⅨおよびⅩ因子は，ビタミンKの関与でカルボキシラーゼによりγ-カルボキシル化されて活性化される。ワルファリンはこの過程でビタミンの働きを競合阻止し血液凝固を抑制する。したがって，ビタミンK_1含有食品（生わかめ，アボカド，ピーマンなど）やビタミンK_2含有食品（納豆など）の過剰摂食は，ワルファリンの薬理作用を解除して血液凝固阻害効果を減弱させる。クマリン系の血液凝固防止薬を服用中，ほうれんそうやブロッコリー，キャベツなどの摂取を控えないと，含有するビタミンKにより薬効が低減するおそれがある。健康食品であるクロレラ，青汁にもビタミンKが多く含まれるので注意が必要である。

（4）牛乳・乳製品

牛乳や乳製品に含まれるカルシウムが薬物と結合（キレート）して，小腸などから吸収されるのを阻害し，効果が弱まる。

腸で溶けるタイプの便秘薬は，胃の中は酸性に保たれていて，牛乳を飲むと一時的に大腸内と同じ中性になるため，通常胃では溶けず腸で溶けるはずであるが，胃の中で溶け出し，胃が荒れて胃粘膜障害を起こしたり，腸からの吸収が遅れて効果が弱まることがある。

逆に，脂肪分によく溶ける性質をもつ一部の抗真菌薬は，脂肪分が多い牛乳とともに小腸から吸収されやすくなり，予想した以上に薬が効き過ぎることがある。乾癬（かんせん）・角化症治療薬は，牛乳で服用すると吸収が促進され，血液中の濃度が最高約3倍にも上昇することがあると報告されている。

(5) ハーブ類

日本名オトギリソウと呼ばれるセント・ジョンズ・ワートは，抗うつ，抗ストレス効果があるとされている。併用する種々の薬剤の血中濃度を低下させ，薬効を減ずる可能性があり，影響を受ける医薬品は抗HIV薬であるインジナビル，強心薬であるジゴキシン，免疫抑制薬であるシクロスポリン，気管支拡張薬であるテオフィリン，アミノフィリン，血液凝固防止薬であるワルファリン（ワーファリン），抗てんかん薬のフェニトイン，カルバマゼピン，フェノバルビタール，抗不整脈薬のジソピラミド，リドカイン，そして経口避妊薬があげられ，各医薬品の添付文書にはその旨記載されている。

(6) アルコール飲料

摂取したアルコールは，ほとんど上部消化管で吸収され，肝臓に運ばれて90％以上が肝臓において代謝される。

アルコール類は，数多くの医薬品の効果に少なからず影響する（効果の減弱・増強・副作用の出現など）ことが知られている（表Ⅰ-5-3）。飲酒直後のアルコール血中濃度が高い状態では，薬物の血中濃度を上昇させるので，糖尿病治療薬，催眠薬，精神安定薬などの効果を強めることがある。また，セルメタゾールは体内のアルコール分解を抑え，併用すると悪酔いと同じような状態を引き起こす。常習的な飲酒は，肝薬物代謝酵素を誘導し，その結果，薬物血中濃度は低下し，薬物が減弱する。このような薬物としてワルファリン（ワーファリン），フェニトインがある。一方，飲酒直後のアルコール血中濃度が高い状態では，これらの血中濃度は上昇し，薬効が増強する。すなわち薬物療法がなされている患者に対しては，飲酒，喫煙をできるだけ控えるよう指導することが肝要である。

(7) 喫　煙

喫煙は循環器系，消化器系，中枢神経系の機能に影響し，医薬品の体内動態や治療効果を変化させることが知られている。毎日のように受動喫煙（本人は喫煙していないが，副流煙により必然的に喫煙しているのと同じ状況となること）を受けている人も薬の内服の際，タバコの煙に含まれるニコチンがある種類の血圧降下剤などに直接影響を与えることが知られているため注意が必要である（表Ⅰ-5-4）。

(8) 健康食品・サプリメント類

健康食品や特定保健食品などと薬物を併用した場合，薬理学的相互作用を引き起こす可能性が考えられる。例えば，トリペプチドを有効成分とした健康食品（高血圧によいとされる）の場合，これらは生体の血圧調節系のアンジオテンシンを産生する酵素であるアンジオテンシン変換酵素（ACE）を阻害する作用をもつ，降圧利尿薬によりレニン－アンジオテンシン系が亢進している高血圧患者に，ACE阻害活性をもつ健康食品を併用すると，過度の血圧低下を引き起こしきわめて危険な状態となる場合がある。

サプリメントなどでビタミン剤を多量に摂取すると，同時に服用している薬物に影響を与える（表Ⅰ-5-5）。

表Ⅰ-5-3 飲酒(アルコール)の医薬品に及ぼす作用

薬剤名	作用
アセトアミノフェン（総合感冒薬の成分）	薬物の代謝が促進され，毒性のある代謝産物が増える
セフメタゾールなど（抗生物質）	薬物がアルコール代謝の酵素を抑え悪酔い状態になる（アンタビュース様作用）
シメチジン（胃潰瘍薬）	血液中のアルコール濃度が上昇する
ジアゼパム（抗不安薬）	アルコール多飲者では，薬物の血液中濃度が高くなる
硫酸モルヒネ フェノバルビタール（麻薬性鎮痛薬，抗痙攣薬）	薬物の脳神経抑制作用を強める
フェニトイン（抗痙攣薬）	薬物の作用を弱める
ワルファリン（抗凝固薬）	飲酒直後は薬物の代謝を抑制し効き目を強める 常飲者では，代謝を促進し効き目を弱める

表Ⅰ-5-5 ビタミンの医薬品に及ぼす作用

ビタミン	薬剤名	作用
ビタミンA	ワルファリン	大量投与により抗凝固作用の増強
	テトラサイクリン	頭蓋内圧亢進
ピリドキシン	レボドパ	抗パーキンソン作用の減弱
	フェニトイン	フェニトインの抗痙攣作用の減弱
葉酸	フェニトイン	フェニトインの抗痙攣作用の減弱
アスコルビン酸	エストロゲン	大量投与でエストロゲンの血中濃度の上昇
	ハロペリドール	抗精神病作用の増強
	フェノチアジン系薬剤	抗精神病作用の減弱
	ワルファリンカリウム	大量投与により抗凝固作用の減弱
ビタミンD	ジゴキシン	高カルシウム血症よりジゴキシン毒性増強
トコフェロール	ワルファリンカリウム	大量投与により抗凝固作用の増強
ビタミンK	ワルファリンカリウム	抗凝固作用の減弱

表Ⅰ-5-4 喫煙の医薬品に及ぼす作用

薬剤名	作用
アミノトリプチン（抗うつ薬）	薬物の血液中濃度を低下させ効き目を弱める
ニフェジピン（Ca拮抗薬） β遮断薬（狭心症薬）	冠動脈を収縮させ薬効を妨げる
アスピリン（抗血小板薬）	血小板抑制作用を弱め，効き目を低下させる
テオフィリン（気管支拡張薬）	高齢者では薬物の効き目が弱くなる
フェニトイン（抗痙攣薬）	薬物の作用を弱める

2. 医薬品が栄養・食品に及ぼす影響

2.1 味覚，食欲，栄養系の消化・吸収・代謝・排泄に及ぼす医薬品の影響

(1) 味覚変化を起こす

味覚は化学感覚のひとつで，一般に，甘味，塩味，酸味，苦味の4種類に分類される（うま味も独立した味覚とする場合もある）。哺乳類では，舌に存在する味蕾の中の味

覚細胞が，水溶性の呈味化学物質（味のある化合物）の情報を感知し，迷走神経を介して脳に伝わり，味覚として認識される。

重金属中毒，関節リウマチ，シスチン尿症に用いられるキレート剤のD-ペニシラミンは，亜鉛と結合することにより亜鉛欠乏をきたして味覚障害を引き起こす。味覚障害の80％は単純に味がわからなくなるものである。そのほかに味覚障害をきたすものとして，利尿薬，抗腫瘍薬のメトトレキサートや塩酸ドキソルビシン，パーキンソン病治療薬がある。アスピリンも苦味を増強させる。

味覚に異常をきたす日常よく使用される医薬品としては，抗生物質製剤，ニューキノロン系抗菌薬，降圧薬であるACE阻害薬，カルシウム拮抗薬，β遮断薬などがあげられる。

（2）食欲を増進させる

塩酸シプロヘプタジンは抗ヒスタミン作用とセロトニン拮抗作用を有し，食欲増進とそれによる体重増加を生じる。向精神薬であるクロルジアゼポキシド，ジアゼパム，塩酸クロルプロマジンなど，制吐作用と抗ヒスタミン作用を併せもつトランキライザーは食欲増進による過食を招く可能性がある。ステロイド薬は窒素の貯留，除脂肪体重の増加ならびに体重増加をきたし，グルココルチコイドも食欲を増進し，体重増加を生じる。

（3）食欲を低下させる

食欲低下をきたす医薬品を表Ⅰ-5-6に示す。塩酸メチルフェニデートは，食欲を抑制し，著しい体重減少を生じる可能性がある。アルコールは，多量の飲酒習慣では食欲不振，栄養摂取量の減少，種々の代謝異常，低栄養をきたす。低栄養はチアミン，亜鉛，たんぱく質の欠乏を招き，さらに食欲不振を引き起こすことになる。

（4）胃粘膜を刺激する

ほとんどの内服薬は胃粘膜を刺激して胃炎や胃潰瘍を誘発する恐れがある。内服薬の副作用を未然に防ぐために，その多くが食後に服用するように指示されている（表Ⅰ-5-7）。また，薬を飲む時間を1日3回の食事と結びつけることで，ほぼ等間隔の服用ができることと，飲み忘れを防ぐことができる。

（5）栄養素の吸収を遅くする

2型糖尿病患者に対して処方されるα-グルコシダーゼ阻害薬は，小腸粘膜上皮にある二糖類分解酵素の働きを阻害することで，腸管からの糖の吸収を遅らせ，食後の血糖値の急激な上昇を抑制する薬剤である。したがって，薬剤が食事前に腸管内に達していなくてはならないので，食直前の服用が決められている。

高コレステロール血症の患者には，陰イオン交換樹脂系の薬剤が投与される。小腸

表Ⅰ-5-6　食欲低下をきたす医薬品

一般名	作　用	一般名	作　用
塩酸クロミプラミン	抗うつ	臭化ナトリウム	鎮　静
塩酸ジフェンヒドラミン	抗ヒスタミン	プロピオン酸ジョサマイシン	マクロライド系抗生物質
塩酸メチルフェニデート	中枢興奮		
酢酸テトラコサクチド	副腎皮質刺激ホルモン	マジンドール	食欲抑制
酢酸ナファレリン	Gn-RH誘導	ミリモスチム	顆粒球増加
臭化カリウム	鎮　静	メシル酸デラビルジン	HIV-1の逆転写酵素阻害
臭化カルシウム	催眠・鎮静	ユビデカレノン	強　心

表Ⅰ-5-7　薬を飲む時間

・食　前：食事をとる30分前	・食　後：食事が終わって約30分後
・食直前：食事をとる直前	・食　間：食事が終わって約2時間後
・食直後：食事が終わってすぐ	・寝る前：寝る約30分前

からの胆汁酸の再吸収を阻害し，肝細胞のLDL受容体数を増加させて，コレステロールの吸収を阻害し，血中コレステロール濃度を低下させる。他にもコレステロール吸収阻害薬は，腸内で胆汁酸と結合してコレステロールの吸収を遅く（阻止）する。

また，胃腸のpHを変化させて，栄養素の吸収を阻止する薬剤がある。抗てんかん薬を長期間服用すると，腸内のpHが上昇する。葉酸はpH6.0～6.2では吸収量は最大となるが，pH7.0では全く吸収されなくなる。

（6）栄養素の吸収を促進する

栄養素の吸収を促進し，栄養状態に有利に働く医薬品として胃酸分泌抑制薬で消化性潰瘍の治療に用いるシメチジンをはじめとしたH_2受容体拮抗薬（H_2ブロッカー）は腸管切除後の患者に用いることがある。この薬剤は胃液酸度と分泌液量を減少するため，十二指腸以降での酸負荷を軽くし，栄養素の消化・吸収を改善する。

（7）薬物の吸収量を低下させる

一般的な薬物の場合，胃内に食物が存在すると薬物の小腸への到達時間が遅くなり**最高血中濃度到達時間**（Tmax）も遅延する。このため小腸粘膜からの吸収が遅れ，薬効発現も遅れることになる（図Ⅰ-5-1（A））。

しかし，薬物の物理的・化学的性質や食品成分，服用時の水の量など外的要因も存在するため，実際は薬物の種類により異なり複雑である。

がん化学療法に使われるメトトレキサートは，葉酸拮抗物質であり，葉酸の吸収障害あるいは利用障害とともに，二次的にほかの栄養素の吸収障害を招き，腸管におけるカルシウムの吸収をも阻害する。

D-ペニシラミンのようなキレート薬は金属と結合し，吸収低下を招き，亜鉛や銅の欠乏を生じる。

制酸薬はリン酸塩の吸収低下を生じ，食欲不振，全身倦怠感，知覚異常，筋力低下，

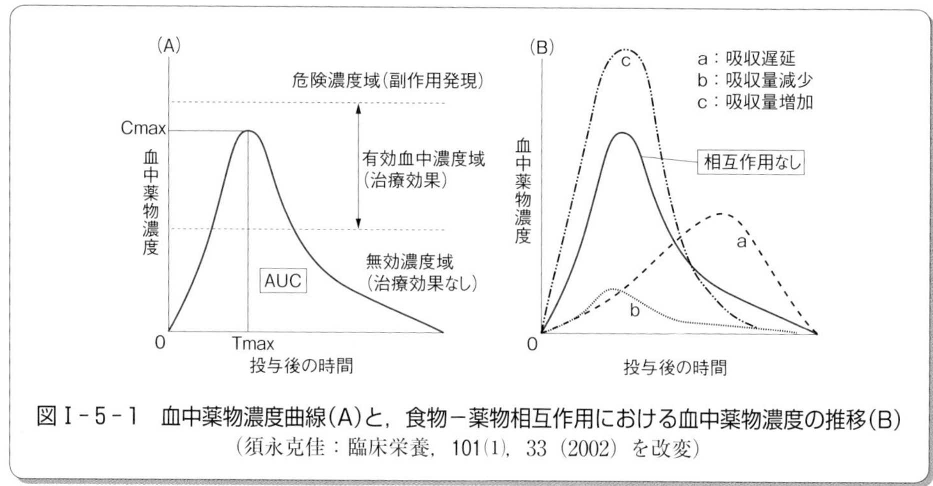

図Ⅰ-5-1　血中薬物濃度曲線(A)と，食物－薬物相互作用における血中薬物濃度の推移(B)
（須永克佳：臨床栄養，101(1)，33（2002）を改変）

長期の高カルシウム血症で生じるのと同様痙攣症状をきたす。

(8) 薬物の吸収量を増加させる

吸収される薬物が増量する場合で，Cmax（最高血中濃度）とAUC（時間曲線下面積）の増量として現れる（図Ⅰ-5-1（B）曲線C）。薬効が強く出過ぎたり，重篤な副作用を招いたりする可能性がある。難溶性または脂溶性薬剤は，食物摂取による胃内容排泄速度の低下や胆汁分泌量の増加により溶解性が高まり，吸収量が増加する場合がある。薬物の溶解性は食事内容によっても変動することがある。グリセオフルビン（抗真菌薬）やクアゼパム（睡眠性鎮痛薬）などの脂溶性物質は，高脂質食摂取によって溶解性が高まり吸収が促進する。血圧降下薬（カルシウム拮抗薬）はグレープフルーツジュースの飲用によって血液中のニフェジピン濃度が上昇し，薬効が強く出る副作用を引き起こす。自覚症状として血管拡張に基づく，頭痛，顔面紅潮，眩暈（げんうん）（めまい）などの発現頻度の増大が認められる。

2.2　水・電解質に及ぼす医薬品の作用

医薬品にはミネラルの消化管からの喪失，あるいは腎臓からの排泄の増加により，ミネラル欠乏をきたすものがある。例えばサイアザイド系利尿薬，ループサイアザイド系利尿薬，ループ利尿薬は過剰に貯留している水とナトリウムを減らすために用いるが，カリウム，マグネシウムなどのミネラルの喪失をも招く。カリウム欠乏は脱力，食欲不振，悪心，嘔吐，無関心，不安，時に身体中の痛み，傾眠，昏迷，行動異常をきたす。

第Ⅱ部

疾患・病態別
栄養ケア・マネジメント

第1章

栄養障害

1．たんぱく質・エネルギー栄養障害（Protein-energy malnutrition：PEM），栄養失調症（Malnutrition）

〈病態・生理生化学〉

摂取栄養量が継続的に不足する場合や各種疾患による侵襲などから，たんぱく質とエネルギーがともに不足して起こる低栄養状態が**PEM**である。多くは，日常生活における動作の低下をきたし，やがて寝たきり状態を招く。また，感染症や合併症も誘発しやすくなるなど，生命活動に重篤な影響を及ぼし，死に至る場合もある。

特に高齢者では，体脂肪や体たんぱく質量が著しく低下し，体内貯蔵量の減少により，さまざまな栄養代謝および水・電解質異常を認めるようになる。摂取エネルギーや栄養素量の低下により，安静時エネルギー消費を低下させ，エネルギー収支バランスを保とうとする代償期PEMの状態での栄養管理は効果的である。これに対し非代償期PEMにある場合の多くは，疾患が重篤な場合が多く，複雑な栄養管理を要するため，積極的な栄養介入が必要である。

〈栄養管理〉

【栄養アセスメント・モニタリング】 PEMの重症度を評価するための一般的な測定項目（表Ⅱ-1-1）を使用し評価する。

【栄養基準・補給】 疾病による侵襲がなければ，目標体重に合わせ必要栄養量とする。侵襲がある場合は，疾病の状態を十分考慮しそれぞれに合わせ必要栄養量を決める。

【栄養食事相談】 食生活および日常活動も含め適正な生活習慣の必要性を説明し，PEM予防のための注意事項等を家族も含めて栄養食事相談を行う必要がある。

表Ⅱ-1-1　栄養不良の重症度評価

測定項目	正常	栄養不良		
		軽度	中等度	重度
正常体重比（%）	90～110	85～90	75～85	＜75
BMI	19～24	18～18.9	16～17.9	＜16
血清アルブミン（g/dL）	3.5～5.0	3.1～3.4	2.4～3.0	＜2.4
血清トランスフェリン（mg/dL）	220～400	201～219	150～200	＜150
総リンパ球数（mm^3あたり）	2,000～3,500	1,501～1,999	800～1,500	＜800

2．ビタミン欠乏症（Avitaminosis）・過剰症（Hypervitaminosis）

〈病態・生理生化学〉

ビタミンの欠乏症・過剰症には，食生活における食事摂取の偏りや疾病に伴う代謝異常などいくつかの要因がある（表Ⅱ-1-2）。具体的には，長期絶食や抗生剤投与の影響による腸内細菌叢の変化によるビオチン，葉酸，ビタミンKの合成抑制による欠乏，たんぱく質（ビタミンB_6）や糖質（ビタミンB_1），高度不飽和脂肪酸（ビタミンE）の摂取過剰による各ビタミン需要の増加による不足，食事の偏りなどがある。

〈栄 養 管 理〉

【栄養アセスメント・モニタリング】 食事の摂取傾向や過剰摂取につながるサプリメント等の使用などを確認するとともに，各種ビタミンの血中濃度を計測し評価する。また，主に欠乏の初期症状を注意深く観察する必要がある。

【栄養基準・補給】 日本人の食事摂取基準に準ずる。

【栄養食事相談】 ビタミン欠乏の予防は，健康の保持・増進，疾病予防にも寄与することを指導する。また，ビタミン自体は体内で必要量を合成できないので食事での摂取が難しい場合は，適切なサプリメントの利用について指導する。

表Ⅱ-1-2 ビタミンの推奨量・耐容上限量と欠乏症・過剰症

	ビタミン	成人の摂取基準(1日)*1 ( )内は女性	耐容上限量 ( )内は女性	欠乏症	過剰症
脂溶性	ビタミンA	850～900 (650～700) μgRAE	2,700(2,700)	夜盲症，眼球結膜乾燥症，感染への抵抗力低下	食欲不振，吐き気，頭痛，脱毛，下痢，肝肥大
	ビタミンD	8.5(8.5) μg*2	100(100)	くる病，骨軟化症，骨粗鬆症	全身倦怠感，食欲不振，吐き気，頭痛，カルシウム沈着，下痢，目の痛み，掻痒，多飲，多尿
	ビタミンE	6.0～7.0 (5.0～6.0) mg*2	850～900 (650～700)	深部感覚障害，小脳失調，不妊症	—
	ビタミンK	150(150) μg*2	—	出血傾向，血液凝固作用低下	溶血性貧血
水溶性	ビタミンB_1	1.3～1.4(1.1)mg	—	脚気，乳酸アシドーシス，ウェルニッケ脳症	—
	ビタミンB_2	1.5～1.6(1.2)mg	—	口角炎，口内炎，舌炎，粘膜症，皮膚乾燥	—
	ナイアシン	14～15(11～12)mgNE	300～350[80～85] (250[65])*3	ペラグラ(皮膚炎，口舌炎，下痢，神経症状)	—
	ビタミンB_6	1.4(1.1)mg	55～60(45)	皮膚炎，ペラグラ様症候群，舌尖	手足の運動失調，知覚神経障害
	ビタミンB_{12}	2.4(2.4) μg	—	巨赤芽球性貧血，口内炎，下痢	—
	葉 酸	240(240) μg	900～1,000(900～1,000)	巨赤芽球性貧血，ハンター舌炎，末梢神経障害	—
	パントテン酸	5～6(5)mg*2	—	体重減少，皮膚炎，脱毛	—
	ビオチン	50(50) μg*2	—	皮膚炎，脱毛，神経障害	—
	ビタミンC	100(100)mg	—	壊血病，皮下出血，貧血，骨形成不全	—

＊1 推奨量　＊2 目安量　＊3 ニコチンアミドの重量（mg/日），[ ] 内はニコチン酸の重量（mg/日）
（数値：日本人の食事摂取基準（2020年版）18～64歳）

3．ミネラル欠乏症（Mineral deficiency）・過剰症（Mineral overload）

〈病態・生理生化学〉

無機質（ミネラル）は，体構成成分や体液の調整（浸透圧・酸塩基平衡）などそれぞれがさまざまな栄養学的機能を有し，**不足・過剰**において表Ⅱ-1-3に示すような症状が出現する。特に，国民健康・栄養調査においても摂取量に不足傾向のあるカルシウムについては，特有の代謝と体内輸送を有するので不足し疾病への影響も大きくなる。

〈栄 養 管 理〉

【栄養アセスメント・モニタリング】 ビタミン同様に摂取状況を確認し，血中濃度などで評価する。

【栄養基準・補給】 日本人の食事摂取基準に準ずる。

【栄養食事相談】 それぞれの栄養学的機能と特徴を説明し，不足・過剰における身体への影響を指導する。また，必要に応じサプリメント等の利用についても指導する。

表Ⅱ-1-3 ミネラルの推奨量・耐容上限量と欠乏症・過剰症

	ミネラル	成人の摂取基準(1日)*1 ( )内は女性	耐容上限量 ( )内は女性	欠乏症	過剰症
多量	ナトリウム(Na)	7.5未満(6.5未満)g*3	—	食欲低下，悪心，嘔吐，意識障害，痙攣	高血圧，浮腫
	カリウム(K)	2,500(2,000)mg*2	—	疲労感，脱力感	腎機能障害，不整脈
	カルシウム(Ca)	750～800(650) mg	2,500(2,500)	歯や骨の形成障害（骨軟化症，くる病），骨粗鬆症	食欲不振，幻覚，脱力，腎・尿路結石
	マグネシウム(Mg)	340～370(270～290) mg	—	骨や歯の形成障害，虚血性心血管	傾眠，低血圧
	リン(P)	1,000(800)mg*2	3,000(3,000)	骨や歯の形成障害	カルシウムの吸収障害，副甲状腺機能亢進
微量	鉄(Fe)	7.5(月経なし 6.5)(月経あり 10.5～11.0) mg	50(40)	貧血，倦怠感	ヘモクロマトーシス
	亜鉛(Zn)	11(8)mg	40～45(35)	成長障害，味覚障害，下痢，血糖上昇	貧血，発熱，胃部不快感
	銅(Cu)	0.9(0.7)mg	7(7)	成長障害，低色素性貧血	溶血性黄疸
	マンガン(Mn)	4.0(3.5)mg*2	11(11)	成長障害，皮膚炎，血糖上昇	鉄欠乏性貧血，傾眠，低血圧
	ヨウ素(I)	130(130)μg	3,000(3,000)	成長障害，甲状腺肥大症	甲状腺腫
	セレン(Se)	30(25)μg	450(350)	成長障害，心機能障害，筋萎縮症，不妊症	皮膚障害，脱毛，肝硬変，貧血，腹痛，呼吸障害
	クロム(Cr)	10(10)μg*2	500(500)	耐糖能異常，昏迷	肝臓障害，腎臓障害，肺癌
	モリブデン(Mo)	30(25)μg	600(500)	昏迷，昏睡	成長停止，貧血，痛風様関節痛

＊1 推奨量　＊2 目安量　＊3 目標量，食塩相当量
(数値：日本人の食事摂取基準（2020年版）18～64歳)

第2章

肥満と代謝疾患

1．肥満（Obesity）

〈病態・生理生化学〉

肥満とは脂肪組織に脂肪が過剰に蓄積した状態で，日本肥満学会ではBMI≧25 kg/m²を肥満とし，BMI≧35 kg/m²を高度肥満とする（表Ⅱ-2-1）。過栄養と運動不足を原因とする**単純性（原発性）肥満**と基礎疾患が原因で肥満を生じる**二次性（症候性）肥満**があり，多くは前者である（表Ⅱ-2-2）。**肥満症**の定義は，肥満に起因ないし関連する健康障害を合併するか，その合併が予測される場合で，医学的に減量を必要とする病態をいう。肥満に起因ないし関連する健康障害（内分泌疾患と運動器疾患）の代表的なものを表Ⅱ-2-3に示す。

〈治　療〉

減量を目的とし，主に栄養食事療法，運動療法，行動療法が行われ，必要性や適応を慎重に検討のうえ薬物療法，外科療法が行われる。肥満治療の基本は栄養食事療法であり，食事摂取エネルギー量を抑制する（表Ⅱ-2-4）。

① **栄養食事療法**　肥満症では，内臓脂肪を減少させて種々の代謝異常を改善し，動脈硬化性疾患を予防することが重要である。栄養食事療法の基本は適切なエネルギー量の摂取・食べ方と栄養バランスの確保である。脂肪1 kgの燃焼エネルギーは約7,000 kcalに相当する。期間を設定し減量計画を立てるか，食事のエネルギー量を毎日減らすとよい。

【栄養アセスメント・モニタリング】　食事内容，摂取エネルギー・栄養素量，食習慣，食行動，身体計測（身長，**体重**（**歴**），BMI，肥満度，体脂肪率と体脂肪の分布，ウエスト周囲長），生化学データ（血糖値，HbA1c値，血清脂質値，総たんぱく，アルブミン，RTP），尿中クレアチニン排泄量，血圧，運動習慣の有無・程度，病歴。

【栄養基準・補給】　肥満症の栄養食事療法の基本は，摂取エネルギー量の制限である。健康障害改善のため，現在の体重から3～6か月で3%以上の体重減少が目標となる。高度肥満症は現

表Ⅱ-2-1　肥満度分類

BMI（kg/m²）	判　定	WHO基準
＜18.5	低体重	underweight
18.5≦～＜25	普通体重	normal range
25　≦～＜30	肥満（1度）	pre-obese
30　≦～＜35	肥満（2度）	obese class Ⅰ
35　≦～＜40	高度肥満（3度）	obese class Ⅱ
40　≦	高度肥満（4度）	obese class Ⅲ

注1）ただし，肥満（BMI≧25）は，医学的に減量を要する状態とは限らない。なお標準体重（理想体重）は，もっとも疾患の少ないBMI22を標準として，標準体重(kg)＝身長(m)²×22で計算された値とする。
注2）BMI≧35を高度肥満と定義する。
（日本肥満学会，2022）

表Ⅱ-2-2　二次性肥満

日常診療では，肥満と判定した場合，下記の二次性肥満について考慮する必要がある。これについて，原発性肥満（単純性肥満）と同様に，肥満に起因ないし関連する健康障害の判定を行うが，その治療は主として原因疾患の要因に対して行う必要がある。 〔二次性肥満〕 1）内分泌性肥満 ①Cushing症候群　②甲状腺機能低下症　③偽性副甲状腺機能低下症 ④インスリノーマ　⑤性腺機能低下症　⑥Stein-Leremthal症候群 2）遺伝性肥満（先天異常症候群）①Bardet-Biedl症候群　②Prader-Willi症候群 3）視床下部性肥満　①間脳腫瘍　②Frölich症候群　③Empty sella症候群 4）薬物による肥満　①向精神薬　②副腎皮質ホルモン

表Ⅱ-2-3　肥満に起因ないし関連する健康障害

1. 肥満症の診断に必要な健康障害 1）耐糖能障害（2型糖尿病・耐糖能異常など）　2）脂質異常症　3）高血圧 4）高尿酸血症・痛風　5）冠動脈疾患　6）脳梗塞・一過性脳虚血発作 7）非アルコール性脂肪性肝疾患　8）月経異常・女性不妊 9）閉塞性睡眠時無呼吸症候群・肥満低換気症候群 10）運動器疾患（変形性関節症：膝関節・股関節・手指関節，変形性脊椎症） 11）肥満関連腎臓病
2. 肥満症の診断基準には含めないが，肥満に関連する健康障害 1）悪性疾患：大腸がん・食道がん（腺がん）・子宮体がん 膵臓がん・腎臓がん・乳がん・肝臓がん 2）胆石症　3）静脈血栓症・肺塞栓症　4）気管支喘息　5）皮膚疾患：黒色表皮腫や摩擦疹など　6）男性不妊　7）胃食道逆流症　8）精神疾患

表Ⅱ-2-4　肥満症治療指針

肥満症の場合：現体重の3%以上の減量目標を設定する。 25 kcal/kg × 目標体重 / 日以下の肥満症治療食，運動療法と行動療法を導入。経時的な体重・ウエスト周囲長の計測および合併する健康障害の評価。 目標；達成 → 現治療法を継続／未達成 → 肥満症治療食を強化し，薬物療法を導入。 **高度肥満症の場合**：現体重の5～10%の減量目標*を設定する。 20～25 kcal/kg × 目標体重 / 日以下の肥満症治療食，運動療法**と行動療法を導入する。経時的な体重・ウエスト周囲長の計測および合併する健康障害の評価。 *合併する健康障害に応じて設定。**食事療法による減量を優先し，適切な範囲の運動療法を選択。 目標；達成 → 現治療法を継続／未達成 → 肥満症治療食を強化し，薬物療法，外科療法を導入。

（表Ⅱ-2-2，3および4は，日本肥満学会：肥満症診療ガイドライン2022による）

体重の5～10%減量を目標とし，1日20～25 kcal/kg×目標体重以下を目安とした低エネルギー食（LCD），もしくは600 kcal/日以下の超低エネルギー食（VLCD）を選択する。VLCD療法は禁忌症例（表Ⅱ-2-5）を除外し副作用に注意して，入院管理下で開始される，医学的に安全性が検証されたフォーミュラ食*がある。

＊フォーミュラ食：約180 kcal/袋で，糖質・脂質は少なく，たんぱく質は十分摂取でき（約25 g/袋），必要なビタミン・ミネラル・微量元素も含んだ調整品。

表Ⅱ-2-5　VLCDの禁忌

1）心筋梗塞，脳梗塞発症時および直後
2）重症不整脈およびその既往
3）冠不全，重篤な肝・腎障害
4）1型糖尿病
5）全身性消耗疾患
6）妊婦および授乳中の女性

（日本肥満学会：肥満症診療ガイドライン2022）

① 指示エネルギー量は1日25 kcal/kg×目標体重以下を目安とする。肥満症の栄養食事療法でも必須アミノ酸を含むたんぱく質，ビタミン，ミネラルの十分な摂取が必要である。糖質摂取制限の体重減少に対する有効性が報告されているが，長期継続が困難であり，極端な制限は望ましくない。

② 各栄養素が摂取エネルギーに占める割合は，炭水化物50～65％，たんぱく質13～20％，脂質20～25％とするのが一般的である。

③ 減量時には体たんぱく質の異化亢進を抑制するため，1.0～1.2 g/kg×目標体重/日以上のたんぱく質摂取が必要であり，必須アミノ酸の供給のため動物性たんぱくを中心とする。総エネルギーの20％を超えないことが望ましい。脂質は減量のためには総摂取エネルギーの25％以下に，さらに動脈硬化性疾患を予防するためには20～25％にとどめる。ただし必須脂肪酸を確保する意味から20 g/日以上の脂質摂取が望ましい。

④ 食事制限下では微量栄養素やビタミンが不足する可能性がある。少量の赤身肉や青背魚，緑黄色野菜，海藻，きのこ，大豆たんぱくを毎日摂取するよう努める。

⑤ 食物繊維は20 g/日以上が望ましい。

⑥ アルコールは原則的に禁止が望ましいが，許可する場合はエタノール25 g/日以下とする。アルコールのエネルギー（約7 kcal/g）についても考慮する。

【栄養食事相談】 肥満治療では，患者と受容的・共感的な態度で接することである。特に急激な減量はリバウンドを繰り返し，除脂肪体重（LBM）を減らすので，1か月に1～2 kg程度の減量プランを作成し，セルフエフィカシー（自己効力感）のある食事が習慣化したら，改めて次のプランを作成する。以下にポイントを示す。

① 肥満のリスクと減量による効果ならびに栄養食事療法と運動療法の重要性の理解，② 1日の目標摂取エネルギー量と適切な栄養素配分について，③ 外食，間食，食事時間などの食習慣とその改善方法，④ 運動の習慣化。

② **運動療法**　有酸素運動は単独または栄養食事療法との併用により，糖質・脂質代謝指標・血圧の改善に効果がある。レジスタンス運動（筋肉トレーニング）は減量中の骨格筋量の減少を抑制し，代謝指標・血圧を改善する。

① 運動実施前にメディカルチェックを行い，効果と安全性を考慮し，頻度，強度，運動時間，種類を適切に選択する。

② 有酸素運動を主体とし，筋肉量の維持や増量に効果のあるレジスタンス運動，ストレッチング，種々のコンディショニング・エクササイズを併用する。

③ 本人が楽しむことができ，かつ習慣化できる種目をみつけるように促す。

④ 日常の生活時間の中で，座位時間を減少させる。

⑤ 初めは低～中等度の運動から開始し，運動に慣れてきたら強度を上げる。

⑥ 中等度の運動を30～60分/日，150～300分/週，ほぼ毎日（週5日以上）実施する。

③ **行動療法**　食行動異常の肥満症に対する行動療法の併用は，減量やリバウンド防止に有効である。毎日体重や食事内容，生活状況などを記録し，問題となる生活習慣や食行動を認識し，修正し，適正行動の実施につなげる。減量効果を長期的に維持するには，自己体重測定（セルフモニタリング）の習慣化が重要で，治療技法として食行動質問表，グラフ化体重日記，30回咀嚼法などがある。

④ **薬物療法**　肥満症に対して，栄養食事・運動・行動療法で有効な減量が得られない，あるいは合併症の改善がない場合に考慮する。**食欲抑制薬**（マジンドール）はBMI≧35 kg/m^{2}の高度肥満を対象に，3か月間を限度として適応となる。

⑤ **外科療法**　内科的治療で有効な改善が認められない高度肥満症に対し，食事摂取量の減少や消化吸収を抑制する目的で行われる。胃縮小術や胃バイパス術などがある。

2．メタボリックシンドローム（Metabolic syndrome）

〈病態・生理生化学〉

表Ⅱ-2-6に示すように内臓脂肪の蓄積に加えて，脂質代謝異常・高血圧・高血糖の3項目のうち2項目以上が当てはまる病態を**メタボリックシンドローム**（**内臓脂肪症候群**）という。診断基準は内臓脂肪の蓄積状態（ウエスト周囲長）を必須項目としている。蓄積した内臓脂肪組織は，過剰な遊離脂肪酸（FFA）を放出し，生理活性物質を分泌する内分泌臓器であり（図Ⅱ-2-1）インスリン抵抗性や高血糖，脂質代謝異常，血圧高値などのリスクを惹起するだけでなく，直接心血管疾患の発症につながる。治療目標は，栄養食事療法や運動療法などの生活習慣の改善による体重および内臓脂肪の減少であり，これにより高血糖，脂質異常症，高血圧が改善する。

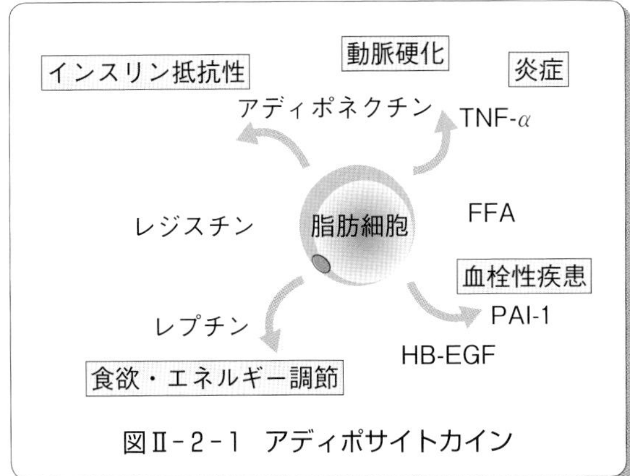

図Ⅱ-2-1　アディポサイトカイン

〈栄 養 管 理〉

【栄養アセスメント・モニタリング】　肥満症（p.73）を参照。

【栄養基準・補給】　治療の目標は現体重から3～6か月で**3%以上**の減少を目指す。肥満症（p.73～）を参照。

【栄養食事相談】　肥満症（p.74）を参照。

表Ⅱ-2-6　メタボリックシンドロームの診断基準

1. 必須項目：内臓脂肪（腹腔内脂肪）蓄積 ウエスト周囲長　男性≧85 cm，女性≧90 cm（内臓脂肪面積　男女とも≧100 cm²に相当）
2. 上記1に加え，以下の3項目のうち2項目以上を満たすものをメタボリックシンドロームと診断する 1）脂質異常　トリグリセライド値　≧150 mg/dL　かつ/または HDL-C値　＜40 mg/dL（男女とも） 2）血圧高値　収縮期血圧　≧130 mmHg　かつ/または　拡張期血圧　≧85 mmHg 3）高 血 糖　空腹時血糖値　≧110 mg/dL
＊CTスキャンなどで内臓脂肪量測定を行うことが望ましい。
＊ウエスト径は立位，軽呼気時，臍レベルで測定する。 脂肪蓄積が著明で臍が下方に偏位している場合は肋骨下縁と前上腸骨棘の中点の高さで測定する。
＊メタボリックシンドロームと診断された場合，糖負荷試験が薦められるが診断には必須ではない。
＊高トリグリセライド血症，低HDL-C血症，高血圧，糖尿病に対する薬物治療をうけている場合は，それぞれの項目に含める。
＊糖尿病，高コレステロール血症の存在はメタボリックシンドロームの診断から除外されない。

（日本内科学会雑誌，94，794～809，2005）

3．糖尿病（Diabetes mellitus）

〈病態・生理生化学〉

糖尿病は，インスリン作用不足による慢性の高血糖状態を主徴とする代謝疾患群である。**1型糖尿病**では，インスリンを合成・分泌する膵ランゲルハンス島β細胞の破壊・消失がインスリン作用不足の主要な原因である。**2型糖尿病**は，インスリン分泌低下やインスリン抵抗性をきたす素因を含む複数の遺伝因子に，過食（とりわけ高脂脂食），運動不足，肥満，ストレスなど環境因子および加齢が加わり発症する。

体内に取り込まれた糖は最終的にはブドウ糖となり，血液中に放出される。インスリンはこの血液中のブドウ糖（血糖）に応じて膵ランゲルハンス島β細胞から分泌され，門脈を通り肝に達し，肝静脈を経て全身に送られ，肝臓や筋肉，脂肪細胞などで細胞膜上のインスリン受容体に結合し，ブドウ糖の細胞内への取り組み，エネルギー利用や貯蔵，たんぱく質の合成，細胞の増殖などを促進する。

インスリンの分泌不足またはインスリン抵抗性の増大（インスリン受容体の感受性の低下）により，インスリン作用不足となり血糖値が上昇する。持続する中等度以上の高血糖により，特徴のある症状（口渇，多飲，多尿，体重減少，易疲労感）を呈するが，それ以外の場合は自覚症状に乏しい。

急激かつ高度のインスリン作用不足は血糖の著しい上昇，ケトアシドーシス，高度脱水などを起こし，高血糖性の昏睡に至る場合もある（急性合併症，p.80参照）。慢性的な高血糖や代謝異常は，細小血管合併症である**糖尿病網膜症**や**糖尿病腎症**，**糖尿病神経障害**と，大血管合併症である冠動脈疾患，脳血管障害および末梢動脈疾患，さらに糖尿病足病変などの合併症を起こす。

〔指　標〕　平均血糖値を反映する指標にHbA1c，グリコアルブミン，1,5-AGがある。

HbA1c（hemoglobin A1c）：採血時から過去1，2カ月間の平均血糖値を反映し，血糖コントロール状態の指標となり，耐糖能正常者の基準値は4.6～6.2%である。

グリコアルブミン（GA）：（基準値：11～16%）過去2週間の平均血糖値を反映する。糖尿病腎症によるネフローゼ症候群などでは体外にたんぱく質が失われて血漿たんぱく質の半減期が短くなる病態下で低値となり，平均血糖値との乖離が起こる。

1,5-AG（1,5-アンヒドログルシトール）：（基準値：14.0 μg/mL以上）糖代謝状況の急激な変化を反映し，尿糖の排泄量と相関して低下するため，糖代謝状態が悪化すると低値をきたす。α-グルコシダーゼ阻害薬のアカルボースやSGLT2阻害薬内服中は，平均血糖値と比べて異常に低値となるので適切な指標とはいえない。

Cペプチド：インスリン分泌能の指標で空腹時血中Cペプチド値と24時間尿中Cペプチド排泄量がある。前者は0.6 ng/mL未満，後者は20 μg/日以下であればインスリン依存状態の目安となる。

インスリン抵抗性の指標として，早朝空腹時の血中インスリン値と血糖値から計算されるHOMA-IRがある。前者は15 μU/mL以上を示せば明らかなインスリン抵抗性の存在であり，後者は空腹時血糖値140 mg/dL以下の場合は，他のより正確な方法

表Ⅱ-2-7　糖尿病と糖代謝異常*の成因分類

1　型（膵β細胞の破壊，通常は絶対的インスリン欠乏に至る） 　A．自己免疫性　　B．特発性 2　型（インスリン分泌低下を主体とするものと，インスリン抵抗性が主体で，それにインスリンの相対的不足を伴うものなどがある） **その他の特定の機序，疾患によるもの** 　A．遺伝因子として遺伝子異常が同定されたもの 　　①膵β細胞機能にかかわる遺伝子異常　②インスリン作用の伝達機構にかかわる遺伝子異常 　B．他の疾患，条件に伴うもの 　　①膵外分泌疾患　②内分泌疾患　③肝疾患　④薬剤や化学物質によるもの　⑤感染症 　　⑥免疫機序によるまれな病態　⑦その他の遺伝的症候群で糖尿病を伴うことの多いもの **妊娠糖尿病**

注：現時点では上記のいずれにも分類できないものは分類不能とする。
＊一部には，糖尿病特有の合併症をきたすかどうかが確認されていないものも含まれる。
（清野裕ほか：糖尿病55：485-504，2012より引用）（日本糖尿病学会：糖尿病診療ガイドライン2019）

表Ⅱ-2-8　糖尿病の成因による分類と特徴

分　類	1型	2型
発症機構	主に自己免疫を基礎にした膵β細胞破壊。HLAなどの遺伝因子に何らかの誘因・環境因子が加わって起こる。他の自己免疫疾患（甲状腺疾患など）の合併が少なくない	インスリン分泌の低下やインスリン抵抗性をきたす複数の遺伝因子に過食（とくに高脂肪食），運動不足などの環境因子が加わってインスリン作用不足を生じて発症する
家族歴	家系内の糖尿病は2型の場合より少ない	家系内血縁者にしばしば糖尿病がある
発症年齢	小児～思春期に多い。中高年でも認められる	40歳以上に多い。若年発症も増加している
肥満度	肥満とは関係がない	肥満または肥満の既往が多い
自己抗体	GAD抗体，IAA，ICA，IA-2抗体，ZnT8抗体などの陽性率が高い	陰性

HLA：human leukocyte antigen　ICA：islet cell antibody
GAD：glutamic acid decarboxylase　IA-2：insulinoma-associated antigen-2
IAA：insulin autoantibody　ZnT8：zinc transporter 8
（日本糖尿病学会：糖尿病治療ガイド2022-2023）

で求めたインスリン抵抗性の値とよく相関する。

HOMA-IR＊＝空腹時インスリン値（μU/mL）×空腹時血糖値（mg/dL）/405

＊インスリン治療中の患者には用いない。

1.6以下：正常　　2.5以上：インスリン抵抗性あり

〔分　類〕 糖尿病は成因と病態の両面から分類されている（表Ⅱ-2-7，表Ⅱ-2-8）。

〔診　断〕（表Ⅱ-2-9）

別の日に行った検査で糖尿病型が再確認できれば糖尿病と診断される。ただし，初回検査と再検査の少なくとも一方で，必ず血糖値の基準を満たしていることが必要であり，HbA1cのみの反復検査による診断は不可である。

血糖値とHbA1cを同時測定し，ともに糖尿病型であることが確認されれば，初回検査のみで糖尿病と診断される。

血糖値が糖尿病型を示し，かつ次の①②の症状のいずれかが認められる場合は，初回検査だけでも糖尿病と診断される。

① **口渇，多飲，多尿，体重減少**などの糖尿病の典型的症状

② 確実な糖尿病網膜症

検査した血糖値やHbA1cが糖尿病型の判定基準以下であっても，過去に糖尿病型を示した資料（検査データ）がある場合や，上記①②の記録がある場合は，糖尿病の疑いをもって対応する。**境界型**とは75 g OGTTで，糖尿病型にも正常型にも属さない血糖値を示す群である。WHO分類でのIGT（耐糖能異常）とIFG（空腹時血糖異常）がこの群に相当する。

表Ⅱ-2-9　糖代謝異常の判定区分と判定基準

① 早朝空腹時血糖値126 mg/dL以上 ② 75 g OGTTで2時間値200 mg/dL以上 ③ 随時血糖値＊ 200 mg/dL以上 ④ HbA1cが6.5％以上	①～④いずれかが確認された場合は「**糖尿病型**」と判定する。
⑤ 早朝空腹時血糖値110 mg/dL未満 ⑥ 75 g OGTTで2時間値140 mg/dL未満	⑤および⑥の血糖値が確認された場合は「**正常型**」と判定する。
上記の「糖尿病型」「正常型」いずれにも属さない場合は「**境界型**」と判定する。	

＊食事と採血時間との時間関係を問わず測定した血糖値。糖を負荷した後の血糖値は除く。
（日本糖尿病学会：糖尿病治療ガイド2022-2023より作成）

〈治　療〉

治療目的は，高血糖に起因する代謝異常を改善することに加え，糖尿病に特徴的な合併症および糖尿病に起こりやすい併発症の発症，増悪を防ぎ，健康者と変わらない生活の質（QOL）と寿命の確保を目指す。高齢化などにより増加するサルコペニアやフレイルなどの併存症を予防・管理することも重要となる。

基本的治療方針は，糖尿病の病型，病態，年齢，代謝障害や合併症の程度などにより異なる。インスリン依存状態，高血糖性の昏眠，妊娠時，全身管理が必要な外科手術，重篤な感染症，静脈栄養時などはインスリンの絶対的適応となる。インスリン非

目　標	血糖正常化を注1) 目指す際の目標	合併症予防注2) のための目標	治療強化が注3) 困難な際の目標
	コントロール目標値注4)		
HbA1c(%)	6.0未満	7.0未満	8.0未満

治療目標は年齢，罹患期間，臓器障害，低血糖の危険性，サポート体制などを考慮して個別に設定する。

注1）適切な食事療法や運動療法だけで達成可能な場合，または薬物療法中でも低血糖などの副作用なく達成可能な場合の目標とする。
注2）合併症予防の観点から HbA1c の目標値を 7%未満とする。対応する血糖値としては，空腹時血糖値 130mg/dL 未満，食後2時間血糖値 180mg/dL 未満をおおよその目安とする。
注3）低血糖などの副作用，その他の理由で治療の強化が難しい場合の目標とする。
注4）いずれも成人に対しての目標値であり，また妊娠例は除くものとする。

図Ⅱ-2-2　血糖コントロール目標
（日本糖尿病学会：糖尿病診療ガイドライン2019）

依存状態においては，十分な食事療法，運動療法を2～3ヶ月間行っても良好な血糖コントロールが得られない場合，経口血糖降下薬やGLP-1受容体作動薬により治療する。

慢性疾患である糖尿病において，合併症の発症，増悪を防ぐには，継続的治療が必須であり，チーム医療による糖尿病教育は糖尿病治療の根幹を成すものである。

最小血管症の発症予防や進展の抑制には，低血糖を起こさず，HbA1c 7.0%未満を目指す（図Ⅱ-2-2）。個々の症例で年齢と合併症に応じて適切な治療目標を設定する。ただし，65歳以上の高齢者については，認知機能，ADL，合併症，重症低血糖の可能性などを考慮して目標とするHbA1c値を決定する。

合併症を見い出すための検査と指標には，眼底検査，尿中アルブミン，尿たんぱく，クレアチニン，BUN，eGFR，アキレス腱反射，振動覚，血清脂質，尿酸，肝機能，血算，胸部X腺，心電図，血圧（立位，臥位）などがある。

① **栄養食事療法**　糖尿病の管理には，食事療法を中心とする生活習慣の是正が，重要である。

【栄養アセスメント・モニタリング】

① 糖尿病の家族歴，体重の変化，糖尿病特有の症状の有無，喫煙歴を確認する。
② 食生活の状況：脂質，単純糖質，食物繊維，食塩，アルコール，嗜好品や外食の摂取について確認する。
③ 臨床検査：血糖，HbA1c，グリコアルブミン，1,5-AG，インスリン，Cペプチド，血中ケトン，LDL-コレステロール，HDL-コレステロール，中性脂肪，尿素窒素，尿酸，クレアチニン，尿糖，尿ケトン体，たんぱく尿，微量アルブミン尿より評価する。
④ 血圧，神経症状（アキレス腱反射，振動覚），眼底検査で評価する。

【栄養基準・補給】

① エネルギー摂取量：年齢，肥満度，身体活動量，病態，患者のアドヒヤランスなどを考慮し，エネルギー摂取量を決定。ただし，現体重と目標体重に乖離がある場合は，柔軟に対処し，体重の増減，血糖コントロールを勘案して，設定を見直す。

総エネルギー摂取量(kcal/日)＝目標体重×エネルギー係数(kcal/kg)（表Ⅱ-2-10）

目標体重(kg)の目安：総死亡が最も低いBMIは年齢によって異なり，一定の幅があることを考慮し，次式から算出する。65歳未満は〔身長(m^2)〕× 22，65歳から74歳は〔身長(m^2)〕× 22～25，75歳以上は〔身長(m^2)〕× 22～25*。

＊75歳以上の後期高齢者では現体重に基づき，フレイル，合併症，身長の短縮，摂食状況や代謝状態の評価を踏まえ適宜判断する。

② 栄養素の構成：一般的には，初期設定として指示エネルギー量の40～60％を炭水化物から摂取し，さらに食物繊維が豊富な食物を選択する。たんぱく質は20％までとし，残りを脂質とするが，25％を超える場合は飽和脂肪酸を減らすなど脂肪酸組成に配慮する。腎機能低下がある場合は，たんぱく質の摂取量に配慮する。ビタミン，ミネラルなどの栄養素も必要量摂取できるよう配慮する。

③ 規則的な食事習慣：食事時間も一定の間隔を開けて，規則的に3食摂取する。

④ 糖尿病食事療法のための食品交換表：主に含まれている栄養素ごとに食品を4群6表に分類し，各食品をエネルギー量80 kcal（1単位）の重量で示したもの。

⑤ カーボカウント：食事に含まれる糖質（大部分を占める炭水化物）の量とそれを代謝するために必要なインスリン量を把握して食後の血糖値をコントロールする方法である。インスリン治療中の患者の血糖コントロールに有効である。

【栄養食事相談】 治療開始時は，従来の食生活情報を収集し，表Ⅱ-2-11を参考に栄養食事療法に対する理解度・態度を評価する。肥満者には現体重の**3％の減量**を目標とし，段階的な減量を勧める。合併症予防のためには，① アルコールは適量（25 g/日まで）に留め，肝疾患や合併症など問題のある症例では禁酒とする。② 高トリグリセライド血症の場合には，飽和脂肪酸，ショ糖・果糖などのとり過ぎに注意する。③ 食物繊維を多く摂取するように努める（1日20 g以上）。食物繊維には食後の血糖値上昇を抑制し，血清コレステロールの増加を防ぎ，便通を改善する作用がある。④ 高血圧合併患者では，食塩摂取量は，1日6 g未満が推奨される。腎症合併患者の食塩制限は病期によって異なる。

⑤ 末期腎不全への進展リスクが高いと考えられる症例に低たんぱく質食を実施する（0.6～0.8/kg目標体重／日）。

表Ⅱ-2-10　エネルギー係数の目安

労作	エネルギー係数
軽い労作 （大部分が座位の静的活動）	25～30 kcal/kg目標体重
普通の労作 （座位中心だが通勤・家事，軽い運動を含む）	30～35 kcal/kg目標体重
重い労作 （力仕事，活発な運動習慣がある）	35～　kcal/kg目標体重

（日本糖尿病学会：糖尿病診療ガイド2022-2023）

表Ⅱ-2-11　初診時の栄養指導のポイント

これまでの食習慣を聞きだし，明らかな問題点がある場合はまずその是正から進める。
1. 腹八分目とする。
2. 食品の種類はできるだけ多くする。
3. 動物性脂質（飽和脂肪酸）は控えめに。
4. 食物繊維を多く含む食品（野菜，海藻，きのこなど）を摂る。
5. 朝食，昼食，夕食を規則正しく。
6. ゆっくりよくかんで食べる。
7. 単純糖質を多く含む食品の間食を避ける。

（日本糖尿病学会：糖尿病治療ガイド2022-2023）

・**急性合併症**：高度のインスリン作用不足は急性代謝失調を起こす。**糖尿病ケトアシドーシス**と，ケトン体産生量が比較的少ない**高浸透圧高血糖状態**がある。いずれも種々の程度の意識障害をきたし，重度の場合は昏睡に至る。
・**シックデイ**：糖尿病患者が治療中に発熱，下痢，嘔吐をきたし，または食欲不振で食事ができない状態をいう。

②　**運動療法**　　運動療法の効果は以下である。① 急性効果；ブドウ糖，脂肪酸の利用が促進され血糖値が低下，② 慢性効果；インスリン抵抗性が改善，③ エネルギー摂取量と消費量のバランスの改善による体重の減量，④ 加齢や運動不足による筋萎縮や骨粗鬆症の予防，⑤ 高血圧や脂質異常症の改善，⑥ 心肺機能が向上する，⑦ 運動能力が向上する，⑧ 爽快感，活動気分など日常生活のQOLを高める等。

インスリン感受性を増大させる有酸素運動（歩行，ジョギング，水泳など）と筋肉量増大および筋力増強効果のあるレジスタンス運動（腹筋，スクワット，ダンベルなど）がある。中強度の有酸素運動は週に150分かそれ以上，週に3回以上，運動をしない日が2日間以上続かないように行い，連続しない日程で週2～3回のレジスタンス運動を同時に行うことがそれぞれ勧められ，禁忌でなければ両方の運動を行う。運動療法は，事前に主治医へ相談することが必要である。

③　**薬物療法**（図Ⅱ-2-3）　　経口薬療法と注射薬療法がある。経口薬は，主にインスリン非依存性の2型糖尿病に使われ，病態に合わせて選択される。注射薬はインスリン依存性の1型・2型糖尿病に対して使用され，作用時間によって超速攻型，速攻型，混合型，中間型，配合溶解，持効型溶解のインスリン製剤に分けられる。種類や注射回数と部位を工夫して，生理的インスリン分泌パターンに近づける。1型糖尿病では強化インスリン療法による治療を基本にする。インスリンおよび経口血糖降下薬使用中に**低血糖**が起きた場合，経口摂取が可能な場合はブドウ糖（10 g）またはブドウ糖を含む飲料（150～200 mL）を摂取させる。α－グルコシダーゼ阻害薬服用者であれば必ずブドウ糖を選択する。

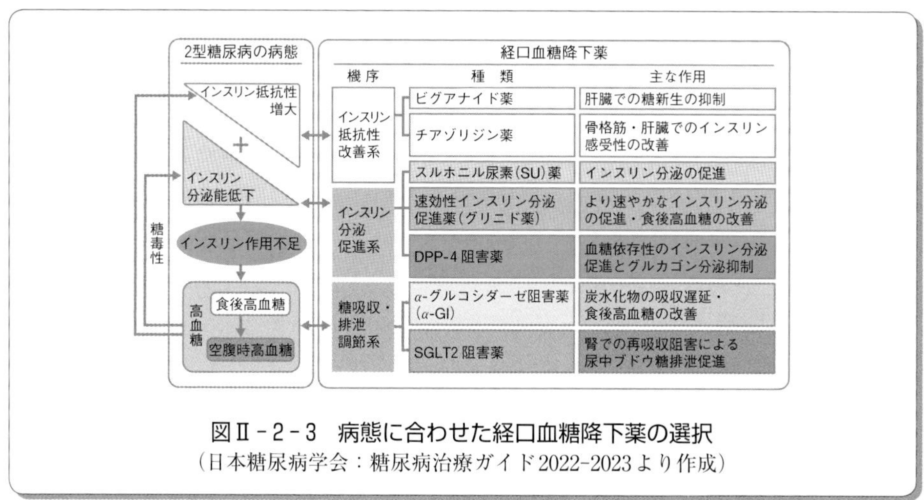

図Ⅱ-2-3　病態に合わせた経口血糖降下薬の選択
（日本糖尿病学会：糖尿病治療ガイド2022-2023より作成）

4．脂質異常症（Dyslipidemia）

〈病態・生理生化学〉

血清脂質には，コレステロール（遊離型，エステル型），TG，リン脂質，遊離脂肪酸（FFA）があり，親水性のたんぱく質であるアポたんぱく質と結合したリポたんぱく質として存在している。**脂質異常症**はこのリポたんぱく質の代謝異常により生じ，冠動脈疾患や脳血管障害などの動脈硬化性疾患の原因となる。

- **リポたんぱく質**（図Ⅱ-2-4）：構成される脂質により比重と粒子の大きさが異なる。カイロミクロン，VLDL，中間リポたんぱく質（IDL），低比重リポたんぱく質（LDL），高比重リポたんぱく質（HDL）に分類される。

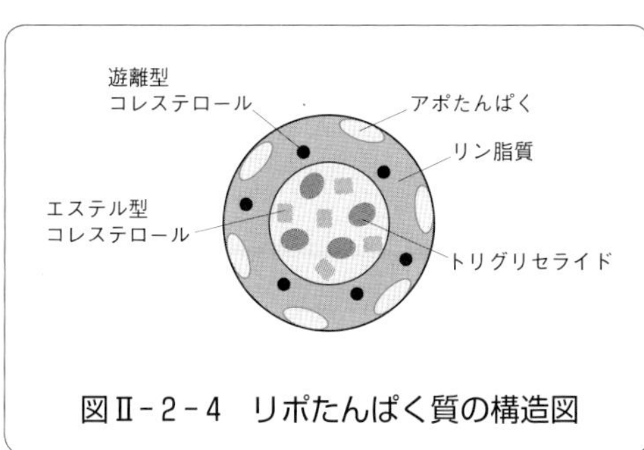

図Ⅱ-2-4　リポたんぱく質の構造図

〔脂質の代謝経路と体内での働き〕

食事由来の外因性経路：食事由来の脂質は小腸で吸収され**カイロミクロン**となり，リンパ管を経て，胸管リンパより大循環に入る。LPLの作用を受け，カイロミクロンレムナントとなり，肝臓のレムナント受容体と結合して細胞内に取り込まれる。

肝臓で合成される内因性経路：肝臓で合成された**VLDL**は，LPLの作用によりIDLとなり，一部は肝臓のLDL受容体を介して取り込まれ，残りは肝性TGリパーゼ（HTGL）の作用によりLDLとなって肝臓や末梢組織のLDL受容体から取り込まれる。

コレステロール逆転送系：主に小腸や肝臓で産生されたlipid freeアポAI，pre β-HDLは，末梢細胞から遊離コレステロールを引き抜き，レシチンコレステロールアシルトランスフェラーゼ（LCAT）の働きにより**HDL**となりコレステロールエステル転送たんぱく（CETP），HTGLの作用を受けて肝臓に取り込まれる。

食事からの脂質の過剰摂取や肝臓における脂質合成の亢進，脂質代謝にかかわる酵素やLDL受容体の欠損や活性低下などによる代謝異常で血液中の脂質が増加する。

〔異常値を示す脂質による分類〕

高LDL-C血症：血管内膜に侵入したLDLが酸化変性してマクロファージに貪食され処理されるが，酸化LDLが過剰になると処理しきれなくなりマクロファージは泡沫細胞となる。さらに中膜にある平滑筋細胞の内膜への遊走，コラーゲン繊維の増殖によって内膜が厚くかたくなり，粥状動脈硬化となる。

高TG血症：通常のLDLよりも小型で比重の重いsmall dense LDLの増加がみられる。small dense LDLは，LDL受容体との結合親和性が悪く，酸化LDLになりやすいことから動脈硬化を進展させる。またインスリン抵抗性の状態では，小腸におけるカイロミクロンの合成亢進，LPL活性の低下，small dense LDLの増加が認められる。

低HDL-C血症：動脈硬化を防ぐ善玉コレステロールと呼ばれるHDLが低い脂質異常症。結果としてLDLが増え，間接的に動脈硬化を進展させる。

〔原因による分類〕

原発性高脂血症：主に遺伝子異常が原因。

二次性高脂血症：甲状腺機能低下症，ネフローゼ症候群，閉塞性黄疸，糖尿病，肥満などの基礎疾患に続発して起こる場合や過食，高脂質食，高糖質食，アルコール飲料の多飲，運動不足などの環境因子による。

〔増加するリポたんぱく質による分類〕　増加するリポたんぱく質によりⅠ型，Ⅱa型，Ⅱb型，Ⅲ型，Ⅳ型，Ⅴ型の6つに分類される（表Ⅱ-2-12）。9割以上はⅡa，Ⅱb，Ⅳ型のいずれかの表現型を示す。

自覚症状を伴わないことが多いが，高TG血症の中の高カイロミクロン血症（Ⅰ型，Ⅴ型）では臀部，大腿後面，肘，膝，頸部の皮膚に発疹性黄色腫がみられる。また，家族性高コレステロール血症では，アキレス腱黄色腫による腱の肥厚や眼瞼黄色腫，肘，膝関節，手背，足部，臀部に結節性黄色腫など特異的な症状が認められる。また，Ⅲ型では手掌線状黄色腫がみられる。

〔遺伝子異常によるもの〕　先天的にLDLを細胞に取り込むLDL受容体に欠陥があり，コレステロールが増えてしまうのが**家族性高コレステロール血症**である。親のどちらかの遺伝子による場合はヘテロ型，両方からの場合はホモ型である。動脈硬化性疾患の合併率が高く，特にホモ型では若年性冠動脈疾患を合併する。

〔治　療〕　治療には生活習慣の改善と薬物療法があり，冠動脈疾患の有無，LDL-C以外の主要危険因子の評価により治療方針を決める（表Ⅱ-2-13）。基本は，禁煙，食事・運動療法などの生活習慣の改善である。生活習慣の改善を行っても管理目標が十分達成できなかった場合に薬物療法を適応する。また，脂質異常症をきたしうる原疾患があればその治療を行う。薬物療法は，脂質異常症のタイプにより選択される。**高コレステロール血症**に対しては，**HMG-CoA還元酵素阻害薬**，**小腸コレステロールトランスポーター阻害薬**，**陰イオン交換樹脂**，**プロブコール**，**PCSK9阻害薬**，**高TG血症**に対しては，**フィブラート系薬剤**，**ニコチン酸誘導体**，**EPA製剤**などが処方される。

〔診断基準〕　脂質異常症は空腹時にTC，HDL-C，TGを測定し，**Friedewaldの式**よりLDL-Cを算出して診断する（表Ⅱ-2-14）。

表Ⅱ-2-12　リポたんぱく質の増加による脂質異常症分類（WHO分類）

脂質異常症タイプ	増加するリポたんぱく分画	LDL	TG	脂質異常症タイプ	増加するリポたんぱく分画	LDL	TG
Ⅰ型	カイロミクロン	↑	↑↑↑	Ⅲ型	IDL，β-VLDL	↑↑	↑↑
Ⅱa型	LDL	↑↑↑	→	Ⅳ型	VLDL	→	↑↑
Ⅱb型	LDL，VLDL	↑↑	↑↑	Ⅴ型	カイロミクロン，VLDL	↑	↑↑↑

表Ⅱ-2-13　リスク区分別脂質管理目標値

治療方針の原則	管理区分*	脂質管理目標値（mg/dL）			
		LDL-C	non HDL-C	TG	HDL-C
一次予防：まず生活習慣の改善を行った後，薬物療法の適用を考慮する	低リスク	＜160	＜190	＜150（空腹時）*** ＜175（随時）	≧40
	中リスク	＜140	＜170		
	高リスク	＜120 ＜100*	＜150 ＜130*		
二次予防：生活習慣の是正とともに薬物療法を考慮する	冠動脈疾患またはアテローム性脳梗塞****の既往	＜100 ＜70**	＜130 ＜100**		

・一次予防における管理目標達成の手段は非薬物療法が基本であるが，いずれの管理区分においてもLDL-Cが180 mg/dL以上の場合は薬物療法を考慮する。家族性高コレステロール血症の可能性を念頭におく。
・まずLDL-Cの管理目標値を達成し，次にnon-HDL-Cの達成目標を目指す。LDL-Cの管理目標を達成してもnon-HDL-Cが高い場合は高TG血症を伴うことが多く，その管理が重要となる。
・これらの値はあくまでも到達努力目標であり，一次予防（低・中リスク）においてはLDL-C低下率20～30%も目標としてなり得る。
・*糖尿病において，末梢動脈疾患（PAD），細小血管症（網膜症，腎症，神経障害）合併時，または喫煙ありの場合に考慮する。
・**急性冠症候群，家族性高コレステロール血症，糖尿病，冠動脈疾患とアテローム血栓性脳梗塞（明らかなアテロームを伴うその他の脳梗塞を含む）の4病態のいずれかを合併する場合に考慮する。
・***10時間以上の絶食を「空腹時」とする。ただし，水，お茶などカロリーのない水分の摂取は可とする。
・****明らかなアテローム：頭蓋内外動脈の50%以上の狭窄，または弓部大動脈粥腫（最大肥厚4 mm以上）を伴うその他の脳梗塞を含む。

［一次予防］　糖尿病（耐糖能異常は含まない），慢性腎臓病，末梢動脈疾患（PAD）　いずれかがある　→　高リスク

↓

いずれもない

久山町研究のスコアに基づいた分類

久山町研究によるスコア				予測される10年間の動脈硬化性疾患発症リスク	分類
40～49歳	50～59歳	60～69歳	70～79歳		
0～12	0～7	0～1	—	2%未満	低リスク
13以上	8～18	2～12	0～7	2%～10%未満	中リスク
—	19以上	13以上	8以上	10%以上	高リスク

↓

久山町研究によるリスクのスコア

久山町スコアにおける動脈硬化性疾患発症予測モデル

①性別	ポイント
女性	0
男性	7

②収縮期血圧	ポイント
＜120 mmHg	0
120～129 mmHg	1
130～139 mmHg	2
140～159 mmHg	3
160 mmHg～	4

③糖代謝異常（糖尿病は含まない）	ポイント
なし	0
あり	1

④血清LDL-C	ポイント
＜120 mg/dL	0
120～139 mg/dL	1
140～159 mg/dL	2
160 mg/dL～	3

⑤血清HDL-C	ポイント
60 mg/dL～	0
40～59 mg/dL	1
＜40 mg/dL	2

⑥喫煙	ポイント
なし	0
あり	2

注1＊過去喫煙者は⑥喫煙はなしとする。

①～⑥のポイント合計	点

右表のポイント合計より年齢階級別の絶対リスクを推計する。

ポイント合計	40～49歳	50～59歳	60～69歳	70～79歳
0	<1.0%	<1.0%	1.7%	3.4%
1	<1.0%	<1.0%	1.9%	3.9%
2	<1.0%	<1.0%	2.2%	4.5%
3	<1.0%	1.1%	2.6%	5.2%
4	<1.0%	1.3%	3.0%	6.0%
5	<1.0%	1.4%	3.4%	6.9%
6	<1.0%	1.7%	3.9%	7.0%
7	<1.0%	1.9%	4.5%	9.1%
8	1.1%	2.2%	5.2%	10.4%
9	1.3%	2.6%	6.0%	11.9%
10	1.4%	3.0%	6.9%	13.6%
11	1.7%	3.4%	7.9%	15.5%
12	1.9%	3.9%	9.1%	17.7%
13	2.2%	4.5%	10.4%	20.2%
14	2.6%	5.2%	11.9%	22.9%
15	3.0%	6.0%	13.6%	25.9%
16	3.4%	6.9%	15.5%	29.3%
17	3.9%	7.9%	17.7%	33.0%
18	4.5%	9.1%	20.2%	37.0%
19	5.2%	10.4%	22.9%	41.1%

注）家族性高コレステロール血症および家族性Ⅲ型高脂血症と診断された場合はこの分類は用いない。
（日本動脈硬化学会：動脈硬化疾病予防ガイドライン2022年版）

表Ⅱ-2-14　脂質異常症診断基準

LDLコレステロール	140 mg/dL以上	高LDLコレステロール血症
	120～139 mg/dL	境界域高LDLコレステロール血症**
HDLコレステロール	40 mg/dL未満	低HDLコレステロール血症
トリグリセライド	150 mg/dL以上（空腹時採血*）	高トリグリセライド血症
	175 mg/dL以上（随時採血*）	
non-HDLコレステロール	170 mg/dL以上	高non-HDLコレステロール血症
	150～169 mg/dL	境界域高non-HDLコレステロール血症

＊　基本的に10時間以上の絶食を「空腹時」とする。ただし水やお茶などカロリーのない水分の摂取は可とする。空腹時であることが確認てできない場合を「随時」とする。

＊＊　スクリーニングで境界域高LDL-C血症，境界域高non-HDL-C血症を示した場合は，高リスク病態がないか検討し，治療の必要性を考慮する。

・LDL-CはFriedewald式（TC-HDL-C-TG/5）で計算する（ただし空腹時採血の場合のみ）。または直接法で求める。

・TGが400 mg/dL以上や随時採血の場合はnon-HDL-C(=TC-HDL-C)かLDL-C直接法を使用する。ただしスクリーニングでnon-HDL-Cを用いるときは，高TG血症を伴わない場合はLDL-Cとの差が+30 mg/dLより小さくなる可能性を念頭においてリスクを評価する。　・TGの基準値は空腹時採血と随時採血により異なる。

・HDL-Cは単独では薬物介入の対象とはならない。

（日本動脈硬化学会：動脈硬化性疾患予防ガイドライン2022年版）

表Ⅱ-2-15　動脈硬化性疾患予防のための生活習慣の改善

1. 禁煙し，受動喫煙を回避する。　2. 過食を抑え，標準体重を維持する。
3. 肉の脂身，乳製品，卵黄の摂取を抑え，魚類，大豆製品の摂取を増やす。
4. 野菜，果物，未精製穀類，海藻の摂取を増やす。
5. 食塩を多く含む食品の摂取を控える。
6. アルコールの過剰摂取を控える。　7. 有酸素運動を毎日30分以上行う。

〈栄養管理〉

【栄養アセスメント・モニタリング】

① 既往歴，現病歴，家族歴：合併症の有無や発症時期を確認する。家族歴については，脂質異常症および肥満，糖尿病，高血圧など動脈硬化のリスクファクターに関連した疾病について聞き，遺伝素因の有無を確認する。

② 身体計測：身長，体重，体脂肪率，ウエスト周囲長，血圧などの測定，標準体重，BMIの算出を行い評価する。

③ 臨床検査：LDL-C，HDL-C，TGなどの血清脂質，アポ・リポたんぱく質，血糖値，HbA1c，AST，ALTなどを定期的に測定し評価する。

④ 食生活状況：食事回数と時間，食習慣や嗜好，間食の有無，飲酒習慣，外食の有無・頻度などを確認する。食事調査より肉類，乳製品，卵，魚介類，油脂類の摂取状況などをチェックする。エネルギー・栄養素等摂取量，脂肪（酸）エネルギー比率などを評価し，食生活，栄養摂取の問題点を検討する。

⑤ 生活活動状況，運動習慣，喫煙習慣を把握する。

【栄養基準・補給】　動脈硬化性疾患予防のための食事を基本とし，血清脂質の状態に応じた栄養食事療法を行う（表Ⅱ-2-16）。

① 総エネルギー摂取量の適正化を図る。肥満者では減量することにより血清

LDL-C，TGの低下を認める。高齢者では現体重に基づき，フレイル・サルコペニア，ADL低下，併発症，体組成，身長の短縮，摂食状況や代謝状態の評価を踏まえ判断する。

② 動物性脂肪に多く含まれる飽和脂肪酸の摂取はLDL-Cを増加させ，冠動脈疾患の発生率を高める（飽和脂肪酸は一価不飽和脂肪酸，多価不飽和脂肪酸に置換）。一価不飽和脂肪酸，n-3系多価不飽和脂肪酸は血清脂質を改善する。n-3系多価不飽和脂肪酸のエイコサペンタエン酸（EPA）はVLDLの合成を抑制し，血清TGを低下させる。飽和脂肪酸やコレステロールの摂取を減らすには，脂肪含有量の多い肉類や動物脂（牛脂，ラード，バター），乳類，卵類を制限する。また，ハードマーガリン，ショートニングに含まれるトランス不飽和脂肪酸の過剰摂取が酸化LDLの上昇やHDL-Cを低下させ，冠動脈疾患のリスク増加の報告がある。

③ 単糖類（ショ糖，果糖）の摂取過剰は，血清TGを増加させるので注意する。

④ 水溶性食物繊維は胆汁酸と結合，胆汁酸の再吸収を抑制，LDL-Cを低下させる。

表Ⅱ-2-16 脂質異常症の栄養食事療法

動脈硬化性疾患予防のための食事療法
1. 総エネルギー摂取量と身体活動量を考慮して適正な体重を維持する 目標とする体重の目安 18～49歳：［身長(m)］^{2} × 18.5～24.9 kg/m^2 50～64歳：［身長(m)］^{2} × 20.0～24.9 kg/m^2 65歳以上：［身長(m)］^{2} × 21.5～24.9 kg/m^2 総エネルギー摂取量（kcal/日）＝目標とする体重（kg）× 身体活動量＊ ＊軽い労作：25～30，普通の労作：30～35，重い労作：35以上 2. 肉の脂身，動物脂，加工肉，鶏卵の大量摂取を控える 飽和脂肪酸やコレステロールを過剰に摂取しない。トランス脂肪酸の摂取を控える。 3. 魚の摂取を増やし，低脂肪乳製品を摂取する 4. 未精製穀類，緑黄色野菜を含めた野菜，海藻，大豆および大豆製品，ナッツ類の摂取を増やす 炭水化物エネルギー比率を50～60%とし，食物繊維は25 g/日以上の摂取を目標とする。 5. 糖質含有量の少ない果物を程度に摂取し，果糖を含む加工食品の大量摂取を控える 6. アルコールの過剰摂取を控え，25 g/日以下に抑える 7. 食塩の摂取は6 g/日未満を目標にする
病型別栄養・食事療法
(1) 高LDL-C血症 総エネルギー摂取量を適正に管理 脂肪エネルギー比率を20～25% 飽和脂肪酸のエネルギー比率7%未満 トランス脂肪酸の摂取を減らす コレステロールの摂取は200 mg/日未満 (2) 高TG血症 適正体重を維持する，または目指すようにエネルギー摂取量を考慮する 炭水化物エネルギー比率はやや低めとする 果糖を含む加工食品の過剰摂取を控える アルコール摂取量を制限 n-3系多価不飽和脂肪酸のうち魚油摂取量を増やす 高カイロミクロン血症：脂肪エネルギー比率を15%以下に制限／中鎖脂肪酸を主として用いる (3) 低HDL-C血症 適正体重を維持する，または目指すようにエネルギー摂取量を考慮する 炭水化物エネルギー比率はやや低めにし，トランス脂肪酸を減らす

（日本動脈硬化学会：動脈硬化性疾患予防のための脂質異常症診療ガイド2022年版を参考に作成）

⑤ 魚，緑黄色野菜を含めた野菜，海藻，大豆製品，未精製穀類の摂取を勧める。

【栄養食事相談】

① 脂質異常症は自覚症状が現れにくいため，脂質異常症の合併症を十分理解させる。
② 個々の食生活習慣，環境などを把握して，自ら行動変容できるような具体的な改善策，実行可能な目標を提案して繰り返し指導する。
③ 食事内容とLDL-C，TGなどの検査値を併せて評価し，患者にフィードバックするとともに指導効果の確認をする。
④ 脂質の量や質を配慮するように，食品の選び方や組み合わせ，調理法を指導する。
⑤ 患者の食習慣，好みなどを考慮しつつ，菓子類，アルコール飲料などの嗜好品の適正量や食物繊維のとり方，減塩の指導を病態に合わせて行い，QOL低下を配慮する。アルコール飲料の摂取は適量であればHDL-Cを上昇させるが，過剰の場合は肝臓におけるVLDLの合成を促進し，高TG血症，低HDL-C血症をもたらす。高TG血症が持続する場合はアルコール飲料の摂取は原則禁止。
⑥ 75歳以上の高齢者では，厳格な栄養食事療法の実行は低栄養の状態になることもあるため，個々に応じた栄養食事療法，運動療法を行う。また，フレイル，サルコペニアを合併しないように，たんぱく質の摂取が適正かどうかを確認する。
⑦ 喫煙習慣がある場合は，禁煙を勧める。
⑧ ウォーキングなどの有酸素運動を勧める。持続的な運動がLPLを活性化させVLDLやカイロミクロンの異化が亢進する。また，末梢組織のインスリン抵抗性が改善されて門脈中の遊離脂肪酸濃度が減少し，肝臓でのVLDLの合成が低下する。その結果，血清TGの低下，HDL-Cの上昇となる。中強度の有酸素運動を1日合計30分以上，毎日続けることがよい（表Ⅱ-2-17）。また，日常生活の中で身体活動を増やす工夫を行い，なるべく座ったままの生活を避けるよう指導する。

表Ⅱ-2-17　運動療法指針

強　度	中強度以上を目標とする*
頻度・時間	毎日合計30分以上を目標に実施する（少なくとも週に3日は実施する）
種　類	ウォーキング，速歩，水泳，エアロビクスダンス，スロージョギング，サイクリング，ベンチステップ運動など

*中強度　・通常速度のウォーキング（＝歩行）に相当する運動強度
・メッツ（METs）では一般的に，3メッツ（歩行）であるが個々人の体力により異なる
・運動中の主観的強度としてボルグ・スケール11～13（楽である～ややきつい）
（日本動脈硬化学会：動脈硬化性疾患予防ガイドライン2017年版）

5．高尿酸血症（Hyperuricemia），痛風（Gout）

〈病態・生理生化学〉

性，年齢を問わず血清尿酸値が7.0 mg/dLを超えた状態を**高尿酸血症**という。発症には遺伝的因子と食事やアルコールの過剰摂取，肥満，ストレスなどの環境因子が影響している。通常体内では1,200 mg程度の尿酸が維持されており，1日平均700 mg程

表Ⅱ-2-18　尿中尿酸排泄量と尿酸クリアランスによる病型分類

病　型	尿中尿酸排泄量（mg/kg/時）		尿酸クリアランス*（mL/分）
腎負荷型	＞0.51	および	≧7.3
尿酸排泄低下型	＜0.48	あるいは	＜7.3
混合型	＞0.51	および	＜7.3

＊　尿酸クリアランス＝$\frac{[\text{尿中尿酸濃度(mg/dL)}]\times[\text{60分間尿量(mL)}]}{[\text{血清尿酸濃度(mg/dL)}]\times 60}\times\frac{1.73}{\text{体表面積}(m^2)}$

正常値＝11.0(7.3〜14.7)mL/分

（日本痛風・核酸代謝学会ガイドライン改訂委員会編：2019年改訂 高尿酸血症・痛風の治療ガイドライン第3版，診断と治療社，2019より一部改変）

度が産生され，同量が体外へ排泄されて1日の出納が釣り合っている。しかし，何らかの原因により尿酸の合成と排泄のバランスが崩れると血清尿酸値の上昇をきたす。

〔分　類〕 尿中尿酸排泄量と尿酸クリアランス（クレアチニンクリアランス（Ccr）の測定値を用いて腎機能の補正を行う）により「**腎負荷型**（尿酸産生過剰型と腎外排泄低下型）」「**尿酸排泄低下型**」「**混合型**」に分ける（表Ⅱ-2-18）。高尿酸血症の中で，尿酸排泄低下型が多く約60%，混合型約30%，尿酸産生過剰型約10%である。また，基礎疾患などのない原発性と基礎疾患や薬物などによる明らかな原因のある二次性に分ける。

〔症　状〕 高尿酸血症の状態が持続すると尿酸塩結晶が関節内に析出し，痛風関節炎や痛風結節を生じる。急性痛風関節炎（痛風発作）や高尿酸血症の既往，関節液中の尿酸塩結晶により**痛風**と診断する。痛風発作は，第一中足趾節関節（足の親指のつけ根）

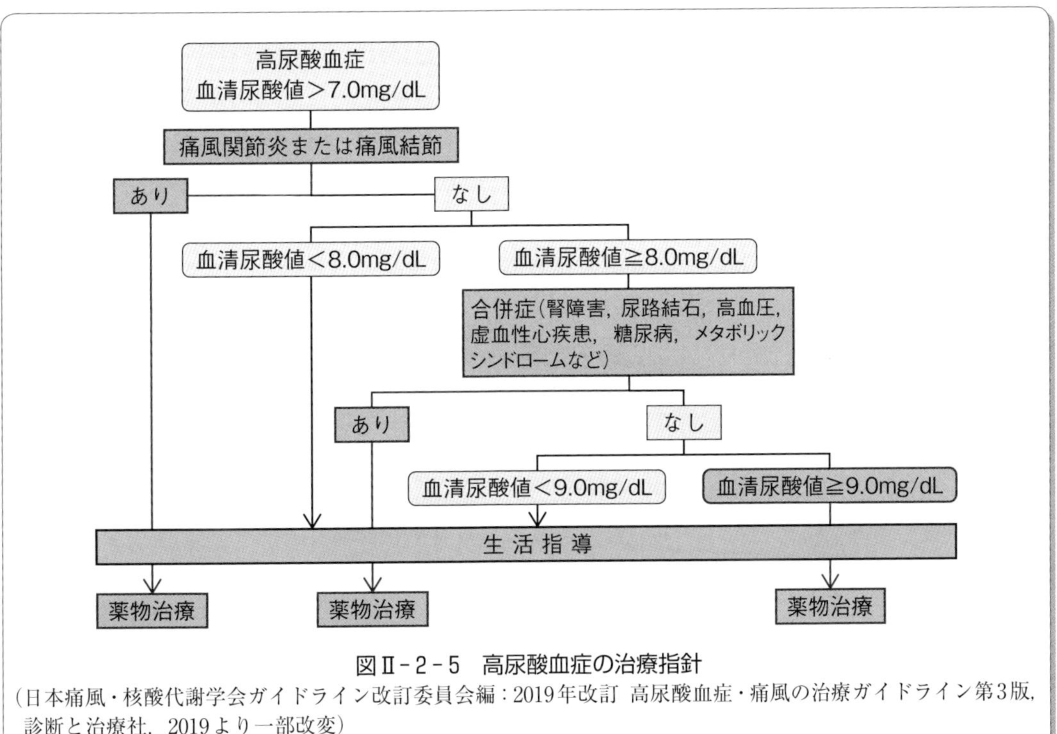

図Ⅱ-2-5　高尿酸血症の治療指針

（日本痛風・核酸代謝学会ガイドライン改訂委員会編：2019年改訂 高尿酸血症・痛風の治療ガイドライン第3版，診断と治療社，2019より一部改変）

や足関節などに好発し，激痛，発赤腫脹を生じ歩行困難となる。7～10日以内に治まるが，血清尿酸値をコントロールせず放置すると慢性化し足趾，手指，耳介などに痛風結節が出現する。また，尿酸排泄量増加や尿量低下，酸性尿により尿路結石を誘発しやすくなる。さらに，腎髄質内に尿酸塩結晶沈着が起こり**慢性間質性腎炎**をきたすことがある（**痛風腎**）。放置すると腎機能低下が進行し腎不全，尿毒症へ移行する。

一方，内臓脂肪型肥満により高インスリン血症をきたしている状態では，尿酸排泄量が減少し血清尿酸値の上昇がみられる。高インスリン血症ではインスリンにより交感神経が刺激されて腎尿細管におけるナトリウムの再吸収が増加する。これと共役する尿酸の排泄が低下するためと考えられている。

〔治　療〕　生活指導と薬物療法である（図Ⅱ-2-5）。薬物治療は病型や合併症に合わせて用いる。**尿酸生成抑制薬**（アロプリノールなど），**尿酸排泄促進薬**（プロベネシド，ベンズブロマロンなど）がある。急性痛風関節炎の治療薬には，非ステロイド系抗炎症薬・コルヒチン・グルココルチコイドがあり，臨床経過，重症度，薬歴，合併症，併存薬を考慮して選択する。治療薬はできるだけ早く開始し，症状が軽快したら中止する。痛風関節炎の予防として発作の前兆期にコルヒチンを頓服させることがある。

〈栄養管理〉

【栄養アセスメント・モニタリング】

① 既往歴，現病歴，家族歴：合併症の有無や発症時期を確認する。
② 身体計測：身長，体重，体脂肪率，ウエスト周囲長，血圧の測定，標準体重，BMIの算出を行い評価する。
③ 臨床検査：血清尿酸値，血清Cr値，尿中尿酸値，Ccr値を評価する。また，糖尿病や脂質異常症を合併していることも多いので，血糖値，HbA1c，LDL-C，HDL-C，TGについても評価する。
④ 食生活調査：過食，偏食，外食が多い，アルコール飲料・清涼飲料水の多飲などが原因となっていることが多いので，食生活状況調査，食事記録よりエネルギー・栄養素等摂取状況を把握し評価する。
⑤ 生活状況調査：生活活動量，運動習慣を把握する。

【栄養基準・補給】

① 対象者の性，年齢，生活活動強度などを考慮した適正エネルギー量とする。肥満者の摂取エネルギー量は標準体重あたり25～30 kcal/日を目安とする。肥満者に対してVLCDによる極端な減量を行うと，脂肪がエネルギー源として利用され，ケトン体の産生が高まり尿酸排泄が抑制される。そのため段階的な減量となるようにエネルギー量を設定する。
② たんぱく質食品は**プリン体**が多く含まれているので高たんぱく質食とならないようにし，食事摂取基準レベルの1.0 g/標準体重kg程度とする。
③ 食事中の脂質のエネルギー産生栄養素バランスを20～30%とする。

表Ⅱ-2-19　食品100 g中のプリン体含有量の目安

含有量	主な食品
きわめて多い（300 mg以上）	鶏レバー，まいわし干物，いさき白子，あんこう肝酒蒸し，太刀魚，健康食品（ビール酵母，クロレラ，スピルリナ，ローヤルゼリー）など
多　い（200～300 mg）	豚レバー，牛レバー，かつお，まいわし，大正えび，まあじ干物，さんま干物など
中等度（100～200 mg）	豚肉（ヒレ，タン），牛肉（モモ），鶏肉（手羽，ササミ，モモ，ムネ，皮），魚類，ブロッコリースプラウトなど
少ない（50～100 mg）	うなぎ，わかさぎ，豚肉（ロース，バラ，カタロース），牛肉（肩ロース，リブロース，タン），加工肉類，ほうれん草（葉），カリフラワーなど
きわめて少ない（50 mg以下）	野菜類全般，米などの穀類，卵（鶏，うずら），乳製品，豆類，きのこ類，豆腐など

（日本痛風・核酸代謝学会ガイドライン改訂委員会編：2019年改訂 高尿酸血症・痛風の治療ガイドライン第3版，診断と治療社，2019より一部改変）

④ 尿酸はプリン体の最終代謝産物であるゆえ，プリン体を含む食品の過剰摂取は尿酸の過剰産生につながるため，含有量の多い食品は極力控える。食品100 gあたりプリン体を200 mg以上含むものを高プリン食と呼び，レバーや魚の干物などがある（表Ⅱ-2-19）。1日に摂取するプリン体量が400 mgを超えないようにする。

⑤ 野菜類や海藻類などのアルカリ性食品はプリン体の含有量が少なく，また，尿を中性化して尿酸の尿中溶解度を高める効果がある。

⑥ 水分は十分に摂取，1日の尿量が2,000 mL以上に維持できるようにする。水分摂取を多くして尿量を増やすと尿酸排泄が促進されて尿中尿酸濃度が低下し，尿路での尿酸析出の予防となる。ただし，慢性腎臓病を合併している場合は，病態により飲水量は慎重に設定する。

⑦ 高血圧，腎臓疾患などを合併している場合は食塩を制限する。

⑧ 砂糖や果糖の過剰摂取は肥満の原因となるため適量とする。

【栄養食事相談】

① 血清尿酸値のコントロールとともに腎障害や尿路結石などの合併症，併発する生活習慣病に対しても十分に配慮して栄養食事相談を行う。

② 発症要因を十分理解させ，患者が自ら取り組めるようにアドバイスする。

③ 肥満予防・解消のため，早食い，大食い，偏食，夜食などを是正する。

④ 水分の補給に際してジュースを多く飲むことは肥満の原因にもなるため禁止し，水やお茶類を飲むよう勧める。

⑤ エタノール代謝では，大量の尿酸の生成，乳酸の増加による腎での尿酸排泄の障害が生じる。そのため，アルコール飲料は種類を問わず制限する。特にビールはプリン体が含まれるため注意する。血清尿酸値への影響を最低限に保つには，1日あたり日本酒1合，またはビール500 mL，ウイスキー60 mL程度とする。できれば，1週間に2日程度は禁酒日を設けるよう勧める。

⑥ 運動療法は心機能の評価を行い，最初は運動習慣をつけることを優先する。激しい運動や無酸素運動は尿酸値の上昇を招くため，脈が少し速くなる程度の有酸素運動を週3回程度継続できるように指導する。

第 3 章

消化器疾患

1．口内炎（Stomatitis），舌炎（Glossitis）

〈病態・生理生化学〉

口腔内の炎症を**口内炎**と総称し，炎症の部位が限局した場合を口角炎，口唇炎，舌炎，歯肉炎と呼ぶ。成因はう蝕や歯石，補綴物の不適合による刺激や細菌，真菌，ウイルスの局所感染による原発性口内炎と，各種疾患や極度の疲労による抵抗性の低下，ビタミン類の摂取不足，膠原病や糖尿病などによる全身性疾患，がん化学療法や放射線治療に合併するものなどがある。がんの治療による口内炎は，患者の30〜40％にみられる。また，特殊なものではビタミンB_{12}の吸収障害に伴う**ハンター舌炎**がある。

症状は，口腔内の水泡，**アフタ**（単発で生じる粘膜の小潰瘍），**びらん**（粘膜筋板に達しない組織欠損），潰瘍，出血がみられ，疼痛，熱感，腫脹感などに神経性疼痛，接触痛を持続的に伴う。食事摂取量の低下，歯磨き・うがいなどの抑制，コミュニケーション機能の低下などを引き起こすことがある。

一般的なアフタ性口内炎は，1週間程度で自然に治るものもある。原因が明らかな場合や，全身性疾患による場合は，原因疾患の一般療法が重要である。原因が不明の場合は対症療法が行われる。治療は，ステロイドを含んだ口腔用軟膏が有効である。その他，ビタミン剤や抗生物質の投与，疼痛対策として局所麻酔薬などが用いられる。

〈栄 養 管 理〉

【栄養アセスメント・モニタリング】 口内炎は，低栄養や脱水がもとになり発症することが多い。発症前の食事摂取調査が必要である。口腔機能の低下，主に咀嚼や嚥下障害による摂食障害を起こしている場合が多いため，摂食能力も含めて評価する。

特に**ビタミンの欠乏**が成因となる場合が多いので，ビタミン類の摂取状況に注意する。表Ⅱ-3-1にビタミン欠乏による口腔内の症状とビタミン含有食品を示す。

① 臨床診査：口腔内の粘膜，咀嚼・嚥下状態を観察する。その他，るいそう，皮膚の観察，浮腫などをチェックする。

② 食生活調査：食事摂取量，栄養量とバランス（ビタミン類の摂取に注目），摂取能力の調査。

③ 身体計測：身長，体重，体重の変化。

④ 臨床検査：多くは視診等の理学所見で評価されるが，病態に応じ総たんぱく質

表Ⅱ-3-1　ビタミン欠乏による口腔内の症状と含有食品

ビタミン	欠乏による口腔内症状	含有食品
ビタミンA	粘膜の変性，角化，口角びらん，歯の発芽・発育不全	肝臓，うなぎ，乳製品，卵，緑黄色野菜
ビタミンB_1	溝舌，歯肉炎，歯肉の浮腫，舌痛症	豚肉，胚芽，大豆，うなぎ，緑黄色野菜
ビタミンB_2	口唇炎，口角炎，溝舌	肝臓，魚介類
ビタミンB_6	口角炎，口内炎	魚介類，肉類
ビタミンC	歯肉出血，口内炎，歯肉色素沈着	新鮮な果物，野菜，いも類
ビタミンD	粘膜角化，歯の発育不全	肝臓，魚介類，卵
ナイアシン	口舌炎，口内炎	魚介類，肉類
パントテン酸	口角炎	肝臓，豆，肉類，魚介類

(TP)，アルブミン(Alb)，ヘモグロビン(Hb)，総リンパ球数，C反応性たんぱく(CRP)，白血球分画，グロブリンや細菌，真菌，ウイルス抗体価などを参考にする。

【栄養基準・補給】　原発性口内炎の栄養基準は，日本人の食事摂取基準に準じ，エネルギー必要量とビタミン摂取量（摂取基準の1.2～1.5倍目安），水分を考慮する。ストレス係数は，口内炎では1.0～1.1程度であるが，発熱を伴うときは，体温上昇1度あたり0.15をストレス係数に加える。たんぱく質も病態に合わせて考慮する。

口腔内病変が軽い場合は，経口的栄養補給とし，可能な限り常食とする。症状の程度や咀嚼能力に合わせて温度や化学的刺激の少ない易消化食とする。形態は刻み，ピューレ状，ペースト状，ムース状，ミキサーとする。片栗粉やくず粉，とろみ調整食品でとろみをつけたりゼラチンや寒天でゼリー状にして口当たりを滑らかにする。味つけは薄味を基本とし，だしをきかせる。必要栄養量が満たされない場合は，栄養補助食品（濃厚流動食や高たんぱくゼリーなど），経腸栄養製品や静脈栄養により補充する。1回量を少なくし品数を多くした頻回食（1日5回食程度）とし，十分な栄養補給を心がける。口腔内病変が著しく，経口摂取が不可能な場合は，経腸栄養や静脈栄養を行う。ビタミンB_{12}欠乏症では，ビタミンB_{12}製剤の非経口投与が必要である。

がん化学療法時の副作用による**びまん性**（広範囲にわたる特定できない炎症）の口内炎では，口内炎の回復だけでなく全身状態を考慮した栄養管理が必要となる。症状の改善までに2～3週間を要することが多く，他の口内炎より経過が長いことを考慮し栄養計画を行う。食事による粘膜の刺激を軽くし，経口摂取を促す工夫が重要である。経口摂取では必要な栄養の確保が難しい場合は，高カロリー輸液などを検討し，全身状態の改善，免疫機能の回復に努める。

【栄養食事相談】

① 食事のみで必要栄養量を満たせない場合は経腸栄養製品の使用を勧める。

② 症状に合わせた食事の形態および食品の選択法を指導する。特にビタミン類(A，B_2，B_6，C）やミネラル（亜鉛，鉄）が不足しないようこれらを含む食品の調理方法などを説明する。

③ 口腔内を清潔にすること（うがいなどの洗浄，消毒）を指導する。食事をゆっくりよくかむことで，唾液の分泌が促進され，口腔内の自浄作用が高まる。

2．胃食道逆流症（Gastroesophageal reflux disease：GERD）

〈病態・生理生化学〉

下部食道には，長さ2〜4 cmの**下部食道括約筋部**（lower esophageal sphincter：**LES**）がある。この部分の逆流防止機能の障害により，主に酸性の胃内容物などが食道内に逆流し，食道粘膜に発赤，びらん，潰瘍を主とした何らかの自覚症状を呈する疾患である（図Ⅱ-3-1）。食道の内視鏡検査と炎症の程度の判定によって診断するが，臨床症状と内視鏡所見が一致しない場合も多い。そのため，食道粘膜傷害を有する**逆流性食道炎**と，症状のみを認める**非びらん性逆流症**に分類され，これらを併せて**胃食道逆流症**と呼ぶ。

症状は**胸やけ**，**呑酸**（どんさん）（胃液の逆流）の他に，慢性咳嗽（がいそう），喘息，喉頭炎，非心臓性胸痛などである。重症例では高度の線維性狭窄による嚥下障害や出血もみられる。治療は薬物療法が中心となるが，食事や生活習慣の改善も重要な要素である。

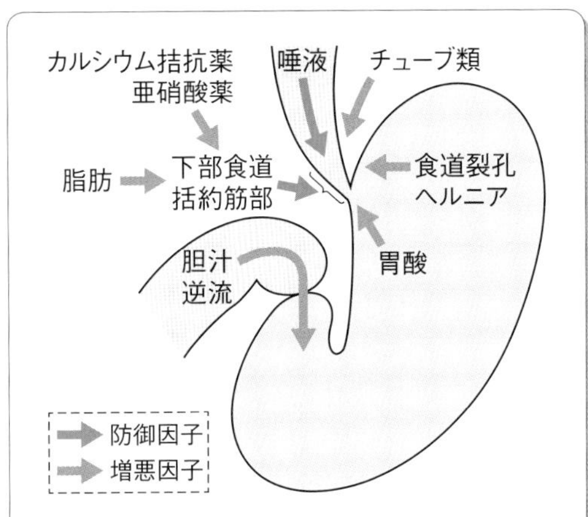

図Ⅱ-3-1　胃食道逆流症の病態に関与する因子
（岡田　正監修：臨床栄養治療の実践・病態別編，金原出版，p.66，2008）

薬物療法は，原発性では，胃酸分泌抑制作用をもつ**プロトンポンプ阻害薬**（オメプラゾール，ランソプラゾール，ボノプラザンなど）や**ヒスタミンH_2受容体拮抗薬**（シメチジン，ファモチジンなど），粘膜を保護するための粘膜保護剤が併用される。一方，胃切除術後では，全摘術後では膵液と胆汁が，残胃のある術式では胃液，十二指腸液のいずれもが原因となり，酸分泌抑制薬，消化管運動機能改善薬，たんぱく分解酵素阻害薬，粘膜保護薬などが処方される。生活指導・相談と薬物療法で効果が不十分な場合は，内視鏡的治療や外科的治療を検討する。

〈栄 養 管 理〉

【栄養アセスメント・モニタリング】　軽症では栄養障害をきたすことはほとんどない。逆に**肥満**による腹腔内圧や胸腔内圧の変化，過食などが原因となっている場合がある。

① 臨床診査：胸やけが起こる頻度や時刻，姿勢の確認。**LES圧**低下作用を有するカルシウム拮抗薬や亜硝酸薬，抗コリン薬などの服用状況の確認。

② 食生活調査：摂取エネルギー量，たんぱく質，脂質量の算出，かんきつ類や酸味の強い食品の摂取，嗜好（甘味類）や疾患による食品摂取の偏りの有無，暴飲暴食，早食いなどの食習慣，食事時間の確認。重症例では嚥下障害から食事量が低下し，栄養障害がみられることがある。

③ 身体計測：肥満の有無とその程度。亀背の有無。

④ 臨床検査：上部消化管内視鏡検査，24時間**食道内pH**モニタリング，24時間食道インピーダンス，pHモニタリング，PP1（プロトンポンプ阻害薬）テスト。通常，食道は中性であるが，胃酸が逆流すると酸性に傾く。食道内pHが4.0以下になった場合，逆流が推測される。

【栄養基準・補給】 重症例でなければ，エネルギー，各栄養素は食事摂取基準に準ずる。肥満の場合は，エネルギー量25～30 kcal/標準体重kg/日とし，適正体重を目指す。軽症では，食事は経口摂取とする。重症で経口栄養が不可能な場合は，絶食とし静脈栄養を行う。その後，症状の軽減に伴い流動食，分粥食，全粥食，常食と食事形態を進める。**高脂肪食**は，胃酸曝露時間を延長させる。チョコレート，炭酸飲料などもLES圧低下の増悪因子とされる。アルコール飲料や香辛料の過剰摂取は，食道粘膜への刺激となり悪化の因子となる。

症状の程度は個々に異なるので，栄養食事療法の管理（食品選択）は個別に対応する（表Ⅱ-3-2）。

① 1日の食事摂取量が少なく，低栄養状態にある場合は少量でエネルギーやたんぱく質を補う工夫をする。中鎖脂肪酸（MCT）製品，低甘味ブドウ糖重合体，高たんぱく質栄養食品，経腸栄養製品などを併せて利用する。

表Ⅱ-3-2　食品選択のポイント

	適した食品・料理	避けるべき食品・料理
魚，肉，卵，乳・乳製品，大豆・大豆製品	白身魚，ささみ，鶏肉（皮なし），鶏卵，乳製品，豆腐，納豆 症状が軽減後，脂肪の少ない豚，牛肉（ヒレ肉やもも肉），青魚など	いか，たこなど
油脂類	脂質は胃内停滞時間が長いが胃液分泌抑制に働くので，乳化された油や新鮮な油を少量使用する	ラーメン，チャーハン，フライドポテト，カレーなど油の多いもの
穀　類	粥，ご飯，うどん，パン，パスタ	玄米，全粒粉のパン
果　物	消化のよい食品，りんごのコンポートなど	かたいもの（パイナップル） 酸味の強いもの（夏みかん，レモンなど）
菓子，嗜好品	アイスクリーム，ゼリー，ムース状の菓子類	10％以上の糖液，甘い菓子類，コーヒー，濃いお茶，ココア，チョコレート，アルコール，炭酸飲料，はっかは胃酸分泌刺激作用や下部食道括約筋圧を弱める作用があるので控える
野菜類	スープ，ポタージュ，クリーム煮，煮物	揚げ物料理
香辛料	適さない	香辛料は食欲低下の際に少量利用するほかは極力控える
その他		塩分が多いもの（燻製，佃煮，漬物）

② 狭窄があり，嚥下障害がある場合は液体，流動体，低粘度でのどごしのよい食品が好ましい。調理にはゼラチン，くず粉，片栗粉，寒天，増粘剤で料理に粘度をつけたり，**ムース状**の栄養食品を利用する。

【栄養食事相談】 肥満を有する胃食道逆流症では，肥満の是正も症状の改善や予防につながる。

① 食事の栄養量，形態，食品の選択方法，食事量，調理方法など調理担当者を交えて説明する。また外食，加工品，嗜好品などについても説明を行う。

② 禁酒・禁煙を推奨する。喫煙はLES圧を低下させ，唾液分泌の減少，胃排泄能の遅延の原因となる。

③ 生活指導・相談：食後すぐに横にならない，就寝前には食べ物をとらない，就寝時は頭高位とするなどの生活指導・相談を行う（表Ⅱ-3-3）。また，肥満者には体重減少を勧める。

④ **カルシウム拮抗薬**，**亜硝酸薬**はLES圧を低下させるので注意が必要である。

表Ⅱ-3-3　胃食道逆流症の誘発因子と生活指導

誘発因子	作用	生活指導
激しい肉体運動	酸の胃食道逆流の増加	運動量の調整
高脂肪食	一過性のLES圧弛緩	適切な脂質量の食事
過食	胃の進展刺激による一過性のLES圧弛緩	暴飲暴食の回避
就寝前の食事	食道の酸暴露時間の延長	遅い夕食の回避
		就寝時の頭位挙上
肥満	腹圧上昇による酸の胃食道逆流の増加	減量
喫煙	LES圧の弛緩	禁煙
円背（骨粗鬆症に起因）	腹圧の上昇による酸の胃食道逆流の増加	
カルシウム拮抗薬・亜硝酸塩	LES圧の低下	
ストレス	中枢性の食道知覚過敏症の発症	ストレスの回避

（日本消化器学会：胃食道逆流症（GERD）診療ガイドライン2021（改訂第3版）より作成）

3．消化性潰瘍 (Peptic ulcer)

〈病態・生理生化学〉

胃潰瘍（Gastric ulcer）と**十二指腸潰瘍**（Duodenal ulcer）は，病因・病理組織学的所見が両者同様であることから，併せて**消化性潰瘍**といい，胃，十二指腸壁の粘膜下層あるいはそれ以上深く組織の欠損を生じた疾患をいう。

発生部位として大多数は，胃と十二指腸球部であるが，食道下部，胃腸吻合部，十二指腸球後部，異所性胃粘膜のあるMeckel憩室にも生じる。

潰瘍形成は炎症・虚血・組織傷害物質などによる粘膜傷害がもととなり，酸・ペプシンは修飾作用として働くと考えられている。また**粘膜防御機構**（mucosa associated lymphoreticular tissue：MALT）の低下も大きく関与しているといわれる。

消化性潰瘍の2大リスクファクターとして**ヘリコバクターピロリ**（*Helicobacter pylori* 以下 *H. pylori* と略す）の感染と非ステロイド抗炎症薬（non steroidal anti-inflammatory drugs：NSAIDs）が挙げられる。多くの消化性潰瘍の背景にある粘膜の組織学的炎症はこれらが原因とされている。

厚生労働省の患者調査によれば，推定患者数で1914年から2014年の30年間で胃潰瘍は26%，十二指腸潰瘍が10%にまで減少している。好発年齢をみると胃潰瘍は2005年以降70歳代，十二指腸潰瘍は2017年以降60歳代となっている。男女比は2017年には胃潰瘍患者で0.9：1.0，十二指腸潰瘍患者では1.7：1.0となっている。

診断は，問診による消化性潰瘍患者の症状（無症状から激烈な症状まで多様）の把握である。消化性潰瘍の既往歴，*H. pylori* 検査歴，アスピリンを含めたNSAIDs使用状況などを把握し，消化管出血や心窩部痛を起こす疾患との鑑別検査を実施する（X線診断，内視鏡検査，バリウム検査など）。潰瘍が確認されたら，*H. pylori* 感染診断を行う。

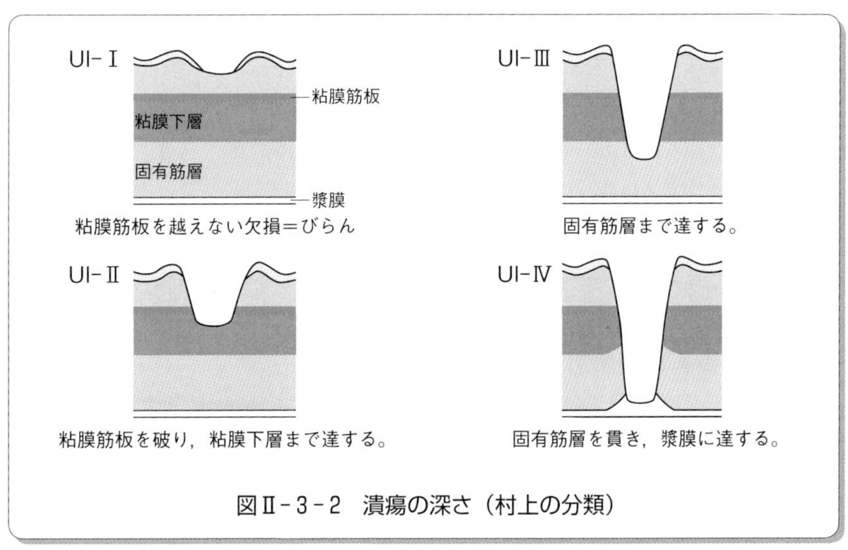

図Ⅱ-3-2　潰瘍の深さ（村上の分類）

急性潰瘍は急性出血性胃炎・出血性びらんとともに急性胃粘膜病変と呼ばれる胃の粘膜障害による出血性の病気の総称で原因を除去すると急速に回復に向かい再発はない。慢性潰瘍は，再燃再発を繰り返し慢性化していく。

胃潰瘍は食後に，十二指腸潰瘍は，空腹時（夜間・早朝時）に心窩部の自発痛・圧痛，悪心，嘔吐，胃もたれ，腹部膨満感などを呈する。心窩部痛は，鈍く，胸がやけるような痛みが持続する。そのほか，出血があれば，吐血，**タール便**，小球性低色素性貧血を認める。高齢者では自覚症状に乏しく気づかない場合や，無症状の患者もいる。三大合併症として，出血，穿孔，幽門狭窄がある。

治療の目標は，症状の緩和，合併症の予防・治療，再発防止である。成因別の治療としては，出血性潰瘍に対しては止血治療，*H. pylori*除菌治療，非除菌治療がある。他には薬物性（NSAIDs）潰瘍に対する治療，非*H. pylori*・非NSAIDs潰瘍に対する治療，外科的な治療，穿孔・狭窄に対する内科的な治療法がある。

消化性潰瘍の*H. pylori*陽性症患者に除菌治療を行い，除菌に成功すると治癒速度が促進される。薬物療法は除菌治療の適応があれば**プロトンポンプ阻害薬**と**抗生物質**のクラリスロマイシン，アモキシシリンの3剤併用による除菌が行われる。除菌が失敗した場合は，プロトンポンプ阻害薬，アモキシシリンとメトロニダゾールの3剤併用が推奨されている。

非薬物療法は除菌治療の適応がない場合，栄養食事療法を中心とした生活全般にわたり実施すべきことを実行する。

〈栄 養 管 理〉

【栄養アセスメント・モニタリング】　栄養アセスメントの目的は，貧血，活動性の出血，慢性潰瘍による低栄養状態のリスクを検出することである。潰瘍による貧血ではHb低下，平均赤血球容積（MCV）低下がある。ただし，急性出血ではMCV低下が認められない。出血1～2時間以内の超急性期ではHbが下がらないことがある。出血の急性期では尿素窒素（BUN）が高度に上昇する。慢性潰瘍による低栄養状態ではAlb，総コレステロール（TC），コリンエステラーゼ（ChE）などの低下がみられる。

患者の食生活・食事摂取状況の問診と身体計測・体重歴・体重変動経過，生化学検査としてAlb値，免疫学的パラメータとして末梢リンパ球数，貧血・鉄吸収障害の関連ではHb・ヘマトクリット（Ht）・フェリチン・トランスフェリン（Tf）などのデータをモニタリングする。カルシウム吸収障害が疑われる場合は骨代謝異常のスクリーニングを実施する。

【栄養基準・補給】

① 急性期，1～2日間症状の激しい場合には絶飲食とする。末梢輸液で栄養を補う。
② 急性期は，絶食が必要な出血時および止血後2～3日の急性期Ⅰと，食事開始・移行期の急性期Ⅱに分けて対応する（表Ⅱ-3-4）。
③ 急性期Ⅱは，潰瘍の再燃・再発が起きやすい時期なので，栄養量の確保よりも

表Ⅱ-3-4　胃十二指腸潰瘍の食事摂取基準

移行期区分	食形態	エネルギー (kcal/kg)	たんぱく質 (g/kg)	脂　質 (%E)
急性期Ⅰ絶食期	絶飲食	―	―	―
急性期Ⅱ移行期	流動1（氷片，番茶，麦茶など）	―	―	―
	流動2（重湯，野菜スープ，牛乳など）	5～8	*	*
	半固形（ゼリー，ヨーグルトなど）	10	*	*
	軟菜1（主食：五分粥～七分粥）	15～20	0.5*	20以下
	軟菜2（主食：全粥）	25	0.9	20
回復期	軟菜3（主食：軟飯）	30	1.2	20
安定期	普通食（消化性潰瘍を配慮した）	30～35	1.2～1.5	20～25

＊　急性期の食事形態の移行期間が1週間程度であれば1日あたりのたんぱく質量の基準量の設定やそれに基づく確保は考えなくてよい。

胃の負担への影響を考慮し，負担の軽減を優先させながら食事形態を移行させる。

④ 回復期以降の食事は，日本人の食事摂取基準で必要とされるミネラル，ビタミンについてはそれぞれの推奨量を下回ることのないように献立作成する。

⑤ 回復期，安定期の栄養量としてたんぱく質は推奨量の1.3～1.7倍の高たんぱく質，エネルギー補強型を設定している。

⑥ 一般的に消化管の安静のために脂質と食物繊維を制限する。ただし極端な脂質制限は必須脂肪酸，脂溶性ビタミン，カロテンなどの不足を生じるため避ける。脂溶性ビタミン（A，D，E，K），およびカロテンなどはそれぞれ粘膜上皮組織の修復，腸管からのカルシウム吸収，抗酸化作用，血液凝固因子など消化性潰瘍では防御的に働く栄養素であり，推奨量を確保する。

⑦ 不溶性食物繊維を多く含む食品は消化管安静のため急性期では避ける。一方，水溶性食物繊維は消化管の安静を妨げず，免疫賦活栄養素としての役割があることから補給は推奨される。

【栄養食事相談】

① 胃の分泌と運動の失調をもたらすような食生活，食事のとり方を改める。本来，消化液の分泌，機械的消化のための消化器の運動は消化管ホルモンなどの働きで調節され連動し，かつ生体の日内リズムとなっている。昼夜逆転の生活，食事時間の大幅なずれ，食事と食事の時間が極端に長い，不規則などは食事療法の効果を著しく低下させる結果となる。いわゆる規則正しい生活は生体リズムを整え治療効果を高める重要なポイントとなる。

② 塩辛い食品・料理，香辛料を多く使用した料理，強い酸味は避ける。

③ 炭酸飲料，コーヒーは潰瘍の刺激となるので控える。

④ 飲酒は消化性潰瘍の増悪因子であり症状の悪化につながるので禁止する。

⑤ 喫煙は消化性潰瘍再発・合併症発症のリスクファクターである。禁煙を勧める。

4．たんぱく漏出性胃腸症 (Protein-losing gastroenteropathy)

〈病態・生理生化学〉

Albをはじめとする血漿たんぱく質が，胃・腸粘膜から異常に漏出して**低たんぱく血症**をきたす病態の総称である。多くは2つ以上の病因がかかわり症状を呈する。症状として，顔面・四肢，特に下腿浮腫，下痢，腹痛，悪心，嘔吐および食欲不振などを特徴とし，重症例としては，低カルシウム血症による**テタニー**，**低カリウム血症**を呈することがある。また成長期に発症した例では発育障害を伴うことがある（図Ⅱ-3-3）。

肝臓でのAlb合成は，成人の生体内貯蔵量と半減期からおよそ1日に12g前後とされ，Alb全体の3～4%の代謝回転率に相当する量と推定できる。この1日に合成されるAlbの30%以上が持続的に失われるとAlbの分布異常が起こり，低たんぱく血症，低Alb血症が出現する。このときほとんどの種類の血漿のたんぱく質が漏出するのでアルブミン/グロブリン（A/G）比はあまり低下しない。

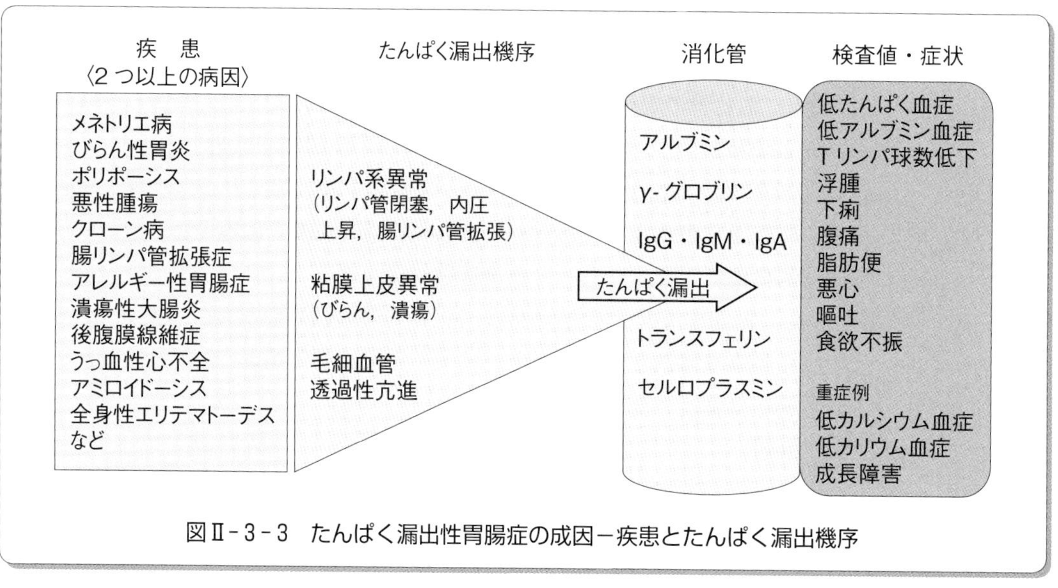

図Ⅱ-3-3　たんぱく漏出性胃腸症の成因－疾患とたんぱく漏出機序

たんぱく漏出性胃腸症の確定診断には糞便中のα_1-アンチトリプシンの定量，腸管α_1-アンチトリプシンクリアランスの測定，^{99m}Tc標識ヒト血清Albによる腹部シンチグラフィーなどのたんぱく漏出試験が必要となる（血中のα_1-アンチトリプシンはAlbと同様に消化管内に漏出するが分子量が大きく，たんぱく質分解酵素の作用を受けずに糞便中に排泄される）。また原因となる疾患の診断にはX線造影検査，リンパ管造影，内視鏡検査，生検による組織検査を行う。

治療は原疾患に対する治療を原則とし，薬物療法と栄養療法で対処する。薬物療法ではたんぱく漏出・リンパ管改善のために**ステロイド**，**ドーパミン製剤**，**プロスタグ**

ランジン製剤，浮腫に対し利尿薬，腹痛・下痢には抗コリン薬，止痢薬，整腸薬などの投与が行われる。

〈栄 養 管 理〉

【栄養アセスメント・モニタリング】 低たんぱく浮腫そのものが低栄養リスクの判定となる。浮腫は体液量増加による体重増加があるので，体重を通常のBMIを用いてそのまま評価判定することはできない。たんぱく漏出試験によるたんぱく質喪失量の推定およびAlb値による低栄養リスクを判定する。さらにTf，トランスサイレチン（TTRと略。別称PA：プレアルブミン）などの短半減期たんぱく質を用いたモニタリングが有効である。

【栄養基準・補給】

表Ⅱ-3-5 たんぱく漏出性胃腸症の栄養基準（1日あたり）

成人の例	エネルギー (kcal)	たんぱく質 (g)	脂　質 (g)	糖　質 (g)
エネルギー産生栄養素バランス（%E）	—	17	15	68
体重1 kgあたり	30	1.3	—	—
標準体重65 kgの例	2,000	85	35	340

低脂質・たんぱく質補強型の栄養基準とし，たんぱく質は日本人の食事摂取基準の推奨量の1.4～1.5倍量の設定となる。肝臓におけるたんぱく質合成能に見合う量を確保する必要がある。脂肪を構成する長鎖脂肪酸はリンパ管内圧を上昇させ，たんぱく漏出悪化を助長させることから制限し，主にMCTを用いる。

消化管が使える場合は経腸栄養とし，経腸栄養が行えない場合は，中心静脈栄養を施行する。

【栄養食事相談】 食事や経腸栄養製品の摂取について時間，種類，量，摂取方法の記録を勧め，その記録と臨床検査データおよび栄養評価に基づいた適切な栄養食事相談を実施することが求められる。

5．炎症性腸疾患（Inflammatory bowel disease：IBD）

5.1　クローン病（Crohn's disease）

〈病態・生理生化学〉

口から肛門までの全消化管に潰瘍を形成する原因不明の炎症性疾患。好発年齢は若年層（10代後半から30代前半）である。炎症は小腸および大腸が好発部位であり，病変は非連続性で区域性がある。大腸内視鏡および小腸X線検査（縦走潰瘍，敷石状病変の所見），生検による病理検査（非乾酪性類上皮細胞肉芽腫の所見）により診断される。病態指標として，**IOIBD**（International Organization for the Study of Inflammatory Bowel Disease）（表Ⅱ-3-6）や**CDAI**（Crohn's disease activity index）**アセスメントスコア**が用いられ，白血球，CRP，赤沈（ESR），血小板（Plt）などの炎症反応と併せて総合的に判定する。慢性の下痢，腹痛，発熱，体重減少などを起こす。また合併症として肛門病変や皮膚病変（アフタ症や**瘻孔**）が認められる。症状が落ち着いている状態を「**寛解期**」，発熱や腹痛などの炎症症状がある時期を「**活動期（再燃）**」という。根治治療はなく，活動期には栄養食事療法を主体とし，薬物療法を併用する。薬物療法では**抗TNF-α抗体**，**5-アミノサリチル酸**（5-ASA製剤），**副腎皮質ステロイド**や**免疫抑制薬**が処方される。大量出血，**穿孔**，狭窄による**腸閉塞**（イレウス），瘻孔，膿瘍形成などでは外科手術が適応となる。クローン病においても長期経過により大腸がん，小腸がんが報告されている。

〈栄 養 管 理〉

【栄養アセスメント・モニタリング】　吸収障害や摂取量不足により，体重減少，低Alb血症，低コレステロール血症，鉄欠乏性貧血に陥りやすい。薬と栄養の相互作用として溶血，葉酸吸収障害，たんぱく質代謝の亢進，カルシウム欠乏（ステロイド剤による）などが起こりやすい。

表Ⅱ-3-6　IOIBDによるクローン病の重症度評価

1. 腹　痛
2. 便回数6回以上/日，または粘血便
3. 肛門周囲合併症
4. 瘻　孔
5. その他合併症
6. 腹部腫瘤
7. 体重減少
8. 発熱（38℃以上）
9. 腹部圧痛
10. Hb 10 g/dL以下

各項目に対し，それぞれ1点とする。
寛解：IOIBDのアセスメントスコア1または0で，赤沈値，CRPが正常の状態のもの
再燃：IOIBDのアセスメントスコア2以上で，赤沈値，CRPが異常のもの

① 臨床診査：下痢（便）回数，便性状，腹痛の確認。浮腫の有無。
② 食生活調査：食事と栄養剤の摂取状況から，エネルギー，たんぱく質量，脂質の量と質，食物繊維の量と種類を調べる。ビタミン類，鉄，カルシウム，セレン，マグネシウムの摂取状況。
③ 身体計測：体重（%IBW，%UBW，体重減少率），皮下脂肪厚（TSF，SSF），上腕周囲長，上腕筋囲，上腕筋面積の変化。
④ 臨床検査：白血球数（WBC），赤血球数（RBC），Hb，Plt，Alb，TP，Tf，トランスサイレチン，TC，電解質（Na，K，Cl，Mg，Fe，Se，Zn），CRP，ESRなどを参考に経過観察。

⑤ エネルギー代謝：間接カロリメトリーによりエネルギー代謝を評価する。

長期にわたり再燃と寛解を繰り返すため，継続指導が重要である。長期の成分栄養剤の使用では，必須脂肪酸の欠乏から皮膚の脱落，うろこ状の皮膚などの症状がみられることがある。さらに，セレンや亜鉛欠乏を呈することがある。

【栄養基準・補給】 栄養基準を表Ⅱ-3-7に示す。消耗性疾患であり，腸管の安静と腸への十分なエネルギー量の補給が必要となる。高エネルギー・高たんぱく・低脂質食とする。脂質は腸管運動を亢進させるので，1日30 g未満とする。脂質の摂取量が30 g/日を超えると再燃率が高くなる。n-6系脂肪酸は，炎症を促進させ，**n-3系脂肪酸**は炎症の抑制効果があるため，魚油の摂取が推奨される。n-6/n-3比は4以下が望ましいとされている。水溶性食物繊維は，保水能，ゲル化，胆汁酸吸着能があり，サプリメントでの補充の有効性が報告されている。飽和脂肪酸，トランス脂肪酸，食品添加物の乳化剤や人工甘味料などを避ける。

著しい低栄養や高度の合併症を認める重症例は，絶食とし中心静脈栄養とする。炎症が安定し腸管の使用が可能になると経腸栄養法にて**成分栄養剤**や半消化態栄養剤を第一選択して用いる。1日の維持投与量は，標準体重1 kgあたり30 kcalを目安とする。亜鉛や銅などの欠乏に注意する。寛解に伴い，日常食を導入し分粥食，米飯食へと進める。食事は低脂質食とし，1日必要エネルギー量の1/2～1/3量に調整する。寛解移行後は，症状の回復に応じて成分栄養剤の摂取比率を調整する**スライド方式**が用いられている（図Ⅱ-3-4）。

〔ブレンダーシステム〕 夜間鼻腔から成分栄養剤や半消化態栄養剤を注入する方法。

表Ⅱ-3-7　クローン病の栄養基準（1日あたり）

エネルギー* (kcal/kg)	たんぱく質* (g/kg)	脂　質 (g)	食物繊維 (g)	ビタミン・ミネラル類
29～30	1.2～1.5	寛解移行期 20～30未満 n-3系脂肪酸を積極的に摂取	10～15	食事摂取基準以上

注）kgは標準体重。
＊　静脈栄養や成分栄養剤併用時にはそれらを含める。

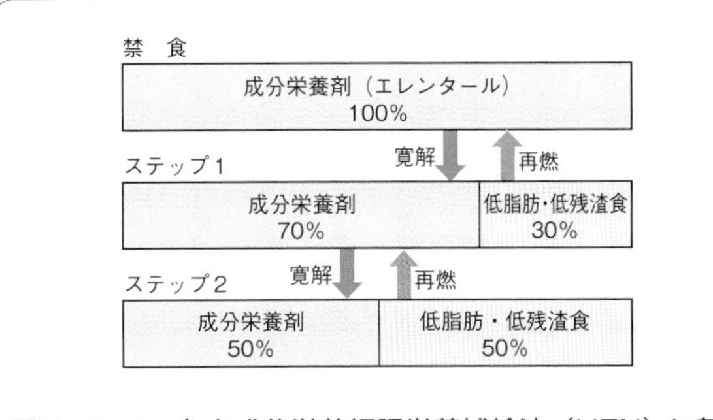

図Ⅱ-3-4　在宅成分栄養経腸栄養補給法（HEN）に基づいた栄養食事療法のスライド方式

【栄養食事相談】 再燃と寛解を繰り返すため，栄養食事療法の重要性に対する理解を深める。寛解維持に果たす経腸栄養剤の役割について説明する。

① 経腸栄養剤，食事内容（食品名，摂取量），下痢や発熱，腹痛などの症状，体重の記録を勧め，栄養（食事）の摂取状況と身体状況の関連について指導する（自己管理の重要性を理解させる）。喫煙はクローン病の危険因子のため禁煙を勧める。

② 食事への恐怖感があり摂取量が少ないため栄養状態の悪化，症状の回復を遅らせている場合がある。病状に合わせた消化のよい食事について指導，栄養補給を図る。

③ 患者は若年層が多く，ライフスタイルと疾患との関連で不安感が強い。家族を含めた精神面のフォローも重要である。

5．2　潰瘍性大腸炎（Ulcerative colitis）

〈病態・生理生化学〉

直腸から口側に向かい潰瘍が連続的に発症する原因不明の**慢性炎症性疾患**。腸管の免疫調節機序の破綻や腸内細菌感染，ストレスによる心因的要因，アレルギー反応などが成因と考えられている。発症は，若年者（20歳代がピーク）に多いが，小児や高齢者にもみられる。病変の広がりや病期分類，臨床的重症度により分類される（表Ⅱ-3-8）。主症状は，持続性または反復性の腹痛，下痢，粘血便などである。貧血，発熱，全身倦怠などを伴うことが多い。クローン病と同様「寛解期」と「活動期（再燃）」を繰り返す。10年以上の**慢性持続型**では大腸癌を合併することがある。血液検査（白血球，好中球の増加，TTT，ZTTの上昇），CRP，ESR等の炎症所見，便潜血検査，大腸内視鏡検査，注腸造影によって診断される。内科的治療では，5-ASA製剤，副腎皮質ステロイド薬，免疫調節薬などの薬物療法が行われる。さらに，中等症～重症で，ステロイドの減量が困難な場合では，血球成分除去療法が行われる。内科治療で病状がコントロールできない場合には，外科的手術が行われる。

〈栄 養 管 理〉

【栄養アセスメント・モニタリング】　病変部位は大腸に限定されるので栄養障害はあまり強くないのが普通である。腸管からの出血や血便により鉄欠乏性貧血を呈する。下痢が顕著な場合には低カリウム血症，電解質異常をきたしやすく，腸からの吸収不良，水分喪失により脱水状態が疑われる。

① 臨床診査：便通や腹痛の改善状況。ストレスなどの関与についても調査する。

② 食生活調査：栄養素等摂取量を確認。食品摂取の偏り，アレルギーの有無を知る。

③ 身体計測：体重（%IBW，%UBW，体重減少率），体脂肪率。

④ 臨床検査：WBC，好中球の増加，ESR，CRPの上昇。TP，Alb，RBC，Ht，Hbの減少。血清鉄の低下，総鉄結合能の上昇。ビタミン（A，D，E，K，B_{12}，葉酸），電解質（K，Na，Cl），ミネラル（Fe，Zn，Ca）などを評価する。

長期にわたり再燃と寛解を繰り返すため，モニタリングが重要である。

【栄養基準・補給】　栄養基準を以下に示す（表Ⅱ-3-9）。重症例では絶食として静脈栄養とする。炎症の安定に対応して軟菜から始める。寛解期では，極端な制限は必要なく，常食にして十分なエネルギーとたんぱく質を補給する。脂質は病態を評価しながら増減する。頻回の下痢，腹痛を伴う場合や経口摂取により症状が悪化する場合は，易消化で和食中心の低残渣食とする。下痢症状が持続する場合では，脂質や食物繊維，

表Ⅱ-3-8　潰瘍性大腸炎の重症度分類

	重　症	中等症	軽　症
1）排便回数	6回以上	重症と軽症との中間	4回以下
2）顕血便	（＋＋＋）		（＋）～（－）
3）発　熱	37.5℃以上		（－）
4）頻　脈	90/分以上		（－）
5）貧　血	Hb：10 g/dL以下		（－）
6）赤　沈	30 mm/hr以上		正　常
またはCRP	3.0 mg/dL以上		正　常

・顕血便の判定
（－）血便なし
（＋）排便の半数以下でわずかに血液が付着
（＋＋）ほとんどの排便時に明らかな血液の混入
（＋＋＋）大部分が血液
・重症とは1）および2）の他に全身症状である3）または4）のいずれかを満たし，かつ6項目のうち4項目以上を満たすものとする。軽症は6項目すべて満たすものとする。
・中等症は重症と軽症の中間にあたるものとする。
・重症の中でも特に症状が激しく重篤なものを劇症とし，発症の経過により，急性劇症型と再燃劇症型に分ける。劇症の診断基準は以下の5項目をすべて満たすものとする。
①　重症基準を満たしている。　②　15回/日以上の血性下痢が続いている。
③　38℃以上の持続する高熱がある。　④　10,000/mm³以上の白血球増多がある。　⑤　強い腹痛がある。

「潰瘍性大腸炎・クローン病診断基準・治療指針　令和3年度 改訂版」（令和4年3月31日）より引用
（厚生労働科学研究費補助金　難治性疾患政策研究事業「難治性炎症性腸管障害に関する調査研究」（久松班）令和3年度分担研究報告書）

表Ⅱ-3-9　潰瘍性大腸炎の栄養基準（1日あたり）

エネルギー（kcal/kg）	たんぱく質（g/kg）	脂　質（g）	食物繊維（g）	ビタミン・ミネラル類
中等症28 重　症32　を目安	1.2～1.5前後	寛解移行期40以下 n-3系脂肪酸を積極的に摂取	再燃期，狭窄のある場合：10以下，それ以外は制限なし	食事摂取基準以上

注）kgは標準体重

香辛料の多い料理は制限する。牛乳・乳製品は症状の出現，牛乳アレルギーや乳糖不耐症がある場合は禁止するが，ない場合はたんぱく質やカルシウム源として使用する。水溶性食物繊維は，大腸内で腸内細菌の働きにより発酵を受けて短鎖脂肪酸，特に酪酸を産生する。酪酸は，腸粘膜のエネルギー源として，また抗炎症作用をもち，本疾患に有用である。一方，砂糖菓子の摂取は潰瘍性大腸炎の発症との関連が報告されている。

【栄養食事相談】　病期により栄養管理は異なる。腸管の安静を保つためには，低脂質・低残渣とするが，寛解期にはバランスのよい日常食事とする。患者により体調を悪化させる食品は異なるので，自己管理が重要である。

①　病変部位によって症状や経過に個人差が大きく，栄養食事療法も異なるので，家族を含めた長期的な精神面のフォローが重要である。

②　寛解期は，バランスのとれた食事を基本とし，食事に対して神経質にならないように，普通の生活ができることへの理解を促す。

③　精神的ストレス，感染症，不適当な食事などが再発の引き金になる。過労や睡眠不足，ストレスを避け規則正しい生活を送るよう勧める。

6．過敏性腸症候群 (Irritable bowel syndrome：IBS)

〈病態・生理生化学〉

腹痛と便通異常が相互に関連しつつ慢性に持続する機能的疾患である。**RomeⅣ診断基準**によって定義され，便性状による分類がなされる（表Ⅱ-3-10，図Ⅱ-3-5）。病型は**下痢型**，**便秘型**，下痢と便秘が出現する**混合型**があり，下痢型は男性に，便秘型は女性に多い傾向にある。病因は大腸を中心とした消化管運動機能異常，腸管の内臓知覚異常，ストレスを含む外的刺激に対する過剰もしくは異常な腸管の反応などである。症状は，排便後に軽快する腹痛，下痢，便秘，腹部膨満感，悪心，嘔吐などの消化器症状に加えて，**自律神経失調症状**（動悸，四肢の冷感，発汗，顔面紅潮，肩こり，頭痛）や**不定愁訴**（全身倦怠感，不安感，不眠，無気力，過度緊張）を自覚することも多い。

〔対症療法〕　薬物療法と心理療法，生活指導・相談，栄養食事相談に重点が置かれ，消化管主体の治療，中枢機能の調整，心理療法と症状に合わせ段階的な治療を行う。

表Ⅱ-3-10　IBSのRomeⅣ診断基準

腹痛が最近3カ月のなかの1週間につき少なくとも1日以上を占め，下記の2項目以上の特徴を示す。 (1) 排便に関連する (2) 排便頻度の変化に関連する (3) 便形状(外観)の変化に関連する
＊最近3カ月は基準を満たす 少なくとも診断の6か月以上前に症状が出現

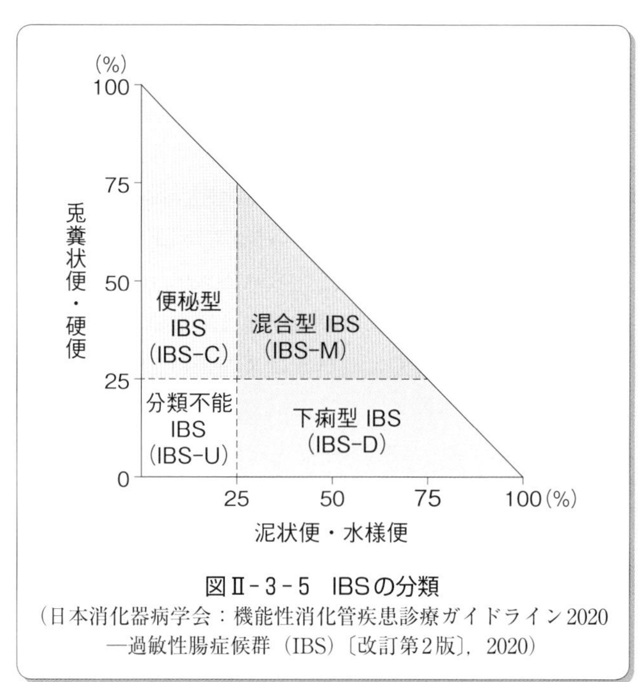

図Ⅱ-3-5　IBSの分類
（日本消化器病学会：機能性消化管疾患診療ガイドライン2020
—過敏性腸症候群（IBS）〔改訂第2版〕，2020）

薬物療法は，高分子重合体，消化管運動機能調節薬を投与したうえで下痢型では抗コリン薬，乳酸菌製剤，ビフィズス菌製剤，止痢剤などを組み合わせ，便秘型には緩下剤などが処方される。精神症状が強い場合，抗不安薬や抗うつ薬を併用することがある。薬物療法が有効でない症例に対しては心理分析からのアプローチが重要であり，心理療法などが行われる。

〈栄 養 管 理〉

【栄養アセスメント・モニタリング】 食事，精神的・心身症的，社会心理的などのストレスと，疾患に対する苦痛と不安感がある。体重減少や低たんぱく血症，貧血などはみられないことが特徴である。

① 臨床診査：症状（頻度や発症する状況，症状に関連する食品など），生活習慣（食欲，排便状況，睡眠時間，仕事内容など）。

② 食生活調査：食事量，食物繊維，脂質，水分量，症状を誘発しやすい食品（カフェイン類，香辛料を多く含む食品や牛乳，乳製品）の摂取量などの確認。

③ 臨床検査：下痢では，クレアチニン（Cr），BUN，電解質（Na，K，Cl）を確認。

【栄養基準・補給】 エネルギー，各栄養素は日本人の食事摂取基準を目安とする。軽症，中等症では特別な栄養食事療法を必要としないが，下痢や便秘に応じた食事内容とする。重症例では入院とし，絶食後，易消化食を段階的に供する。

・下痢型：脂質の摂取量を通常の1/3くらいに制限する。腸管粘膜を刺激する冷たい飲料水，炭酸飲料，香辛料は避ける。低残渣食とする。牛乳，乳製品は悪化要因となる可能性があるため，食物アレルギーや乳糖不耐症の有無に注意する。アルコール飲料も腸蠕動運動を刺激することから，症状が強い場合は原則禁酒とする。

・便秘型：**痙攣性便秘**がほとんどであり，腸の緊張亢進の抑制のために刺激性の少ない食事とする。食物繊維は便量を保つうえで重要で，水溶性食物繊維の多い野菜類，果物類，海藻類から摂取する。刺激性食品（酸味，アルコール飲料，カフェイン），物理的刺激（硬い食品，濃い味つけ，炭酸飲料，過食など）を避ける。脂質の摂取量は通常の2/3程度にし，揚げ物など油の多い食品，料理を避ける。ガスを発生させやすい食品も避ける。

【栄養食事相談】 下痢や便秘に対しては必要な栄養食事相談を実施するが，重症でない限り，過度な食事制限は避け，食事に関して必要以上に心配や精神的ストレスをかけないようにする。

① 規則正しい食生活を実施し，暴飲暴食はしない。

② 下痢型では外出前の排便，外出時の排便場所の確保，高脂肪食および刺激物の摂取を避ける。

③ 便秘型では毎日の排便習慣の確立，食習慣の調節を心がける。

④ 適度な運動を行う。

7．便秘（Constipation）

〈病態・生理生化学〉

便秘は，**排便回数**が週2回以下の排便状態と定義され，便重量が35 g/日以下とされる。症状の持続期間により，1～3か月未満の急性便秘と3か月以上の慢性便秘に分けられる。便秘では，腸管の通過時間が延長し，長時間，便塊が結腸に留まり，水分が吸収され硬い便となる。腸管の通過時間が正常でも排便が障害される病態もある。

便秘は，**機能性**と**器質性**に分類され，機能性はさらに**弛緩性**，**痙攣性**，**直腸性**に分けられる（表Ⅱ-3-11）。弛緩性便秘は，腸管の運動機能低下がみられ，便の通過時間が延長する。痙攣性便秘では，腸管の過度な緊張により便の通過が障害される。便秘は男性より女性に多くみられ，加齢により弛緩性が増加する。診断は，大腸癌など器質疾患との鑑別がもっとも重要である。腹部の触診・聴診，便潜血反応検査，X線検査，内視鏡検査などにより診断される。

症状は，排便回数の減少，硬便，便量減少，排便時の痛み，腹部不快感，腹部膨満感，残便感などである。長期の便秘では，腸管内のガスの発生により食欲不振や悪心・嘔吐，頭痛，イライラ感などの全身症状が起こる。機能性便秘では，粘液や血便は認めないが，大腸癌などの器質性便秘では，便の狭小化や血液の付着を認めることがある。痙攣性便秘では，腹痛，兎糞状の便がみられる。

治療は，器質的疾患が除外された場合は，対症療法として緩下薬などが用いられる。慢性便秘では，食習慣，生活習慣の改善が重要である。

表Ⅱ-3-11　便秘の種類

便秘の種類		原因・病態
一過性単純性		生活・食事量・環境の変化など
機能性	直腸性	度重なる排便刺激の無視，下剤乱用による直腸刺激感受性の低下 肛門疾患
	弛緩性	大腸の緊張低下，運動の鈍化，腹筋力の低下 高齢者・経産婦にみられる
	痙攣性	副交感神経の過緊張などによる便の移送抑制（過敏性腸症候群）
器質性	管腔内狭窄	腸管の器質的疾患による通過障害 腫瘍，炎症，術後癒着，腸形成異常
	管腔外狭窄	腸管以外の器質的疾患に伴う大腸の運動機能異常 腹腔内臓器の腫瘍，炎症，ヘルニア
症候性		代謝・内分泌疾患（糖尿病神経症，甲状腺機能低下症など） 神経筋疾患，膠原病，鉛中毒
薬剤性		抗コリン剤，三環系抗うつ剤，抗パーキンソン薬，モルヒネなど

〈栄 養 管 理〉

【栄養アセスメント・モニタリング】

① 臨床診査：食事内容，食欲，生活習慣，運動習慣，ストレス，排便状況，便の性状，薬剤使用（下剤など）の有無，既往歴などを確認。女性では月経と症状の関連なども確認する。

② 食生活調査：食事摂取量，食事内容の変化，特に**食物繊維**，**脂質**，**水分**の摂取量など。

③ 身体計測：身長，体重（BMI，体重変化率）。過敏性腸症候群などの機能性便秘では，体重減少など栄養状態の低下はまれであるが，大腸癌による器質性便秘では，著しい体重低下をきたすことがある。

【栄養基準・補給】 栄養基準は日本人の食事摂取基準を目安とする。

〔機能性便秘〕 便秘の種類により食事内容が異なる。弛緩性便秘や直腸性便秘では，便量を増加させるために水分を十分に摂取し，食物繊維の豊富な食品（根菜類や葉菜類，表Ⅱ-3-12）を摂取するように勧める。水溶性食物繊維の発酵によって生じる乳酸，酪酸，プロピオン酸などの有機酸には，大腸運動刺激作用がある。冷水や果汁，牛乳，適度なアルコール飲料などもよい。また香辛料や脂質は大腸の蠕動運動に対して刺激作用があるので，適度に摂取する。

〔痙攣性便秘〕 腸管の緊張を抑えるために，刺激性の少ない低残渣・低脂質食とし，蠕動運動を促す食品の摂取は控える。しかし，水溶性食物繊維は，腸内細菌により利用され，短鎖脂肪酸（SCFA）に分解され，腸内環境の改善に役立つため摂取を勧める。

【栄養食事相談】 1日3回の規則正しい食事，特に朝食の摂取は排便習慣の定着に重要である。直腸性便秘は，排便習慣の乱れによって生じることが多いため，便意があればトイレに行くなどの説明が必要である。また運動不足から便秘傾向をきたすこともあるため，軽い運動を促す。

表Ⅱ-3-12　食物繊維の種類と含まれる主な食品

		名　称	多く含まれる主な食品
食物繊維	不溶性	セルロース	野菜，穀類，豆類，小麦ふすま
		ヘミセルロース	穀類，豆類，小麦ふすま
		ペクチン質	未熟な果物，野菜
		リグニン	ココア，小麦ふすま，豆類
		イヌリン	ごぼう
		キチン	えびやかにの殻
	水溶性	ペクチン質	熟した果物
		植物ガム（グアーガム）	樹皮，果樹など
		粘質（マンナン）	植物の種子，葉，根など
		海藻多糖類（アルギン酸，ラミナリン，フコダイン）	海藻

8．肝炎 (Hepatitis)

〈病態・生理生化学〉

急性肝炎（acute hepatitis）とは，主に肝炎ウイルスの感染が原因で起きる急性の肝機能障害を呈する病気である。肝炎ウイルスとしては，A，B，C，D，E型の5種類が確認されている。症状には，黄疸，食欲不振，嘔気嘔吐，全身倦怠感，発熱などがある。薬剤，アルコール，中毒物質が原因となるものもある（表Ⅱ-3-13）。

劇症肝炎（fulminant hepatitis）とは，肝炎ウイルス感染，薬物アレルギー，自己免疫性肝炎などが原因で，正常の肝臓に短期間で広汎な壊死が生じ，進行性の黄疸，出血傾向および精神神経症状（肝性脳症）などの肝不全症状が出現する病態である。初発症状出現から8週以内にプロトロンビン時間が40％以下に低下し，昏睡Ⅱ度以上の肝性脳症を生じる肝炎と定義されている。広範囲にわたる急激な肝細胞の壊死により，ほかの臓器にも高度障害が生じる。適切な治療が重要となる。食欲不振や嘔吐，発熱などにより栄養状態の低下が起こる。

慢性肝炎（chronic hepatitis）の原因は，感染がほとんどで，B型肝炎ウイルス（**HBV**），C型肝炎ウイルス（**HCV**）によるものが大部分である。急性肝炎発症後6か月以上経過後も肝機能障害が持続しているものが慢性肝炎と診断される。現在日本では慢性肝炎の70～80％がC型肝炎，15～20％がB型肝炎である。B型肝炎は予後良好な場合が多いが，乳幼児感染すると慢性化しやすい。C型肝炎は長期的に慢性化をたどる。

非代償性肝硬変，肝癌への進展を遅延させることが治療の目的である。一般的には保存的治療（安静と栄養療法）が中心である。慢性B型肝炎では，抗ウイルス薬［インターフェロン（interferon：IFN）］や核酸アナログ製剤，慢性C型肝炎ではIFM＋リバビリン＋直接作用型ウイルス薬の3剤療法，肝庇護薬（グリチルリン製剤ウルソディオキシコール酸）を用いる。C型肝炎では腸管からの鉄吸収障害亢進，肝細胞への鉄沈着が起こる。血清フェリチン値が高値の場合体内から血液を抜く瀉血療法や鉄制限食が行われる。劇症肝炎に対しては，血漿交換や血液透析などの全身管理が必要になることがある。

〈栄 養 管 理〉

【栄養アセスメント・モニタリング】　急性肝炎発症後は，食欲不振がみられる。黄疸回復後，食欲不振は改善されるので，積極的に栄養補給する。しかし，回復期では過剰摂取により脂肪肝が生じる場合もあるため，注意する。

慢性肝炎は進展予防を目的に適切な評価を行う。病期や病状に注意しながら臨床経過を観察する。過栄養あるいは低栄養にならないよう評価する必要がある。

① 身体測定：身長，体重，体脂肪率・体脂肪量を把握する。

② 臨床検査：CTなどの画像診断，栄養指標となる血液検査データを確認する。栄養指標は栄養不足によるものか肝障害によるものかの見分けがつきにくいこともあり，注意が必要である。継時的に評価していく必要がある。長期化した場合

表Ⅱ-3-13　急性ウイルス肝炎の特徴

肝炎ウイルス	A型（HAV）	E型（HEV）	B型（HBV）	C型（HCV）	D型（HDV）
主な感染経路	糞便-経口感染	経口感染 人畜共通感染症	体液感染 血液感染 母子感染	血液感染	HBVと同様 増殖にはHBVが必要
潜伏期間	2～6週	2～9週	1～6か月	1～3か月	1～6か月
感染様式	一過性 終生免疫獲得（IgG型HA抗体）のため，ほとんど慢性化しない	一過性 劇症化は妊婦の感染例で多い	一過性＞持続性 慢性肝炎は無症候性キャリア（母子感染，乳幼児感染）から発症	一過性＜持続性 成人の初感染からも容易に慢性化する	HBVに準じる HBVに重複感染する 日本ではまれ
感染リスク	海外渡航	海外渡航	薬物中毒者 医療従事者 同性愛者	薬物中毒者 医療従事者	HBVキャリア
慢性感染	ほぼなし	なし	数％あり	70～80％あり	70～80％あり（重複感染例）
備　考	急激に発病する。37～38℃の微熱が数日続き，全身倦怠感・食欲不振・嘔吐・悪心などの自覚症状を伴う。約1％は劇症化がみられる	妊婦で劇症肝炎が多く死亡率が高い。熱帯，亜熱帯で水系感染による集団発生がみられる。医療従事者の針刺し事故・母子感染・麻薬注射・性行為による水平感染などによって感染する	慢性肝炎は自然に終息することがある	急性肝炎は高率に慢性化し，慢性肝炎は進行は遅いが確実に進行する感染経路が不明のものもある	急性肝炎では重症化，劇症化。慢性肝炎では進行が速い。B型肝炎ウイルスキャリアに感染する。症例は非常に少ない

表Ⅱ-3-14　肝機能検査

肝臓の障害	臨床検査データへの影響
肝細胞破壊	AST，ALT，LDHの上昇
胆汁流出障害	ALP，GGT，総胆汁酸，直接ビリルビン，コレステロールの上昇
肝臓の合成能	プロトロンビン時間の延長，アルブミン，コリンエステラーゼ，コレステロール（エステル化）の低下
肝臓の解毒機能	アンモニア，ビリルビン（直接/総（D/T）の比），アミノ酸分画（フェニルアラニン，チロシン，メチオニンの上昇）
肝臓の血流避断や線維化の指標	ICG負荷テスト，血小板数，ヒアルロン酸
その他	IgG，TTT，ZTT，ＲＡ（リウマチ反応）

は肝線維化，耐糖能などに対する評価も行う。

③ 食生活状況：食事摂取量，食習慣，嗜好，食欲の状況を把握する。エネルギー産生栄養素のみならず，ビタミンやミネラル（亜鉛，鉄など）などにも注意する。飲酒状況も確認する。

【栄養基準・補給】

表Ⅱ-3-15　肝炎の栄養基準（1日あたり）

	エネルギー (kcal/kg)	たんぱく質 (g/kg)	脂　質 (%E)	備　考
急性期	25～30	0.8～1.0	20（消化器症状や黄疸があればさらに制限）	消化のよい軟食
回復期	30～35	1.0～1.3	20～25	
慢性期/肝硬変代償期	30～35	1.0～1.3	20～25	鉄6 mg（フェリチン高値の場合）

注）kgは標準体重。

肝機能が著しく低下している急性期は絶食とし，静脈栄養で補う。肝炎発症初期は食欲不振，嘔吐，発熱などにより摂取量が減少するので末梢静脈栄養を行う。肝予備能が著しく低下している場合は絶食とし，中心静脈栄養を行うのが一般的である。輸液の組成はグルコースと電解質を基本とし，必要に応じてインスリンの併用やビタミン・ミネラルの補充を行う。肝不全用のアミノ酸製剤は，肝機能が低下している急性期は禁忌とする。

慢性肝炎では日本人の食事摂取基準に準ずるが，炎症・線維化の程度，安静療法を考慮する。しかし，過度の安静や摂取過剰により肥満しないよう個々人の必要量を算出して，適切な栄養管理を行う。

抗酸化ビタミン・ミネラルの不足もきたしやすい。亜鉛は不足しやすく，鉄の過剰蓄積にならないようにする。脂質の極端な制限は脂溶性ビタミンの不足をきたす。慢性期ではn-6・n-3系脂肪酸を中心に日本人の食事摂取基準に準ずる。これらの不足は細胞膜脆弱性，免疫能低下をきたす。

【栄養食事相談】　食事形態は，急性期は消化吸収のよい軟食とし，喫食できるものを優先し，食事回数，嗜好に配慮する。回復期では，肝細胞修復に必要なエネルギー，たんぱく質，炭水化物，必須脂肪酸，ビタミン・ミネラルの不足がないよう注意する。慢性期では，肝臓の脂肪化を予防するため，エネルギー過剰に注意し，過度の安静や摂取過剰により肥満しないよう，個々人の必要栄養量を算出して適切な栄養管理を行う。劇症肝炎では，輸液管理が主体となる。体内に貯留したアンモニア抑制のため，輸液においてもアミノ酸を含まないブドウ糖主体となる。

① A型肝炎など予後良好な場合は，回復期に必要なバランスのとれた食事について指導する。しかし，慢性化し肝硬変へ移行する可能性がある場合では，疾患に対する知識や継続治療の重要性について理解を深める。日常の食生活状況を評価し，継続できる栄養ケアプランを立案する。

② 退院時は生活活動を加味した適切な栄養基準を設定し，食品構成，献立の立て方，食品選択等について指導する。疾患の予後について指導し，バランスのとれた食事の重要性を理解させる。

③ 肥満傾向であれば，脂肪肝にならないようエネルギー過剰を防ぐ。逆に，たんぱく質・エネルギー栄養障害（PEM）の場合は，十分なエネルギーとたんぱく質を確保する。たんぱく質補給はフィッシャー比*を考慮する。栄養摂取量の過不足について認識させ，食事量・食品構成や食習慣の是正を試みる。

④ 細胞膜脆弱性，免疫機能低下をきたすため，脂質はn-3系多価不飽和脂肪酸（抗炎症性物質産生）を増やし，n-6系多価不飽和脂肪酸（抗症性物質産生）を減らす（n-3/n-6比を上げる）。

⑤ 抗酸化ビタミン（E，C，カロテン類）や亜鉛の不足に注意する。

⑥ C型肝炎の場合は瀉血や鉄制限によって改善がみられることから，食事の鉄制限も行う（目標6 mg/日以下）。

⑦ 食物繊維の摂取を促し，腸内環境を整える。

⑧ 常習飲酒者に対しては禁酒を促す。

⑨ 退院後も受診と栄養ケアの継続を促す。

＊**フィッシャー比**（Fischer ratio）：分岐鎖アミノ酸（branched chain amino acid: BCAA；イソロイシン・ロイシン・バリン）と，芳香族アミノ酸（aromatic amino acid: AAA；チロシン・フェニルアラニン）のモル比（BCAA／AAA）。

9．肝硬変（Liver cirrhosis）

〈病態・生理生化学〉

肝細胞の破壊・再生修復が繰り返され，肝実質細胞がびまん性に変性・壊死し，結節ができて線維化が進行し，肝機能が低下した状態，肝障害の終末像が**肝硬変**である。ほとんど自覚症状がみられない代償性と非代償性に分かれる（表Ⅱ-3-16）。

表Ⅱ-3-16　肝硬変の主な症状

代償性	非代償性
・自覚症状はほとんどない	・黄疸，腹水・浮腫
・倦怠感・軽い疲労感がある	・出血傾向にある　・女性化乳房
・食欲不振がみられる	・食道静脈瘤・脾腫
・筋痙縮・手掌紅斑がみられることがある	・肝性脳症*

＊肝臓で除去されるはずの有害物質が血液中に蓄積して脳に達し，脳機能が低下することから引き起こされる。意識障害・異常行動・羽ばたき振戦などの神経症状や昼夜逆転，意識変容などの見当識症状がみられる。

診断は血液生化学検査（アルブミン，コリンエステラーゼ，プロトロンビン時間），画像診断（腹部エコー，CT，MRA），組織検査（肝生検）などで行われる。重症度は**Child-Pugh**（チャイルド・ピュー）**分類**（表Ⅱ-3-17）によって判定され，肝予備能を評価する。一般的にはgrade Aは代償性，grade B・Cは非代償性とされている。また，食道静脈瘤の検査は上部消化管内視鏡検査で確認する。

表Ⅱ-3-17　Child-Pugh分類

項目＼ポイント	1点	2点	3点
肝性脳症	なし	軽度（Ⅰ・Ⅱ）	昏睡（Ⅲ以上）
腹水	なし	少量	中等量以上
血清ビリルビン（mg/dL）（胆汁うっ滞）	＜2.0（＜4.0）	2.0～3.0（4.0～10.0）	＞3.0（＞10.0）
血清アルブミン（g/dL）	＞3.5	2.8～3.5	＜2.8
プロトロンビン活性値（%）	＞70	40～70	＜40
プロトロンビン時間INR	＜1.7	1.7～2.3	＞2.3

grade A：5～6点，grade B：7～9点，grade C：10～15点
（日本肝臓学会：慢性肝炎・肝硬変の診療ガイド2019）

肝細胞には，肝動脈からは酸素に富んだ血液が，門脈からは腸より吸収された栄養素が送り込まれ，肝臓は身体に不可欠な栄養素の代謝・貯蔵，胆汁酸生成・分泌，解毒，体液の循環調整などの機能を有する。肝硬変ではこれらの機能が障害され，血液，身体上特徴的な種々の異常を呈する。門脈圧亢進により高アンモニア血症，血小板減少症，貧血が認められる。

アンモニアが蓄積することで，脳神経機能の低下をきたし，肝硬変では意識障害や昏睡となる。肝病態の重症度が上がるにつれ栄養代謝異常が出現する。

糖質はブドウ糖の肝細胞への取り込み障害により骨格筋でのインスリン抵抗性を高め，貯蔵グリコーゲンが減少するため，耐糖能異常をきたしやすい。アミノ酸代謝では芳香族アミノ酸（AAA）やメチオニンが高くなり，分岐鎖アミノ酸（BCAA）が減少するため，肝硬変ではフィッシャー比は低下する（アミノ酸インバランス）。エネルギー代謝は亢進している場合もあり，エネルギー不足により窒素出納は負に傾きやすい。

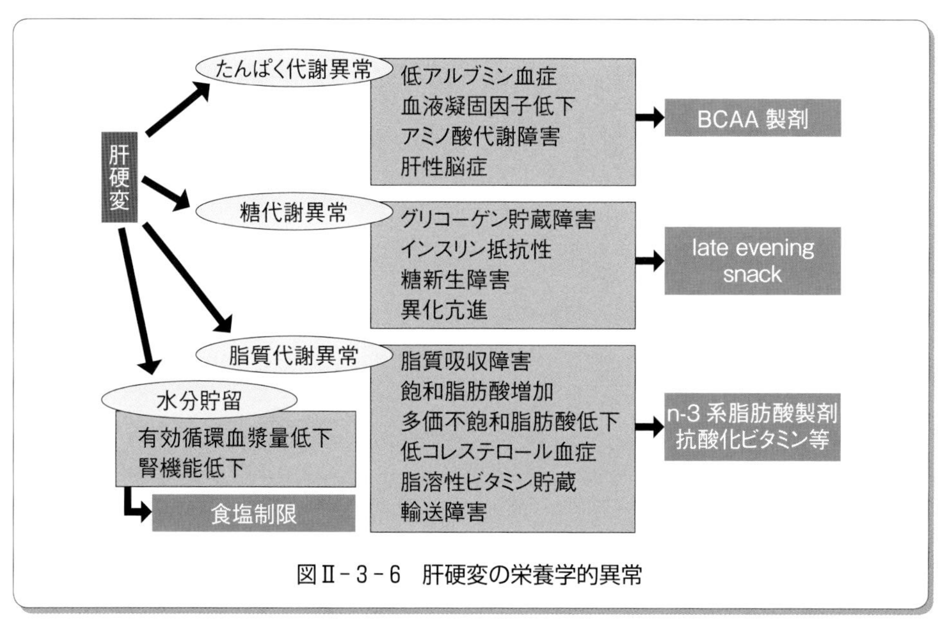

図Ⅱ-3-6　肝硬変の栄養学的異常

胆汁の生成不足がみられる。ビタミンは特に脂溶性ビタミンの欠乏症状，ミネラルでは亜鉛，セレン等の微量元素の欠乏や鉄の代謝障害がみられる。

〔治　療〕 対症療法が中心となる。代償性では安静と栄養食事療法，肝庇護薬である強カネオミノファーゲンC，ウルソデオキシコール酸による治療が中心である。非代償性では，腹水・浮腫には利尿剤・アルブミン製剤の投与，食道静脈瘤には内視鏡硬化療法，肝性脳症にはラクツロースによる便秘などの誘因除去（大腸内のpHを下げ，アンモニアの腸内産生・吸収を抑制し，排便を促進させる），BCAA製剤の投与（経口あるいは経静脈）などが行われる。腹水はAlb低下，抗利尿ホルモン増加によりナトリウム・水分の貯留，門脈圧亢進，肝リンパ液産出増加などにより発生する。肝機能を維持し肝癌の早期発見と抑制を目指す。

肝不全（hepatic failure）では全身倦怠感，食欲不振，腹水，黄疸，発熱などの臨床症状がみられる。門脈圧亢進症状として，消化管出血（食道静脈瘤破裂，胃出血），肝性脳症などがみられる。腹水に対しては，食塩制限と安静が基本となり，改善が得られない場合は利尿薬が投与される。食道や胃静脈瘤で吐血，下血時には内視鏡を行い，止血が行われる。

〈栄 養 管 理〉

【栄養アセスメント・モニタリング】 栄養スクリーニングはChild-Pugh分類とBMIを用い，Child-Pugh分類CあるいはBMI 18.5 kg/m^{2}以下をハイリスクとして行う。

栄養療法の評価は血清アルブミン値，Child-Pugh分類，サルコペニア（JSH基準）を用いて判定する。サルコペニアは肝硬変の病態に影響するため食事療法が必要である。

代償性，非代償性肝硬変のどちらの段階かの確認が必要である。SGA，身体計測，肝機能検査値，Child-Pugh分類による重症度，浮腫，腹水，肝性脳症や耐糖能異常の有無，食習慣・運動習慣などを指標とする。浮腫・腹水がみられる場合は体重測定値が高くなるため，評価に注意が必要となる。

① 食生活：エネルギー，たんぱく質，脂質（多価不飽和脂肪酸，アラキドン酸），ビタミン，ミネラルが適正量確保されていることを確認する。たんぱく質・エネルギー栄養障害（protein-energy mulnutrition：PEM）は肝硬変患者の重要な予後決定因子であるため，摂取量・消費量を評価する。

② 身体測定：身長，体重（経年変化），上腕筋囲，除脂肪体重，体脂肪量，下腿周囲長を測定し，骨格筋量等を評価する。

③ 血液検査：多くの検査が肝機能障害を反映している。肝硬変の進展に伴ってAST＞ALTの傾向を示し，血清ビリルビンは肝からの排泄能の低下により高値となる。血小板数は肝臓の線維化が進むにつれて，減少する。

④ エネルギー代謝：やや亢進しているので実測が望まれる。また，呼吸商（RQ）から基質燃焼率が評価できる。起床時低下している場合は，夜食（200 kcal程度の夜食：late evening snack：LES）やBCAA製剤の就寝前投与や頻回食を行う。

【栄養基準・補給】

表Ⅱ-3-18　肝硬変・肝不全の栄養基準（1日あたり）

	エネルギー（kcal/kg）	たんぱく質（g/kg）	脂　質（%E）	備　考
肝硬変非代償期（肝不全）	25～35 kcal/kg（標準体重）/日 分割食4回，LES食を推奨 耐糖能異常がある場合 25 kcal/kg（標準体重）/日	1.0～1.5 g/kg/日（BCAAを含む） たんぱく不耐症*がある場合は 0.5～0.7/kg/日＋BCAA高含有肝不全用経腸栄養剤	20～25%/E	BCAA使用 鉄5～6 mg （フェリチン酸高値の場合）

注）kgは標準体重。※たんぱく不耐症とは肝硬変では高たんぱく食が窒素負荷となって肝性脳症を誘発すること。たんぱく質については，高アンモニア血症や脳症がない場合は，1～1.2 g/kgとし，高アンモニア血症がみられる場合は，0.5～0.8 gと厳しく制限する。たんぱく質の量は脳症や血中アンモニア値により調整し，食事とBCAA製剤によって管理する。腹水により食塩5～7 g，水分制限1 Lとする。血清フェリチン値が基準値以上の場合は，鉄制限とする。

代償性肝硬変では，浮腫，腹水がなくても予防のために食塩制限を行う。慢性肝炎に準じたバランスのとれた栄養食事療法を行う。

非代償性肝硬変は栄養代謝異常や摂取不足による栄養障害を評価し，適切な栄養ケアを目指す。たんぱく質・エネルギー栄養障害（protein-energy malnutrition：PEM），低アルブミン血症，多価不飽和脂肪酸，脂溶性ビタミン，微量元素の改善により，非代償性肝硬変・肝不全（浮腫，腹水，肝性脳症）への移行や合併症・発がんを予防し，患者の予後改善とQOLに貢献する。肝性脳症では，低たんぱく食とし，血漿アミノ酸の不均衡（分岐鎖アミノ酸：BCAAが低下，芳香族アミノ酸：AAAが高くなる）が生じるためBCAA製剤を投与する。ラクツロースや**ラクチトール**（アンモニアの産生・吸収の抑制をする。副作用は下痢）を経口投与して腸管内pHを低下させアンモニアの産生・吸収を抑える。

① グリコーゲン貯蔵能力の低下は，たんぱく質異化亢進につながる。耐糖能異常がみられる場合，食事頻回摂取や200 kcal程度の夜食（late evening snack：LES食）を考慮する。

② TC，TG，リン脂質濃度は脂質栄養状態を反映する。アラキドン酸やn-3系多価不飽和脂肪酸（EPA，DHA，α-リノレン酸）などの血中脂肪酸濃度が低下している。このことは，生理活性物質の合成低下と関連しており，合併症を起こしやすくなる。アラキドン酸は肝細胞膜構成脂肪酸である。これらの脂肪酸を補充する。

③ ビタミン・ミネラル・抗酸化物質：肝細胞の炎症，活性化酸素による障害の予防が期待される。血中ビタミンEは病態の進行とともに減少し，鉄・銅は線維化とともに増加，亜鉛は減少する。

【栄養食事相談】　病期に応じて具体的な対応を示すことが長期間必要で，他職種とのコミュニケーションを図り，患者の病態や栄養状態を正確に把握して，きめ細やかな指導を行う。

① 肝臓は全身の栄養代謝の中心臓器であることを理解させる。肝硬変は非可逆性

で長期療養になることから，栄養状態の良好な維持が病態進行や合併症・発がんの予防になることを理解させる。

② 骨格筋量やたんぱく質栄養状態，血清アミノ酸値を参考に，必要であればBCAA製剤や肝不全用経腸栄養剤を補充する。

③ 高アンモニア血症（脳症）の既往がある場合は，BCAA製剤を含めたたんぱく質の適正摂取量を指導し，食物繊維の多い食事を勧め便秘を予防する。

④ 腹水予防のため，自覚症状がない代償期から減塩の大切さを理解させる。

⑤ アルコール飲料，タバコ，添加物の多いものは解毒酵素の消耗が大となり肝細胞のダメージが大きいことを理解させる（禁酒，禁煙を勧める）。

⑥ 脂質量の極端な制限は必要なく，むしろ不足しがちなリノール酸，EPA，DHAなどを補うことのできる青魚などの摂取を勧める。

⑦ 病態の変化に伴い栄養基準を変更する場合は，患者・家族へのインフォームドコンセントを十分に行い，栄養補給（食事，肝不全用経腸栄養剤，BCAA製剤との併用）について理解を促す。BCAA製剤のエネルギー，たんぱく質量を考慮し食事との調整を図る。

⑧ 肝疾患では，味覚障害が起こりやすいので，あらかじめ味覚低下時の対応についてアドバイスする。

⑨ 肝不全や肝不全移行期では，慢性的食欲低下がみられる。嗜好を尊重し，具体的な献立例を示すなどの栄養食事相談を行う。

⑩ 過度の安静は必要ないが，規則正しい生活ができるよう指導する。

⑪ 黄疸がある場合は，脂質の摂取を制限する。

⑫ 脳症時で食事摂取ができない場合には，静脈栄養が施行される。

⑬ 消化機能の低下や食道静脈瘤の破裂防止のためには，やわらかく，消化のよい食品や調理法を選択する。

⑭ 便秘を予防するために，食物繊維の摂取を促す。

10. 脂肪肝（Fatty liver）

〈病態・生理生化学〉

脂肪肝は肝細胞内に多量の脂肪（主としてトリグリセライド）が蓄積する状態である。病理学では肝細胞の湿重量で5%以上の肝細胞に脂肪滴を認める状態を脂肪肝と定義している。脂肪肝の正確な判断は肝生検によるが，通常は血液検査と画像診断により診断される。画像診断では20%以上の肝細胞に脂肪滴が沈着した場合に脂肪肝と診断できる。自覚症状に乏しく，全身倦怠感や疲労感を訴えることもある。過食や耐糖能異常，糖尿病，脂質異常症などにより肝臓での脂肪酸合成の促進，末梢脂肪細胞から肝臓へ脂肪酸が動員されるのに加え，β酸化能力の低下，アポたんぱくの合成低下などにより引き起こされる。過度の低栄養状態（飢餓，クワシオコール，吸収障害），薬物などの原因もあげられる。一般的に予後は良好ではあるが，肝障害から肝硬変へと進展していくことがある。

脂肪性肝疾患にはアルコールの常習や大量飲酒によって起こるアルコール性脂肪肝疾患，明らかな飲酒歴のない（男性30 g/日未満，女性20 g/日未満）脂肪性肝疾患（**非アルコール性脂肪性肝疾患**，Non-alcoholic fatty liver disease：**NAFLD**）がある。NAFLDは組織学的に大滴性脂肪変性を基盤に発症し，予後良好な**非アルコール性脂肪肝**（Nonalcolic fatty liver：**NAFL**）と，炎症や線維化を伴う予後不良な**非アルコール性脂肪肝炎**（Non-alcoholic steatohepatitis：**NASH**）に分類される。NAFLDは肥満，糖尿病，脂質異常症，高血圧などのメタボリックシンドロームと関連する合併症を伴うことが多い。合併症がある場合には，まずその治療を行う。重症化には遺伝的素因，酸化ストレス亢進による脂質過酸化，DNA障害，その他の炎症サイトカイン，肝細胞増殖能亢進が相対的に作用していると推測されている。肝硬変に進行し肝癌に至る場合もある。

診断はNASHと単純性脂肪肝は血液検査，画像診断では鑑別不能であり，侵襲的な組織学的診断が必要となるため困難を伴う。

治療の原則は運動と栄養食事療法であるが，薬物療法として，インスリン抵抗性改善薬や脂質異常症治療薬，抗酸化療法（ビタミンC，E），肝庇護薬などが試みられている。

〈栄 養 管 理〉

【栄養アセスメント・モニタリング】　NAFLDでは，肥満，糖尿病，脂質異常症のような基礎疾患を伴う例が多く，栄養食事療法が基本となる。効果が不十分な場合には，薬物療養，外科療法を行うことも考慮する。

① 食生活状況：運動習慣を確認し，エネルギー摂取量を算出して，消費量との評価を行う。飲酒を含めた食習慣や，栄養のバランスをチェックする。
② 身体測定：身長，体重（BMI），体脂肪量，肥満度などを評価する。
③ 血液検査：肝機能，糖尿病，脂質異常症に関する検査項目により経過をモニタリングする。肥満，糖尿病ではALT＞AST，アルコール性ではALT＜AST，GGT高値で，TCは過栄養，肥満，甲状腺機能低下症などでは高値を示し，甲状腺機能亢進症・妊娠では低値を示す。

【栄養基準・補給】

表Ⅱ-3-19　脂肪肝の栄養基準（1日あたり）

	エネルギー(kcal/kg)	たんぱく質（%E）	脂　質（%E）
Ⅰ	20～25	15～20	20～25
Ⅱ	25～30		
Ⅲ	30～35		

注）NASH重症化に伴い，肝炎・肝硬変に準ずる。

肝炎・肝硬変との区別や成因を明らかにして，積極的な栄養食事療法を勧める。低エネルギー食が有効で，炭水化物のエネルギー比率は50～60%とし，脂質のエネルギー比率は20〜25%に制限する。

① エネルギー量は，標準体重あたり30 kcal/日程度とする。超低エネルギー食（600 kcal/日以下）は推奨できない。

② 炭水化物のエネルギー比率は50〜60%が妥当であるが，病態に応じて増減を考慮する。極端な炭水化物制限食は推奨できない。

③ 脂質はエネルギー比率20〜25%とする。

【栄養食事相談】

① 脂肪肝の原因を明らかにし，基礎疾患がある場合はその疾患の指導に準ずる。

② 過栄養となる食行動や生活習慣を見い出し，認識させる。

③ 身体測定値より減量目標を決め，実行可能な摂取エネルギー量を決定し，具体的な食事内容を指導する。

④ 多価不飽和脂肪酸（特にn-3系脂肪酸）や，良質のたんぱく質を考慮した食品構成とし，栄養素バランスに配慮する。献立作成にあたっては，主食と副食の配分を考慮し，糖質の下限域を確保する。

⑤ 抗酸化作用があるビタミン類は脂質過酸化を抑制するので，野菜，果物類の摂取を勧める。

⑥ 低エネルギー療法を実行した場合は，肝機能検査値や画像診断で確認しながら，緩やかにエネルギーアップし継続可能な食事内容にする。

⑦ 単に肝臓の問題だけでなく，動脈硬化を促進し，心筋梗塞などを引き起こすことも十分に理解させる。アルコール性脂肪肝では，禁酒にする。

⑧ 重症でなければ運動は食後以外で積極的に行い，継続可能なプログラムとする。

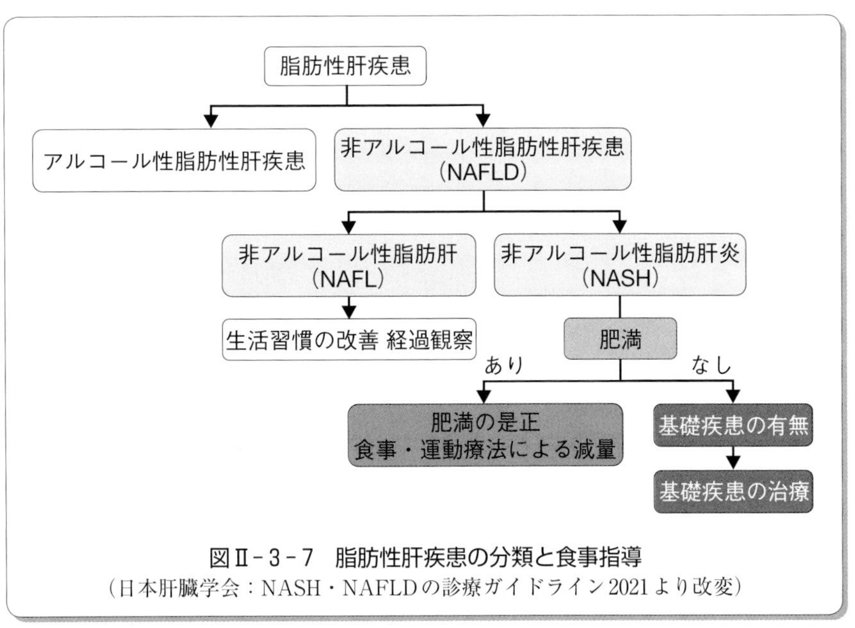

図Ⅱ-3-7 脂肪性肝疾患の分類と食事指導
（日本肝臓学会：NASH・NAFLDの診療ガイドライン2021より改変）

11. 胆石症 (Cholelithiasis)

〈病態・生理生化学〉

胆石症は，胆道，胆嚢の中に結石を生じる疾患である。コレステロール胆石と，色素胆石（ビリルビンカルシウム結石など）に分類される。コレステロール結石が全体の70%を占め，これは動物性たんぱく質や脂質摂取の増加にみられる食生活の変化が関与している。胆石発作とは**疝痛**，**発熱**，**黄疸**の自覚症状がそろった場合をいい，疼痛をもつものを**有症状結石**，無症状の場合を**無症状結石**という。有症状結石は高脂質食の摂取，暴飲暴食により心窩部の疝痛発作が特徴である。超音波検査(腹部エコー検査)，CT検査で診断される。薬物療法として鎮痙薬や抗生剤が投与される。

肝臓から胆汁へのビリルビン排泄が障害されると直接ビリルビンが上昇し黄疸がみられる。炎症がある場合は白血球数の増加，CRP陽性となる。炎症が胆管に及ぶと胆道系の酵素（ALP，GGT）が上昇する。胆汁排泄障害で胆汁がうっ滞し，肝細胞が障害されるとAST，ALT，LDHの上昇がみられる。GGTはアルコール過剰摂取により上昇するので注意が必要である。ALPは胆汁中に排泄されるため，上昇により胆汁経路の異常が把握できる（図Ⅱ-3-8）。

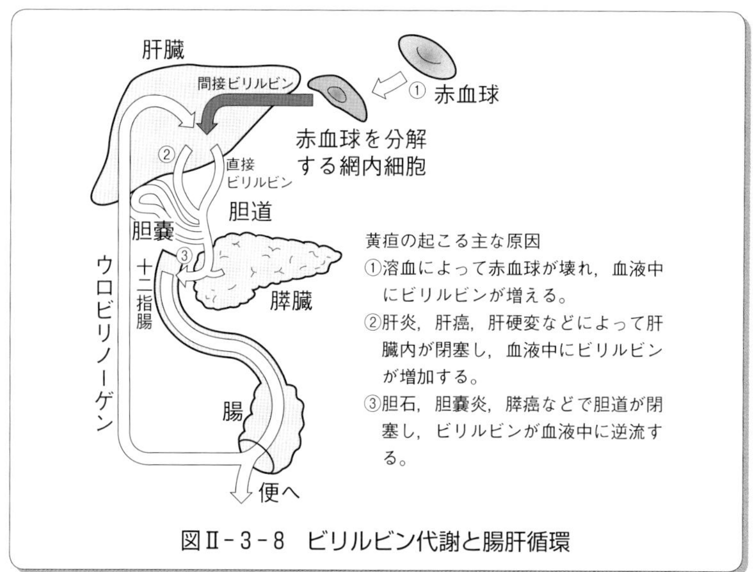

図Ⅱ-3-8　ビリルビン代謝と腸肝循環

〈栄 養 管 理〉

【栄養アセスメント・モニタリング】　疝痛発作を誘発させない，胆石の生成を促進させない，胆汁の排泄を促すことが栄養食事療法の基本である。身体計測により肥満の有無を確認する。脂質代謝異常や糖尿病を合併している場合が多いため，これらに関連した検査項目について評価する。

① 食事摂取量調査：1日の総摂取栄養量，特に脂質摂取状況，コレステロール摂

取量，食物繊維摂取量

② 身体計測：身長，体重からBMI，%IBMを算出し，肥満の有無を評価する。

③ 運動量

【栄養基準・補給】

表Ⅱ-3-20　胆石症の栄養補給法

急性期	絶食・静脈栄養管理
回復期	糖質主体の流動食。脂質は10 g/日以下。不足の栄養量は静脈栄養で補う。
安定期（疝痛消失）	エネルギー20 kcal/kgから除々に増加する。脂質20〜30 g/日，たんぱく質1〜1.2 g/kg。
無症状結石	食事摂取基準に準ずる普通食とするが脂質の過剰摂取は避ける。 アルコール制限，食物繊維を十分摂取する。

急性期は炎症の増大を抑制するために絶食とし，静脈栄養による補給を行う。症状が軽減する回復期は糖質を主体にした流動食（重湯，果汁，野菜スープなど）から開始する。十分に症状が安定するまでは胆囊の収縮刺激の強い脂質の多い食品は禁止し，症状が安定してもこの時期の脂質は1日10 gを超えないようにする。したがって不足する栄養は静脈栄養で補う。

安定期は急性期から回復期を経て激しい疝痛が消失した時期をいい，食事によって発作を繰り返さないことが重要となる。エネルギーは除々に増やすが，脂質の過剰摂取は避ける。無症状結石は普通食でよい。発作を恐れるあまり，むやみに脂質制限をすると，必須脂肪酸の不足をきたし，胆汁排泄を低下させるため適量の脂質摂取が必要である（表Ⅱ-3-20）。

【栄養食事相談】　肥満は胆石発作のハイリスクである。暴飲暴食や欠食などの生活習慣を是正し，適正体重を維持する。便秘は腸管内圧を上昇させ胆石発作の誘因となるため，食物繊維の積極的な摂取による便通改善も必要である。

12. 胆囊炎（Cholecystitis），胆管炎（Cholangitis）

〈病態・生理生化学〉

胆汁の排泄経路に何らかの閉塞が生じ，胆汁の流れの停滞により二次的な感染症が発症した状態を胆囊炎・胆管炎という。胆石が主な要因であり胆囊炎の約90%が胆石を合併しているが，がんによる胆道の狭窄による場合もある。治療，有効な抗生物質により予後は著しく改善される。食事中の脂質を制限し，適正な抗生物質を投与するが，改善しない場合は，経皮経肝胆囊ドレナージ*で化膿胆汁の排除を行う。

＊ドレナージ：体内に貯留している余分な水分，血液を体外に排泄することをいう。ここでは胆囊や胆管にチューブを挿入し体外に排泄することをいう。

〈栄 養 管 理〉

胆石症に準ずる（p.118〜参照）。

13. 膵炎 (Pancreatitis)

13.1　急性膵炎 (Acute pancreatitis)

〈病態・生理生化学〉

膵臓の急激な炎症性壊死，破壊を生ずる。発症は急激で**疼痛**を伴い，上腹部痛，背部の激痛を生じ，悪心，嘔吐，腹部膨満感などの症状が出現する。飲酒，高脂質食摂取後に発症することが多く，病因はアルコール摂取と胆道疾患（胆石の乳頭嵌頓）が二大病因であるが，その他，薬剤，高カルシウム血症，脂質異常症などがある。

治療は，安静と絶食が原則で，経静脈栄養の適応となる。**激烈な腹痛**を主訴とするため**鎮痛薬**（アセトアミノフェン，NSAIDs，フェンタニルなど）や感染防止の**抗菌薬**（ペニシリン系またはセフェム系など），膵酵素逸脱に対する**抗膵酵素薬**（FOY, FUT, ミラクリット，ニコリンなど）が投与される。また，胃液の吸引，胃液分泌抑制が行われ膵酵素の分泌刺激を抑制する。重症化では，人工呼吸，腹膜潅流など集中治療室管理が行われる。

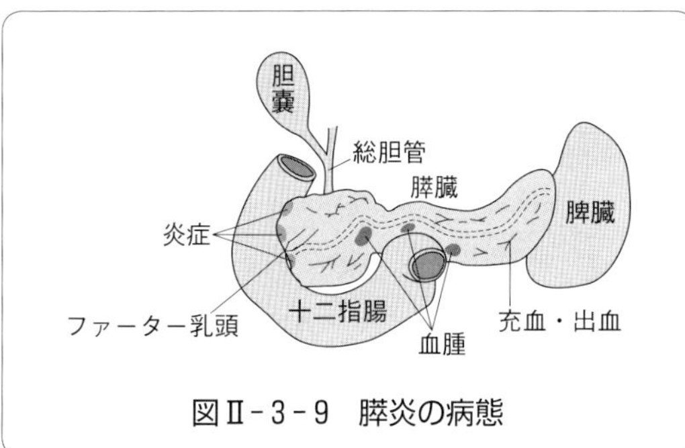

図Ⅱ-3-9　膵炎の病態

種々の原因で活性化された膵酵素が間質組織に逸脱して膵組織の自己消化をきたし，間質浮腫，融解壊死，脂肪壊死，出血をきたす。さらに膵酵素の作用で種々の代謝，循環器障害などの諸臓器障害が生じ意識障害，汎血管内凝固症候群の併発などいわゆる**多臓器不全**(multiple organ failure：MOF）をもたらす（図Ⅱ-3-9）。

急性期には血清，尿中アミラーゼが上昇し，発症後数日間持続し急速に正常化する。血清リパーゼはアミラーゼより遅れて上昇し遅れて正常化する。たんぱく分解酵素トリプシンが上昇する。膵内分泌は膵ランゲルハンス島から分泌され，インスリンを分泌するβ細胞などがあるため急性期にはインスリン作用の低下をきたし一過性の高血糖を示す。重症になるほど血清カルシウムが減少，また腎障害が著明となるためBUNの増加がみられる。重症では体たんぱくの異化亢進がみられる。糖代謝異常も一過性にみられ高血糖が認められる。

〈栄 養 管 理〉

【栄養アセスメント・モニタリング】　栄養状態が低下しているケースは少なく，急性の炎症により生ずる種々の臨床検査データや症状の改善により栄養補給法を選択する。

① 食生活調査：アルコール飲料，脂質の摂取状況，食生活では暴飲暴食の有無，規則的か否かを確認する。
② 身体計測：身長，体重。
③ 血液検査：白血球，アミラーゼ，リパーゼ，CRP値は高値を示す。経過観察する。
④ エネルギー代謝：急性膵炎ではエネルギー代謝が亢進している。

【栄養基準・補給】

表Ⅱ-3-21　膵炎の栄養基準（1日あたり）

	エネルギー(kcal/kg)	たんぱく質（g/kg）	脂　質（g）	
急性期	絶　食			静脈栄養
回復期（Ⅰ）	20～25	0.8～1.0	10	静脈栄養併用
（Ⅱ）	25～30	1.0～1.2		
安定期	30～35	1.0～1.2	初期は20～30以下	

急性期は循環および多臓器不全の管理が優先される。次いで腸機能不全を呈さない限り，経腸栄養が推奨される（表Ⅱ-3-22）。軽症例では中心静脈栄養の必要性はなく，早期から経腸（経口）栄養が可能である。消化酵素配合薬の投与，インスリンによる血糖管理が施行される。

・**急性期**：重症急性膵炎では循環動態の維持など十分な補液と経腸栄養補給により全身管理が行われる。軽症・中等症では胃液排出，膵酵素阻害薬，H_2ブロッカーなどの治療とともに，栄養補給は膵外分泌を抑制したうえで輸液による十分なエネルギー補給が必要となる。腹痛の症状，血中膵酵素の低下（リパーゼ基準値の2.4倍以下），CRPの改善などを指標に徐々に経口摂取へ切り替える。膵炎の再燃がなければ，脂質やたんぱく質を制限した膵外分泌刺激の少ない食事へと進める。

・**回復期**：経口摂取開始の時期決定は，再燃の危険があるため症状が消失して血中膵酵素が正常化し3日以上安定しているか，腹痛のコントロールと血中リパーゼを確認しながら慎重に行う。水分摂取から開始し漸増して，低脂質食（脂質量約10 g/日以下）へ進める。胆汁酸欠乏下でも吸収され，脂質代謝に利用されずそのまま代謝されるMCTオイルを調理に用いると，エネルギー源として有効である。

・**安定期**：膵炎の再燃予防，栄養障害の改善，膵の機能回復を目標とし，脂質は20～30 g/日以下とする。脂質制限の強化は栄養障害を引き起こすため注意する。マーガリン，バター，牛乳，鶏卵などは乳化された状態のTGとして吸収するため，膵リパーゼによる分解を必要とせず，膵外分泌の刺激が少ないので利用しやすい。

【栄養食事相談】　急性膵炎の症状の特徴は突然の激しい疼痛である。疲労蓄積，体力低下に加え暴飲暴食やアルコール飲料多飲により起こることが多い。疼痛発作を繰り

表Ⅱ-3-22　急性膵炎の栄養療法

- ●重症例における栄養は，全身性炎症反応により必要量が増加したエネルギーを補給する意味に加えて，経腸栄養は感染予防策として重要であり，重篤な腸管合併症のない重症例には経腸栄養を行う。
- ●重症急性膵炎に対する経腸栄養の至適開示時期：発症早期に開始すれば，合併発症率を低下させ生存率の向上に寄与するので，入院後48時間以内に少量からでも開始する。
- ●経腸栄養の経路としては，空腸に限らず十二指腸や胃に栄養剤を投与してもよい。
- ●軽症膵炎では腸蠕動が回復すれば，経口摂取を再開することができる。

（日本腹部救急医学会・日本肝胆膵外科学会・日本膵臓学会・日本医学放射線学会：急性膵炎診療ガイドライン2021第5版）

返している患者は，日常の食事をどのようにすればよいか不安であることが多い。

① 疼痛発作時の食事内容を聞き取り，誘因について気づかせ指導する。

② むやみに脂質制限を行うと，栄養障害を引き起こすので注意する。

③ 標準体重が維持できるエネルギー量を決定し，自己管理できるよう援助する。

④ アルコール飲料多飲者についてはその害について十分に理解させる。

13.2　慢性膵炎（Chronic pancreatitis）

〈病態・生理生化学〉

長期にわたる膵臓の持続的な炎症のため，膵臓の正常な細胞が徐々に破壊される疾患である。組織の破壊に従って，外分泌不全による消化・吸収障害と内分泌不全による糖尿病を主とする難治性疾患である。アルコール性慢性膵炎が最も頻度が高い。

・**代償期**：慢性に炎症が存在し腹痛はあるが，膵の外分泌，内分泌機能障害による症状がみられない病期。腹痛はアルコール，過食が誘因となる。

・**非代償期**：慢性膵炎が進行し，外分泌機能低下による消化障害，内分泌機能低下に伴う耐糖能異常が現れる病期。消化障害は耐糖能異常に遅れて出現し，下痢，脂肪便がみられる。

・**移行期**：代償期と非代償期の症状が重複し明確な区別がつかない病期。

慢性膵炎の治療はまず疼痛対策，次に糖尿病のコントロール，消化不良の改善である。疼痛に対しては**鎮痛薬**の投与となるが，禁酒ならびに栄養食事療法による生活管理が治療の前提条件である。アルコールが原因の場合，禁酒ができなければ進行難治性の経過をたどり，社会生活への復帰も困難となる。膵外分泌不全の補充療法としては，大量の**消化酵素薬**の補充が行われる。

高アミラーゼ尿は非石灰化慢性膵炎で，低アミラーゼ尿は石灰化慢性膵炎でしばしばみられる。膵腺細胞が残存している場合には膵の炎症で膵腺細胞が破壊されるか，膵管系の閉塞のため膵酵素が逆流し血中膵酵素が増加する。慢性膵炎では血清アミラーゼの上昇は著明ではなく，血清トリプシンは低値を示す。慢性再発性膵炎の発作時には血清リパーゼが異常高値を示す。

〈栄 養 管 理〉

【栄養アセスメント・モニタリング】　膵機能低下による下痢，吸収障害，耐糖能異常により体重減少が生じている場合が多い。膵機能低下のレベルを判断し，栄養状態を評価して適切な栄養補給法を決定する。

① 食生活状況：エネルギー，たんぱく質，脂質，ビタミン，ミネラル，アルコール量を算出する。

② 身体計測：身長，体重（体重歴），上腕周囲長，上腕三頭筋部皮下脂肪厚，上腕筋囲を測定し，身体の状況を評価する。

③ 血液データ：Alb，血糖値，Tf，トランスサイレチンなどを参考にする。臨床

経過の評価にあたっては血清アミラーゼ，リパーゼ，エラスターゼを参考にする。

【栄養基準・補給】

表Ⅱ-3-23　慢性膵炎の栄養基準（1日あたり）

	エネルギー(kcal/kg)	たんぱく質(g/kg)	脂質（g）	
急性再燃期	急性膵炎と同様			静脈栄養
代償期(腹痛あり)	25〜30	1.0〜1.2	20〜30	
非代償期	30〜35	1.0〜1.2	40〜45	糖尿病に準じた食事療法

・**代償期**：急性再燃期には急性膵炎と同様の治療が必要である。腹痛が強ければ脂質制限を開始する。食事摂取による腹痛の誘発がなければ食事制限は特に必要でない。ただし脂質異常症が原因である膵炎の場合は脂質制限を中心とした食事療法を行う。たんぱく質は障害膵の再生修復に必要である。

・**非代償期**：急性膵炎の安定期に準ずるが，非代償期には，脂質摂取後に腹痛を誘発することは少ないので，脂質制限は緩和し，二次性糖尿病と消化・吸収障害に対する食事療法を主体に行う。

・**消化・吸収不良栄養障害**：膵外分泌は予備能が大きく，酵素分泌量が正常の約10%以下になって初めて脂肪便が出現する。日本では脂質摂取量が少ないため慢性膵炎においても脂肪便（脂肪性下痢）が出現することはまれであり，軽度の便通異常が存在する程度である。むしろ下痢の出現と血糖コントロールを重視するあまり，過度の食事制限を行うことで低栄養状態をきたさないよう注意が必要である。特に飲酒者では規則正しい食生活が守られないことが多く，低血糖を起こしやすい。

・**糖尿病を合併している場合：インスリン療法**が必要であり，摂取エネルギー量は糖尿病食を基本とする。

【栄養食事相談】

① 再発の不安をなくすことが重要であり，長期にわたり遵守しやすく患者の満足感，嗜好を考慮した相談を行う。

② 腹痛や再燃の可能性が低い場合は脂質制限はやや緩める（40 g/日程度）。

③ MCTは膵リパーゼによる水解を必要とせずに吸収されることから，膵疾患ではエネルギー源として利用されている。

④ 糖尿病を合併した場合は，脂質制限による不足エネルギー量は炭水化物で補うことになる。インスリンを使用している場合は，低血糖予防のためにも規則正しい食生活が重要である。

⑤ アルコール性慢性膵炎では禁酒の遵守が望ましいが，守れない場合が多く，周囲の協力を得ることも大切である。

第4章

循環器疾患

1．高血圧（Hypertension）

〈病態・生理生化学〉

高血圧は，慢性的な血圧上昇を呈する疾患であり，代表的な生活習慣病のひとつである。高血圧は，脳血管疾患および心疾患の最大の危険因子である。

高血圧は，原因が明確でない**本態性高血圧**と，原因疾患が明らかな**二次性高血圧**に分類される。本態性高血圧は，高血圧の約9割を占め，遺伝的素因や環境因子（食塩の過剰摂取，ストレス，肥満，加齢など）が関与する。

血圧は心拍出量と末梢血管抵抗により規定されている。心拍出量は心臓の収縮力と循環血液量，末梢血管抵抗は血管の弾力や血管径などの因子より規定される。これらの因子には，自律神経系，レニン・アンジオテンシン・アルドステロン（RAA）系，カテコールアミン，抗利尿ホルモンなどの調節因子が関与する。

高血圧だけでは自覚症状はほとんどない。肩こり，めまい，動悸などを感じる場合もあるが，個人差がある。

〔治　療〕 目的は血圧を下げることのみではなく，高血圧による臓器障害を予防し，それらによる死亡を減少させ，高血圧患者が充実した日常生活を送れるように支援することにある。**正常高値血圧**レベル以上のすべての者に対して生活習慣の修正を行う。高リスクの高値血圧者および高血圧者では，生活習慣の修正を積極的に行い，必要に応じて降圧薬治療を開始する。血圧が高くなるほど，生活習慣の改善のみでは降圧目標に達することは難しく，降圧薬による治療が必要となる。主要降圧薬として血管拡張作用をもつ**カルシウム拮抗薬**，**RAA系を抑制するアンジオテンシン変換酵素（ACE）阻害薬**や**アンジオテンシンⅡ受容体拮抗薬（ARB）**，腎においてナトリウムと水の再吸収を抑制する**利尿薬**（サイアザイド系利尿薬，ループ利尿薬，カリウム保持性利尿薬），交感神経を抑制して心拍出量と心拍数を減らす**β遮断薬**が用いられる。**降圧目標**を達成するためには，多くの場合2～3剤の併用（併用療法）が必要となる。また，高齢者では緩徐な降圧が望ましい。

〈栄 養 管 理〉

【栄養アセスメント・モニタリング】

① 個人履歴：合併症の有無や発症時期を確認する。家族歴は，高血圧のほか脂質異常症，糖尿病など動脈硬化性疾患に関連する遺伝素因の有無を確認する。

表Ⅱ-4-1　成人における血圧の分類

診察室血圧（mmHg）			分　類	家庭血圧（mmHg）		
収縮期血圧		拡張期血圧		収縮期血圧		拡張期血圧
＜120	かつ	＜80	正常血圧	＜115	かつ	＜75
120～129	かつ	＜80	正常高値血圧	115～124	かつ	＜75
130～139	かつ/または	80～89	高値血圧	125～134	かつ/または	75～84
140～159	かつ/または	90～99	Ⅰ度高血圧	135～144	かつ/または	85～89
160～179	かつ/または	100～109	Ⅱ度高血圧	145～159	かつ/または	90～99
≧180	かつ/または	≧110	Ⅲ度高血圧	≧160	かつ/または	≧100
≧140	かつ	＜90	収縮期高血圧	≧135	かつ	＜85

表Ⅱ-4-2　降圧目標

	診察室血圧（mmHg）	家庭血圧（mmHg）
75歳未満の成人 脳血管障害患者 （両側頸動脈狭窄や脳主幹動脈閉塞なし） 冠動脈疾患患者 CKD患者（蛋白尿陽性） 糖尿病患者 抗血栓薬服用中	＜130/80	＜125/75
75歳以上の高齢者* 脳血管障害患者 （両側頸動脈狭窄や脳主幹動脈閉塞あり，または未評価） CKD患者（蛋白尿陰性）	＜140/90	＜135/85

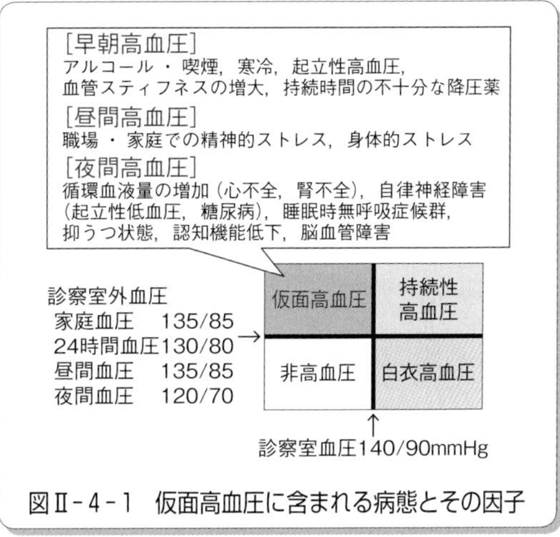

図Ⅱ-4-1　仮面高血圧に含まれる病態とその因子

＊75歳以上でも認容性があれば個別に判断して130/80 mmHg未満を目指す。
（表Ⅱ-4-1，2および図Ⅱ-4-1は，日本高血圧学会：高血圧治療ガイドライン2019による）

② 身体計測：体重（BMI），ウエスト周囲長などから肥満の有無を判定する。

③ 血圧：**診察室血圧**（外来随時血圧）と**家庭血圧**がある。家庭血圧の測定は診察室血圧と同等かそれ以上の臨床的価値があるとされる。診察室血圧が高値で，家庭血圧が正常な状態を**白衣高血圧**という。逆に，診察室血圧が正常で，家庭血圧が高値な状態の**仮面高血圧**では，脳血管疾患および心疾患の危険が増加する。

④ 臨床検査：高血圧や肥満のほかに脂質異常症，糖尿病，高尿酸血症，腎疾患などの合併症についても評価する。尿検査では，24時間蓄尿によるナトリウム排泄量測定は信頼性が高く望ましい方法であるが，煩雑である。

⑤ 食生活状況：食事回数や時間，飲酒習慣，外食の有無・頻度などを確認する。食事調査により，食塩摂取，野菜・果物の摂取，肉類，乳製品，卵，魚介類，油脂類の摂取状況をチェックする。エネルギー・栄養素等摂取量，PFC比率，飽和脂肪酸比率などを評価する。

⑥ 生活習慣：生活活動状況，運動習慣，喫煙習慣，ストレスの有無を評価する。

表Ⅱ-4-3　食塩摂取量評価法

実施者	評価法	位置づけ
高血圧専門施設	24時間蓄尿によるNa排泄量測定 管理栄養士による秤量あるいは24時間思い出し食事調査	信頼性は高く望ましい方法であるが，煩雑である。患者の協力や施設の能力があれば推奨される。
一般医療施設	随時尿[*1]，起床後第2尿でのNa，Cr測定，食事摂取頻度調査，食事歴法	24時間蓄尿に比べ信頼性はやや低いが，簡便であり，実際的な評価法として推奨される。
患者本人	早朝尿（夜間尿）での計算式を内蔵した電子式食塩センサーによる推定[*2]	信頼性は低いが，簡便で患者本人が測定できることから推奨される。

＊1　随時尿を用いた24時間尿ナトリウム排泄量の推定式：
　24時間Na排泄量(mEq/日)
　　$=21.98\times$〔随時尿Na(mEq/L)÷随時尿Cr(mg/dL)÷10×24時間蓄尿Cr排泄量予測値〕$^{0.392}$
　24時間蓄尿Cr排泄量予測値(mg/日)＝体重(kg)×14.89＋身長(cm)×16.14－年齢×2.043－2244.45
(日本高血圧学会：高血圧治療ガイドライン2019)

【栄養基準・補給】

表Ⅱ-4-4　高血圧の栄養基準（1日あたり）

エネルギー (kcal/kg)	たんぱく質 (g/kg)	脂　質 (%E)	食　塩 (g)	備　考
25～30	1.0～1.2	20～25	6未満	カリウム：3,000 mg以上

降圧治療には生活習慣の修正を含む非薬物療法と薬物療法があり，栄養食事療法は非薬物療法の柱である。

① 食塩を6 g/日未満に制限する。

② カリウムには，ナトリウムとの拮抗作用があるため，カリウム含有量の多い野菜類，海藻，果物などをとり入れる。ただし，腎機能が低下している場合は，カリウム摂取制限が必要となるので注意する。

③ 飽和脂肪酸やコレステロールの摂取は，低比重リポたんぱくコレステロール(LDL-C）を増加させ，動脈硬化につながるため，肉類や動物性脂質，乳製品の過剰摂取を避け，n-3系多価不飽和脂肪酸を含む魚類の摂取を増やす。低脂質の乳製品を利用するとよい。

表Ⅱ-4-5　生活習慣の修正項目

1. 食塩制限　6 g/日未満
2. 野菜・果物　野菜・果物の積極的摂取*
　飽和脂肪酸，コレステロールの摂取を控える
　多価不飽和脂肪酸，低脂肪乳製品の積極的摂取
3. 適正体重の維持：BMIが25未満
4. 運動療法：軽強度の有酸素運動を毎日30分，または180分/週以上行う
5. 節酒：エタノールとして男性20～30 mL/日以下，女性は10～20 mL/日以下に制限する
6. 禁煙

生活習慣の複合的な修正はより効果的である
＊K制限が必要な腎障害患者では，野菜・果物の積極的摂取は推奨しない。
　肥満者や糖尿病などエネルギー制限が必要な患者における果物摂取は80 kcal/日程度にとどめる。
(日本高血圧学会：高血圧治療ガイドライン2019)

④ 適正体重の維持：肥満者では減量を図る。

⑤ 食物繊維により，胆汁酸の再吸収抑制，食後高血糖の抑制，便秘の解消など高血圧に関連する病態の改善に有効である。

【栄養食事相談】

① 食塩制限（6 g未満/日）：食塩感受性は個人により異なるが，食塩の摂取量過剰は循環血液量の増加を招き血圧を高める要因になるため，高血圧者には食塩制限が必要である。日本人では，しょう油，みそ，食塩などの調味料からの食塩摂取が多い。

> 減塩調整のポイント
> - 漬け物や干物などの加工食品の利用を極力控える。
> - 汁物の摂取量を減らす。
> - しょうゆ・ソースなどは上からけるのではなく，小皿にとる。
> - 減塩調味料を利用する。
> - 麺類の汁は飲まない。
> - インスタント食品は控える。
> - 料理すべてを薄味にするのではなく，重点的な味つけにする。
> - 香味野菜や香辛料，酸味を利用する。

② 肥満の解消：BMI<25を目標にした適正体重の維持を目指す。

③ 飲酒直後の血圧は低下傾向になるが，長期的な過剰飲酒では血圧上昇に転じる。男性ではエタノールで30 mL/日以下（日本酒1合，ビール中びん1本，焼酎半合，ウイスキーダブル1杯，ワイン2杯）とし，女性ではその約半分の10〜20 mL/日以下に制限する。飲酒制限により1〜2週間のうちに降圧が認められている。

④ 運動療法として，軽強度の有酸素運動を毎日30分，180分/週以上を行うことが望ましい。運動を継続することで循環血液量の低下，交感神経活動の抑制，血管拡張をもたらし，血圧低下につながる。

⑤ 食塩制限，適正体重の維持，運動，節酒にDASH食*を組み合わせることで，より効果的な降圧が期待できることから，生活習慣の修正は，複合的に行うよう指導する。

＊**DASH食**：Dietary Approaches to Stop Hypertension（高血圧を防ぐ食事療法）の略で，

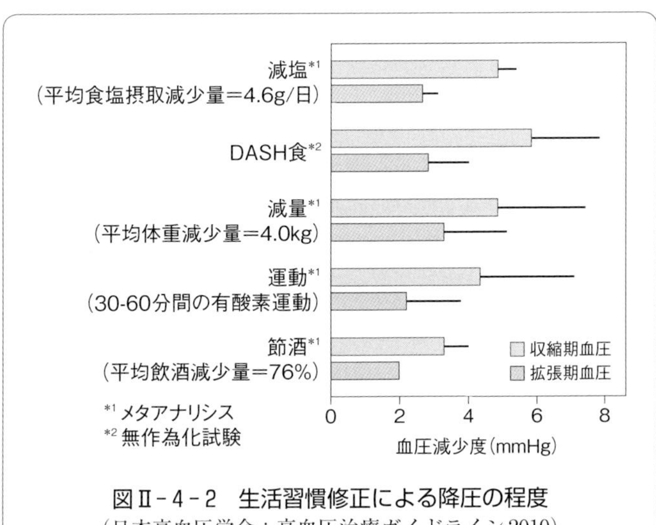

図Ⅱ-4-2 生活習慣修正による降圧の程度
（日本高血圧学会：高血圧治療ガイドライン2019）

欧米で野菜，果物，低脂質の乳製品などを中心とした食事摂取（飽和脂肪酸とコレステロールが少なく，カルシウム，カリウム，マグネシウム，食物繊維が多い）の臨床試験が行われ，明らかな降圧効果が示された。

⑥ 特定保健用食品には「血圧が高めの方の食品」があるが，降圧効果を示す成分が含まれてはいるものの，十分な降圧効果は期待しがたい。特定保健用食品の摂取が降圧薬の代替となるものではないことを指導する。摂取にあたっては「1日あたりの摂取目安量」を順守する。

2．動脈硬化症（Arteriosclerosis）

〈病態・生理生化学〉

動脈硬化とは，血管壁が肥厚や硬化をきたす動脈病変の総称である。粥状硬化，中膜硬化，細動脈硬化に分類され，このうち臨床的に最も重要な粥状硬化を狭義の動脈硬化と呼ぶ。中膜硬化は大動脈や四肢の動脈の中膜に石灰化が起こる。細動脈硬化は腎や脳の0.2 mm以下の細動脈にみられ，高血圧が原因のことが多い。

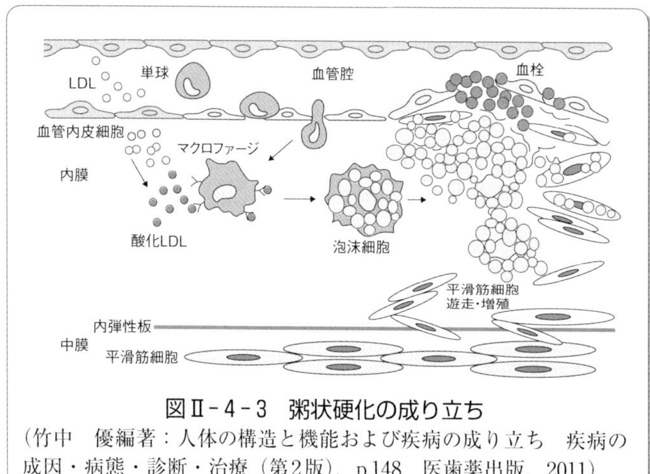

図Ⅱ-4-3　粥状硬化の成り立ち
（竹中　優編著：人体の構造と機能および疾病の成り立ち　疾病の成因・病態・診断・治療（第2版），p.148，医歯薬出版，2011）

粥状硬化を発生させるのは，低比重リポたんぱく（LDL）そのものではなく，酸化されたLDLである。マクロファージは酸化LDLをとり込んで脂質に富む泡沫細胞となり，やがて壊死に陥ってコレステロールが残る。脂質に富むプラークを粥腫（アテローム）と呼ぶ。プラークが大きくなって血管腔が狭くなり，血流が低下してさまざまな症状を引き起こす。またプラークが破れて（破綻）潰瘍や血栓を形成し，突然に血流が途絶することになる。破綻しやすいものを不安定プラークといい，不安定狭心症や急性心筋梗塞を引き起こす原因になる。

血管壁に生じる狭窄が75%以上になってはじめて血流が減少する。症状が出現するころには狭窄がかなり進行している。動脈硬化は全身の疾患であり，複数の臓器や組織にわたって病変をもつことが多い。下肢の動脈硬化では，間欠性跛行（かんけつせいはこう）がみられる。

〔治　療〕　症状がある場合，血圧や血清脂質が管理目標に達しない場合は，薬物療法を行う。薬物療法で改善されない場合は，カテーテルによるPTCA（percutaneous transluminal coronary angioplasty，経皮的冠動脈形成術）やバイパス手術など外科的治療を行う。

〈栄 養 管 理〉

【栄養アセスメント・モニタリング】　早期からリスクファクターに対する介入や十分

な栄養管理を行う。患者のリスクに応じて，脂質異常症，高血圧，糖尿病など疾患ごとの管理・治療目標を定める。

① リスクファクター：年齢，性別，喫煙，高血圧，脂質異常症，糖尿病，遺伝的素因の有無と程度を評価する。

② 身体計測：体重（BMI），ウエスト周囲長などから肥満度を判定する。

③ 血液検査：LDL-C，高比重リポたんぱくコレステロール（HDL-C），トリグリセライド（TG）などの血清脂質，血糖値，ヘモグロビンA1c（HbA1c）などを定期的に測定し評価する。

【栄養基準・補給】

表Ⅱ-4-6　動脈硬化性疾患の栄養基準（1日あたり）

エネルギー（kcal）	たんぱく質（%E）	脂　質（%E）	食　塩（g）	食物繊維（g）
目標体重×身体活動量（軽い労作：25～30，普通の労作：30～35，重い労作：35～）	15～20	20～25	6未満	25以上

動脈硬化の予防と治療には，「動脈硬化性疾患予防のための食事療法」（表Ⅱ-2-16）を参照する。

① 総摂取エネルギー量の適正化を図る。肥満がある場合は，減量を行う。高齢者では現体重に基づき，フレイル，ADL低下，摂食状況などを踏まえ，適宜判断する。

② LDL-Cを低下させるとプラーク内の脂質が減り，粥腫が退縮することが期待される。動物性の脂質に多く含まれる飽和脂肪酸の摂取は，LDL-Cを増加させるため制限する。一価不飽和脂肪酸，n-3系多価不飽和脂肪酸のエイコサペンタエン酸（EPA）は血清脂質を改善する。

③ ハードマーガリン，ショートニングに含まれるトランス不飽和脂肪酸の過剰摂取は，酸化LDLを上昇させ，HDL-Cを低下させる。

④ 水溶性食物繊維の摂取は，脂質の吸収を阻害し，胆汁酸の再吸収を抑制することでLDL-C低下作用を示す。また，食後の高血糖と高インスリン血症を抑制する。

⑤ 未精製穀類（玄米，大麦など），大豆（豆腐，納豆など），野菜類，海藻類，果実類，いも類などを十分に摂取する。

【栄養食事相談】

① 食事，運動や禁煙など生活習慣の改善は，動脈硬化性疾患予防の基本で，十分な指導を行う。薬物治療中も生活習慣の改善を行う必要がある。

② 肥満がある場合は，エネルギー制限と同時にたんぱく質などの栄養素の確保を行う。特に高齢者では，サルコペニア，フレイルを合併しないようにたんぱく質摂取量を確認する。エネルギー制限を行うと，穀類やいも類の摂取が少なくなり，食物繊維が不足しやすくなるため，全粒パンや麦ごはんなどを利用する。

③ 脂質の量や質に配慮するよう，食品の選択や組み合わせ，調理法を指導する。

④ 海藻，きのこ類，こんにゃくを利用し，ゆっくりよくかんで食べることを勧める。
⑤ 喫煙習慣がある場合は，禁煙を勧める。
⑥ ウォーキングなどの有酸素運動を勧める。継続することでインスリン感受性を高め，脂質代謝，糖代謝，心肺機能，ストレスなどの改善効果が期待できる。

3．狭心症（Angina pectoris），心筋梗塞（Myocardial infarction）

〈病態・生理生化学〉

冠状動脈が粥状硬化により閉塞や狭窄を生じて血流量が不足すると，心筋が酸素不足に陥って心筋虚血となる。虚血により一過性の胸痛と心電図異常が出現する場合を狭心症という。一定時間以上の虚血により心筋が壊死し，胸痛と心電図異常，心筋逸脱酵素の上昇を伴う場合を心筋梗塞という。狭心症と心筋梗塞を合わせて**虚血性心疾患**という。

冠動脈の動脈硬化で狭窄が生じることが主な原因。動脈硬化の危険因子である高血圧，糖尿病，脂質異常症，肥満，運動不足のほか，ストレスなども危険因子となる。

・**狭心症**：心筋の酸素不足によって胸部が絞めつけられる感じや痛み（胸痛）を生じる。一定の労作によって生じ，発作は1～5分の短時間で収まる（安定型労作性狭心症）。発作の頻度や強度の増悪，安静時にも発作が起きるようになった場合を不安定狭心症といい，心筋梗塞を起こす可能性が高い。硝酸薬（ニトログリセリンなど）は血管を拡張する。速効性が高い舌下錠やスプレー式のものもある。

・**心筋梗塞**：冷汗などを伴う激しい胸痛が20分以上続き，ニトログリセリンを使っても症状は改善しない。心電図は発作後ST波が上昇するが数日でもとに戻り，深い異常Q波が現れ，T波が陰性化する。合併症として致死性の重症不整脈による突然死や意識障害，心不全がある。

〈栄 養 管 理〉

【栄養アセスメント・モニタリング】　肥満のほか脂質異常症，高血圧，糖尿病などが誘因になっている場合が多いため，これらの検査項目も合わせて評価する。

① 身体計測：体重（BMI）を評価する。
② 血液検査：血糖値，血清脂質，尿素窒素（BUN），クレアチニン（Cr）などの確認を行う。心筋梗塞の急性期には白血球数，クレアチンキナーゼ（CK），AST，LDH，C反応性たんぱく（CRP）が上昇する。狭心症ではCKなどの心筋逸脱酵素の上昇を伴わない。
③ 心電図：狭心症の非発作時は正常なことが多いが，発作時にはST低下やT波の変化を認める。労作性狭心症では，運動負荷心電図検査を行い，心電図の変化を確認する。24時間連続記録が可能なホルター心電図を用いれば，安静時，夜間や早朝の心電図の変化を確認できる。心筋梗塞では，ST波上昇，冠性T波（陰性T波），異常Q波の出現がみられる。異常Q波は永続的に残る。

④ 食生活状況：食事回数や時間，飲酒習慣，外食の有無・頻度などを確認する。食事調査により，脂質異常症，高血圧，糖尿病などに関連する栄養素摂取状況をチェックする。使用薬剤と食品との相互作用が想定される食品の摂取状況についても把握する。

【栄養基準・補給】

表Ⅱ-4-7　虚血性心疾患の栄養基準（1日あたり）

エネルギー (kcal/kg)	たんぱく質 (g/kg)	脂　質 (%E)	食　塩 (g)
30～35 （肥満　25～30）	1.0～1.2	20～25	4～6未満

虚血性心疾患は動脈硬化が基盤となって発症するので，動脈硬化の進展を抑制する栄養管理が求められる。

① 循環動態が安定しない場合は，経腸栄養法を考慮する。水分制限を厳重に行う必要がある場合は中心静脈栄養を選択する。急性腎不全を併発した場合は急性腎不全の栄養食事療法を行う。

② 循環動態が安定したら経口摂取を開始する。心臓や消化器に負担をかけないよう消化のよい食品で，少量頻回食で流動食から始め，軟食，常食へと移行する。

【栄養食事相談】

① 冠動脈硬化が原因であることから，動脈硬化の増悪因子となるような食生活や生活習慣を是正する必要がある（脂質異常症，p.85～参照）。

② **抗血液凝固薬**（ワルファリンなど）を服用している場合は，薬効を減弱するビタミンK含有量の多い食品（納豆など）の摂取に注意する。カルシウム拮抗薬を服用している場合には，グレープフルーツの摂取を控えるよう指導する（栄養・食品が医薬品に及ぼす影響，p.60～参照）。

③ 食塩制限では，**減塩のポイント**を指導する（高血圧，p.127参照）。

④ 心臓に負担をかけないために，エネルギー摂取が過剰とならないようにする。肥満者では減量を行うが，穏やかなエネルギー制限が望ましい。

4．心不全（Heart failure）

〈病態・生理生化学〉

心不全とは，心臓のポンプ機能が障害され，必要とする血液量を末梢組織へ供給できない状態である。高血圧や虚血性心疾患などが原因となる。RAA系が亢進しているため，体内に水分やナトリウムの貯留が起こりやすくなる。

肺循環系に強くうっ血が現れた場合を**左心不全**といい，夜間に発作性の呼吸困難，坐位呼吸，心臓喘息と呼ばれる呼吸困難（急性心不全の症状のひとつで，心臓のポンプが急激な機能低下を起こし，血液を全身に送ることができなくなる）が起こる。これに対して大循環系にうっ血が強く現れた場合を**右心不全**といい，浮腫や肝腫大，頸静脈怒張

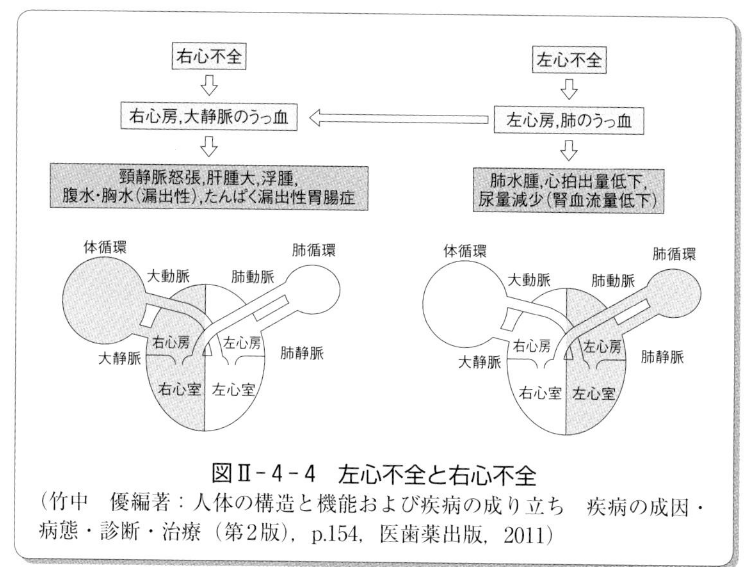

図Ⅱ-4-4　左心不全と右心不全
（竹中　優編著：人体の構造と機能および疾病の成り立ち　疾病の成因・病態・診断・治療（第2版），p.154，医歯薬出版，2011）

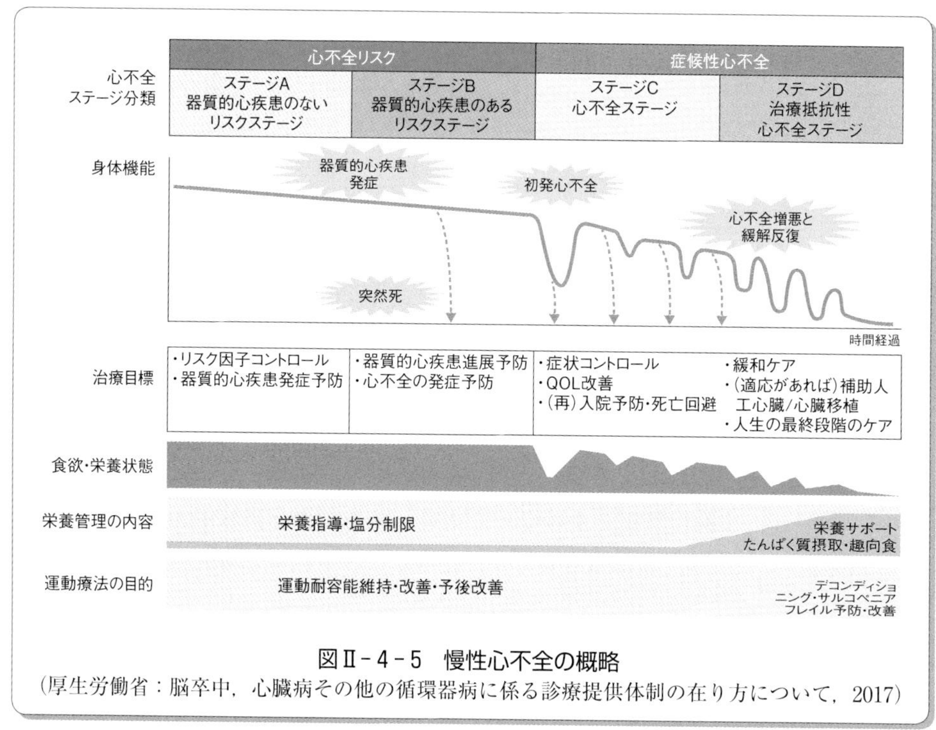

図Ⅱ-4-5　慢性心不全の概略
（厚生労働省：脳卒中，心臓病その他の循環器病に係る診療提供体制の在り方について，2017）

などが起こる。

また，**不整脈**も心不全の原因となる。正常な心臓の拍動は，安静や運動に応じた規則正しいリズムを保っているが，リズムが乱れて異常が生じる病態を不整脈という。不整脈は，脈の遅くなる**徐脈**，速くなる**頻脈**，脈が飛ぶ**期外収縮**の3つのタイプに分けられる。徐脈のうち，心房に細動が起こる**心房細動**は脳塞栓症（心原性脳梗塞）を起こす危険性があり，寝たきりや麻痺，言語障害といった重い後遺症を引き起こす。

心室に細動が起こる心室細動は突然死につながることが多い。

〔治　療〕 外科的処置だが，安静，栄養食事療法，薬物療法が重要。薬物療法では，利尿薬，強心薬（ジギタリス），ACE阻害薬，ARB，β遮断薬を中心に，抗不整脈薬，抗凝固薬なども使用される。体外式や体内式の補助人工心臓などが用いる場合もある。

〈栄養管理〉

【栄養アセスメント・モニタリング】 心不全の進行に伴い消費エネルギー量は増加しているため，体重（BMI），血清Albなどの指標を用いて栄養状態の評価を行う。病態の評価として胸部X線検査（心胸比，肺うっ血，胸水など），心臓超音波検査，血中酸素飽和度，血液ガス分析，心電図検査，血液検査，尿検査が行われる。心不全の重症度分類として，NYHA心機能分類（New York Heart Association）が頻用される。

【栄養基準・補給】

表Ⅱ-4-8　心不全の栄養基準（1日あたり）

エネルギー（kcal/kg）	たんぱく質（g/kg）	脂　質（%E）	食　塩（g）	備　考
30前後	1.0～1.5	20～25	4～6未満	末期心不全では1日の水分摂取量を15～20 mL/kgに制限

心不全の栄養管理では，ナトリウムと水分が最優先される。心拍出量減少により腎循環血液量が減少し，尿量も低下する。このときに食塩摂取量が多いと水分とナトリウムが体内に貯留する。さらに低Alb血症があると浮腫が生じる。水分制限は食塩制限と連動しているため，食塩制限はきわめて重要となる。

食事摂取量が減少し，かつエネルギー消費が亢進していることが多い。また，異化が亢進し，たんぱく栄養状態は低下する。しかし，一度に多くの食事をとることは難しく，心臓への負担も考慮しなければならない。エネルギー量は1,000 kcal/日程度から開始し，回復するに従い徐々に増加させる。

【栄養食事相談】

① 適切なエネルギー摂取，食塩制限，カリウム摂取の確保，水分摂取量など，入院中はその目的について十分に説明し理解させる。

② 栄養食事療法を継続していく中で栄養状態の低下が認められた場合は，たんぱく質摂取量の確保などにより改善を目指すが，心臓に負担をかけないようにエネルギー摂取量や食塩摂取量に注意する。

③ 食事量の減少や利尿薬の使用により，低カリウム血症を生じた場合は，カリウム含有量の多い食品を指導する。急性心不全で異化状態にあると細胞内のカリウムが血中に流出するため高カリウム血症を生じることもある。この場合は，カリウム制限を行う。

④ 抗血液凝固薬を服用している場合は，薬効を減弱するビタミンKの含有量の多い食品（納豆など）の摂取に注意する（栄養・食品が医薬品に及ぼす影響，p.60～参照）。

5．脳出血(Cerebral hemorrhage)，脳梗塞(Cerebral infarction)，くも膜下出血(Subarachnoid hemorrhage)

〈病態・生理生化学〉

脳出血，脳梗塞（ラクナ梗塞，アテローム血栓性脳梗塞，心原性脳塞栓症），くも膜下出血，硬膜下血腫，一過性脳虚血性発作など，脳の循環器障害による病態を総称して**脳血管疾患**という。

脳出血は，脳血管壊死による出血で，**くも膜下出血**は動脈瘤の破綻が多く，第一原因は**高血圧**に関与している。**脳梗塞**は，動脈硬化による頭蓋外・頭蓋内の主幹動脈の血栓形成により閉塞され血液供給が途絶される**脳血栓**と，心臓内や大動脈壁で形成された血栓や凝血塊が脳動脈に達して閉塞が起こる**脳塞栓**があり，特に**脂質異常症**が第一原因であることが多い。

表Ⅱ-4-9　脳出血と脳梗塞の誘因と症状

疾　病	誘　因	症　状
脳出血	高血圧，過度の飲酒，重労働，寒冷，血清総コレステロール低値，動物性たんぱく質・脂質不足，食塩過剰摂取	右手足または左手足の麻痺・感覚異常，意識レベルの低下，目の動き・言語の異常，歩行障害，頭痛，めまい，嘔吐，痙攣，呼吸障害などが突然起こる。出血または詰まった場所・程度により異なる。
脳梗塞	高血圧，血清総コレステロール高値，喫煙，耐糖能異常，ヘマトクリット高値，魚介類摂取不足，心房細動	

〈栄 養 管 理〉

【栄養アセスメント・モニタリング】　**急性期**は神経脱落症状改善のための薬物治療が中心となる。脳浮腫，脳循環代謝の改善や，病態によって外科的治療を行う。体液バランスが崩れやすく，補正は経腸・静脈栄養で行うことが多い。**慢性期**には，全身状態を評価し，麻痺があれば運動療法（嚥下訓練も含む），栄養食事療法を開始する。嚥下障害や心理的障害をもつ高齢者は食事摂取量が不足し，栄養障害を起こしやすい。

【栄養基準・補給】　急性期では，経腸・静脈栄養が中心となる。その場合の安静時代謝量や身体計測，臨床検査による栄養アセスメントを的確に行い必要栄養量を算定し投与する。慢性期では，低栄養や高栄養のアンバランスによる栄養障害に十分注意する。特にたんぱく質・エネルギー栄養障害（PEM）は，二次性免疫機能の低下により，感染症や褥瘡ならびに摂食・咀嚼・嚥下障害を併発する。

【栄養食事相談】　高血圧（p.127〜），糖尿病（p.80），脂質異常症（p.85〜），肥満症（p.74）を参照のこと。再発および予防のための食生活改善と，食事の摂取状況能力による形態別食事づくりが必要となる。

水分摂取量が少ない場合は容易に脱水を起こし，血液濃縮により，閉塞性脳梗塞を起こしやすくなる。高齢者は口渇を訴えないことが多いので特に注意が必要である。摂食障害（p.160，161），咀嚼・嚥下障害（p.202）を参照のこと。

第 5 章

腎・尿路疾患

1．急性糸球体腎炎（Acute glomerulonephritis：AGN）

〈病態・生理生化学〉

急性糸球体腎炎は感冒，扁桃炎，咽頭炎などの上気道感染に引き続いて，肉眼的血尿とたんぱく尿，高血圧，乏尿，浮腫などの臨床症状が急激に出現する症候群である。その多くは，**溶血性連鎖球菌**（**溶連菌**）による感染が原因で，小児に好発する。

病期は急性期（乏尿期，利尿期をいい，発症後7～11日くらい）と回復期（発症後2～4週）に分けられる。治療は安静と栄養食事療法が基本である。**糸球体濾過量**（glomerularfiltration rate：GFR）やたんぱく尿の程度を参考に安静度を決定し，乏尿や浮腫のある時期には，水分制限，食塩制限を行う。GFR低下があれば，腎機能に応じたたんぱく質制限などが加えられる。薬剤は，対症療法として浮腫，乏尿に**ループ利尿薬**が，高血圧に降圧薬などが用いられる。溶連菌感染持続時は抗生物質が短期間用いられる。

〈栄 養 管 理〉

【栄養アセスメント・モニタリング】 GFRの低下により浮腫や高血圧を呈している場合は，ナトリウム，カリウムなどの電解質の変化に注意する。体重は浮腫により修飾されている場合がある。健常時体重等を考慮して適正摂取エネルギー量を決定する。

【栄養基準・補給】

表Ⅱ-5-1　急性糸球体腎炎の栄養基準（1日あたり）

	エネルギー (kcal/kg)	たんぱく質 (g/kg)	食　塩 (g)	カリウム (g)	水　分
急性期（乏尿期・利尿期）	35	0.5	0～3	血清カリウム値5.5 mEq/L以上のときは制限する	前日尿量＋不感蒸泄量
回復期および治療期	35	1.0	3～5	制限せず	制限せず

注）・kgは標準体重。　・高齢者，肥満者に対してはエネルギーの減量を考慮する。
（日本腎臓学会編：腎疾患患者の生活指導・食事療法ガイドライン，1998）

栄養補給は食塩，水分，たんぱく質のとり方がポイントになる。浮腫，高血圧があれば食塩制限をし，腎機能低下があり尿素窒素（BUN）が高ければたんぱく質を制限する。水分は尿量に応じて必要最低量（尿量＋700 mL）に制限する。

【栄養食事相談】 急性糸球体腎炎に対する栄養食事療法は，いかにして急性期を脱して回復の方向へ導くか，また慢性糸球体腎炎に移行しないようにすることである。

2．慢性糸球体腎炎 (Chronic glomerulonephritis：CGN)

〈病態・生理生化学〉

慢性糸球体腎炎はたんぱく尿および（または）血尿が1年以上続く，慢性に経過する腎炎である。腎臓の組織病変の違いにより病型分類され，代表的なものに**IgA腎症**（Ig：immunoglobulin，免疫グロブリン）がある。主な症状はたんぱく尿，血尿，高血圧，浮腫である。腎機能は次第に低下するが，進行の速度は病型やたんぱく尿，高血圧の程度などによってまちまちである。

たんぱく尿は±～3＋の間を変動する。ネフローゼ症候群様を呈すれば，低たんぱく血症・高コレステロール血症が出現し，腎不全になればBUN・クレアチニン（Cr）が上昇する。IgA腎症では血清IgAの上昇をきたすことがある。膜性増殖性腎炎では補体が低下する。

〈栄 養 管 理〉

【栄養アセスメント・モニタリング】 慢性糸球体腎炎はあらゆる栄養代謝異常が生じていることから，身体計測や血液検査所見，摂取栄養量のほか，免疫検査，尿検査，電解質，そして臨床症状などを指標に評価する。エネルギー摂取量不足や浮腫，感冒，薬物・漢方や健康食品の使用などにより，生化学検査値は変動しやすいので注意する。

① 食生活状況：エネルギー，たんぱく質，食塩等の摂取量を算出する。また，たんぱく質，食塩は24時間蓄尿のデータから推定できるので，これらと比較・評価する（下記参照）。BUN/Cr比も大まかなたんぱく質摂取量の指標になる。

② 身体計測：体重測定により栄養評価を行う。もし，6か月以内に10～15％以上の体重減少があれば体たんぱく質の減少が疑われる。血清たんぱく質やアルブミン（Alb）等も参考に評価する。

③ 血液および尿検査：血清Cr，BUN，電解質，e-GER，たんぱく尿，尿浸透圧，電解質排泄量などから腎機能評価を行い，臨床経過を観察する。

④ 血　圧：自宅で起床時血圧と就寝時血圧の血圧調査票を持参させ，データをモニタリングすることにより血圧の評価や食塩制限による効果判定を行う。

BUNからの推定たんぱく質摂取量の算出式（Maroniの式）
たんぱく質摂取量(g/日)＝〔BUN(mg/dL)×1日尿量(dL)＋31×現体重(kg)〕×0.00625
24時間蓄尿による1日の食塩摂取量の算出式
1日食塩摂取量(g/日)＝蓄尿中ナトリウム濃度(mEq/L)×蓄尿量(L/日)/17

【栄養基準・補給】 CKD（慢性腎臓病）に準ずる（p.146参照）。

3．ネフローゼ症候群（Nephrotic syndrome）

〈病態・生理生化学〉

ネフローゼ症候群は，①高たんぱく尿（3.5 g/日以上），②低たんぱく血症（血清総たんぱく（TP）6 g/dL以下），③浮腫，④高コレステロール血症（250 mg/dL以上）を特徴とする症候群をいう（③および④は診断には必須ではない）。基礎疾患により，**一次性ネフローゼ症候群**（慢性腎炎によるもの）と**二次性ネフローゼ症候群**（ループスエリテマトーデス，アミロイドーシス，糖尿病など全身性の疾患がもとで起こるもの）に分けられる。症状は浮腫が主徴で，乏尿，全身倦怠感，食欲不振などである。

治療は基礎疾患により異なり，一次性ネフローゼ症候群の基本となるのは副腎皮質ステロイド剤投与である。無効の場合，免疫抑制剤が投与される。二次性ネフローゼ症候群では，基礎疾患の治療を優先する。小児には**微小変化型ネフローゼ症候群**（MCNS）が多くみられ，**副腎皮質ステロイド剤**が著効し，予後はよい。

浮腫は非常に高度になり，腹水・胸水が貯留することもある。浮腫形成期には乏尿になる。たんぱく尿は1日3.5 g以上であるが，ときに10～15 g以上に達することがある。血尿は基礎疾患により異なる。腎機能検査は一般に正常であるが，TP 6 g/dL以下，Alb 3 g/dL以下に低下する。

〈栄 養 管 理〉

【栄養アセスメント・モニタリング】 ネフローゼ症候群によって引き起こされる病態の改善と，制限食によって引き起こされる栄養状態の変化，原疾患による腎機能障害の進行の程度などについて評価する。

① 食生活状況：エネルギー，たんぱく質，食塩の摂取状況を評価する。正確な評価が不可欠である。24時間蓄尿により1日たんぱく排泄量を測定し，栄養食事療法によるたんぱく質制限とエネルギー摂取量の確保について遵守度を評価する。

② 身体計測：身長，体重，上腕筋囲等で身体面から栄養状態の評価をする。

③ 血液検査：TP，Alb，コレステロール。

④ 尿検査：たんぱく質，Cr，窒素（UN），ナトリウムなどを把握する。UNやナトリウム排泄量はたんぱく質や食塩摂取量の評価の指標となる。

⑤ 臨床症状：浮腫の確認，十分な食事摂取が困難となり，必要とされるエネルギーや栄養素の摂取不足が生じやすくなる。

【栄養基準・補給】 ネフローゼ症候群の栄養食事療法は，治療に対する反応が良好な微小変化型ネフローゼ症候群とほかのネフローゼ症候群に分けて考える。

① 浮腫・高血圧がある場合は，食塩を制限する。

② たんぱく質は腎機能に応じて制限する。従来行われていた一律の高たんぱく質食は，糸球体の血行動態に負荷をかける糸球体からの濾過量を増やし，糸球体障害を起こす。しかも食事で付加したたんぱく質は排泄されるので，現在たんぱく

表Ⅱ-5-2　ネフローゼ症候群の栄養基準（1日あたり）

	エネルギー（kcal/kg*1）	たんぱく質（g/kg*1）	食　塩（g）	カリウム（g）	水　分
微小変化型ネフローゼ症候群以外	35*2	0.8	5	血清カリウム値により増減	制限せず*3
治療反応良好な微小変化型ネフローゼ症候群	35*2	1.0〜1.1	0〜6	血清カリウム値により増減	制限せず*3

注）＊1　kgは標準体重。
＊2　糖尿病，肥満を合併している場合は，エネルギーの制限を考慮する。
＊3　高度の難治性浮腫の場合は水分制限を要する場合もある。
（日本腎臓学会：腎疾患の生活指導･食事療法に関するガイドライン，日腎会誌39：19-20，1997，エビデンスに基づくネフローゼ症候群診療ガイドライン2017，東京医学社）

質はむしろ制限するのがよいとされている。低たんぱく質食を適用する場合，過度のたんぱく質制限をするのではなく0.8 g/kg/日程度にとどめておくのが一般的である。

【栄養食事相談】　頻回のたんぱく尿検査結果を指標に継続的な栄養食事療法の指導を行う。低たんぱく質食を実行するには患者の理解と自主性がきわめて重要である。しかし，低たんぱく質食は患者のQOLを損なう側面もあるため，適切な栄養食事相談により患者の理解を深めQOLを維持しなければならない。

① ネフローゼ症候群の原疾患や病期による違いを理解し，患者ごとの指導が必要である。
② 浮腫の程度や利尿期における食塩制限に注意する。
③ 低たんぱく質食適用時は低たんぱく質の治療用特殊食品を紹介し，調理実習を取り入れながら具体的な利用法を指導する。
④ 患者の食事記録より栄養食事療法の現状を把握しながら問題点を検討し，指示量に近づけた実践に向けて継続指導する。
⑤ 患者が食事をつくるのでなければ，調理担当者も同時に栄養食事相談を行う。

4．急性腎不全（Acute renal failure）

〈病態・生理生化学〉

急性腎不全は，日または週の単位で急速に腎機能が低下し，体液の恒常性が維持できなくなり，窒素代謝産物（UN，Cr，尿酸など）の蓄積，電解質異常，代謝性アシドーシスなどをきたし**腎不全**に陥る。原因によって，**腎前性**（腎以外の原因による腎血流量の減少），**腎性**（腎実質の障害），**腎後性**（尿路の閉塞）に分けられる。

症状は病期によって次のように分けられる。① **乏尿・無尿期**：1日尿量が500 mL以下の乏尿や，100 mL以下の無尿がみられ，通常1〜3週間持続する。高血圧，浮腫，心不全，肺水腫などを合併しやすく，進行すると尿毒症になる。② **利尿期**：尿細管細胞が再生して尿量が増加する。多尿になるため，水・電解質異常をきたしやすい。③ **回復期**：糸球体，尿細管機能は正常に近づく。

表Ⅱ-5-3　急性腎不全の病因

腎前性	ショック，下痢，出血，嘔吐，火傷，心不全，敗血症など
腎　性	1．急性尿細管壊死 ●腎虚血（出血，ショックなど） ●腎毒性（抗生物質，造影剤，重金属など） ●ミオグロビン尿症，ヘモグロビン尿症など 2．糸球体疾患：急速進行性糸球体腎炎，SLE，結節性動脈炎など 3．間質性疾患：急性間質性腎炎
腎後性	1．両側尿管の閉塞：後腹膜線維症，子宮癌など 2．膀胱・尿道の閉塞：前立腺肥大症，前立腺癌

治療は腎前性，腎性，腎後性によって大きく異なる。腎機能が回復するまで，安静，栄養管理によって生命を維持する。UN上昇，電解質異常（浮腫，高カリウム血症，アシドーシスなど）が高度になった場合には透析療法を行う。急性腎不全の病因を表Ⅱ-5-3に示す。

〈栄 養 管 理〉

【栄養アセスメント・モニタリング】 たんぱく質代謝異常の是正，電解質・酸塩基平衡など，身体の恒常性を維持するため，病状により著しく異なり，発症期から回復期まで刻々と変化する。頻回にモニタリングし，栄養補給との関連について評価する。

【栄養基準・補給】 エネルギー必要量は重症度，合併症により異なるが，一般的には35～40 kcal/kg標準体重/日が目安とされている。

たんぱく質は異化亢進では制限する。水分，電解質は病態に合わせて調整する。静脈栄養が中心で，高カロリー輸液（中心静脈栄養）によって栄養補給を行う。

【栄養食事相談】 食事摂取可能であれば，経口摂取を優先させる。しかし，実際は食欲不振などで摂取量不足となることが多く，不足分は輸液で補給する。経口摂取不能時は，中心静脈から高カロリー輸液療法となる。罹病期間が長期化するとエネルギー摂取量不足から低栄養状態となり，患者の予後も悪くなる。十分なエネルギー摂取量を補給する配慮が大切である。

5．慢性腎不全（Chronic renal failure）

〈病態・生理生化学〉

慢性腎不全は，腎臓そのものおよび腎臓以外の障害によって慢性的に腎機能が低下しUNやCrの排泄，水・電解質・酸塩基平衡の調節などが十分にできなくなった状態をいう。いったん慢性腎不全に陥れば不可逆的であり，一般に腎機能が回復する可能性はない。血清Crが持続的に異常値（1.5 mg/dL以上）を呈するのは，GFRが50 mL/分以下に低下した場合である。GFRが10 mL/分以下になりCrが10 mg/dL以上になると，種々の臓器症状が出現するようになる。これを**尿毒症**（uremia）という。

原因疾患は，糖尿病腎症が最も多く，次に慢性糸球体腎炎，高血圧による腎硬化症の順で，その他，多発性嚢胞腎，腎盂腎炎などがある。腎不全の増悪因子として，高血圧，高たんぱく食，高リン食，脂質異常症などがある。また感染，脱水，薬物，疲労なども腎機能低下を進展させる。初期は自覚症状が全くなく，末期で尿毒症による多彩な全身症状を呈し腎代替療法を必要とする。

診断は，臨床症状，尿検査，血液生化学検査による腎機能，電解質などの測定で行われる。

治療としては，慢性腎不全の保存療法で薬物療法（降圧薬，経口吸着炭，電解質異常・アシドーシス・高尿酸血症などの対症療法），栄養食事療法（たんぱく質制限，食塩制限，十分なエネルギー摂取），生活指導を行う。末期腎不全では，血液透析，腹膜透析，腎移植が行われる。

腎不全の進行とともにGFRが低下し，水・電解質異常，尿毒症物質の蓄積，**エリスロポエチン**や**レニン**の産生障害，ビタミンD_3活性化の障害などが起こる。

〈栄 養 管 理〉

【栄養アセスメント・モニタリング】　慢性腎不全は，長期にわたるエネルギー，たんぱく質，食塩等の厳格なコントロールが必要であり，疾病の状況に応じた適切な栄養補給と栄養状態についての評価を行う。

表Ⅱ-5-4　慢性腎不全における腎機能の分類と臨床症状

病　期	糸球体濾過値	血清クレアチニン値	臨床症状
第Ⅰ期 腎予備能低下期	50 mL/分以上	2.0 mg/dL 以下	無症状
第Ⅱ期 腎機能障害期	30～50 mL/分	2.0～3.3 mg/dL	高窒素血症，夜間尿，貧血
第Ⅲ期 腎不全期	10～30 mL/分	3.3～8.0 mg/dL	高窒素血症，易疲労感，貧血，高血圧，代謝性アシドーシス，浮腫
第Ⅳ期 尿毒症期	10 mL/分以下	8.0 mg/dL 以上	尿毒症症状，高血圧，心不全，肺水腫，電解質異常

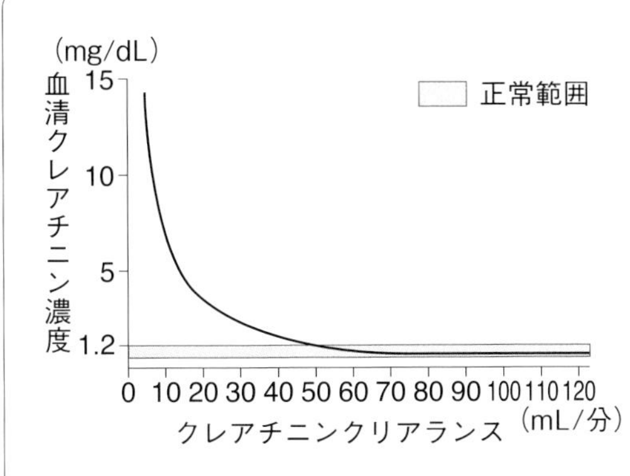

図Ⅱ-5-1　血清クレアチニン値とクレアチニンクリアランスの関係

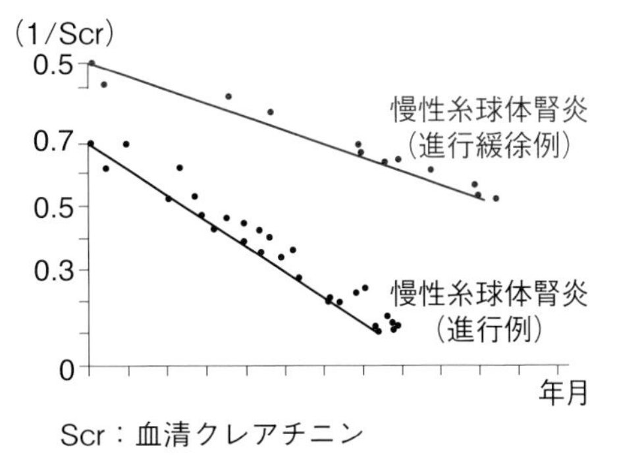

図Ⅱ-5-2　血清クレアチニンの逆数（腎不全の進行速度）

(Mitch, W. E. *et al.*：*Lancet*, 2, 1326, 1976)

① 食生活状況：エネルギー，たんぱく質，食塩，必要に応じたカリウム，リンの摂取量を評価する。

② 身体計測：身長，体重（体重の変化），皮下脂肪厚，上腕周囲長の測定により筋肉，体たんぱく質の変化を推測する。半年以内に10～15％以上の体重減少，上腕筋囲が標準（男性24.8 cm，女性21.0 cm）の80％以下の減少は栄養障害の可能性が高い。

③ 血液検査：栄養評価の指標としてAlb，トランスサイレチン（TTR；プレアルブミン），トランスフェリン（Tf）などを測定する。腎機能を反映する指標としてCr，BUN，カリウム，カルシウム，リン，マグネシウムなどがあり，経過を観察する。また，Cr，BUNからは各指標を計算し，栄養補給の適否を評価する。

・Ccr：計算式はp.25参照。

・血清Cr：基準値0.5～1.3 mg/dL。GFRの推定に用いる（eGFR）。

・BUN/Cr比：たんぱく質摂取量の評価の基準で，基準値10である。腎機能が30％以下では，低たんぱく質食実施時のBUN/Cr比が5以下で食事コントロール良好と考える。

【栄養基準・補給】 CKD（慢性腎臓病）に準ずる（p.146）。

栄養補給は腎機能の保持と尿毒症の進行抑制を目的とした栄養食事療法が原則となる。栄養食事療法のポイントは十分なエネルギーとたんぱく質，食塩，カリウム，リンの制限である。

① 一般に1,600～2,000 kcalのエネルギー摂取が必要である。たんぱく質制限を有効に行うためには，十分なエネルギー補給が不可欠で，性，年齢，身体活動に見合った量（25～35 kcal/kg標準体重）とする。エネルギー摂取量不足になると，筋肉が崩壊し，窒素出納が負となり，さらに高窒素血症が生じやすくなる。また，摂取たんぱく質がエネルギーとして使われ，たんぱく質合成に障害をきたし，低Alb血症を招く。

② 低たんぱく質食では鉄やカルシウム不足となりやすいが，不足分は食事から無理に補給するのではなく，注射や内服薬等での補給も検討する。

【栄養食事相談】 慢性腎不全では，透析療法導入まで症状が出にくく，患者は病気の重要性を軽く考えがちである。慢性腎不全の病態と予後をよく説明し，適切な治療を受けるようきめこまかな指導をする。

① 数回の指導にとどまらず，継続して繰り返し指導をする。外来受診時を利用したり，場合によっては電話や手紙などにより情報交換を行う。

② 保存期腎不全においては，血圧コントロールおよび腎機能の程度に応じたたんぱく質制限が治療の主体である。たんぱく質制限食を持続するため，24時間蓄尿中の尿素窒素排泄量から計算式を用いてたんぱく質摂取量を推定し，たんぱく質制限食のコンプライアンスを患者にフィードバックする。

③ 低たんぱく質食の長期継続には治療用特殊食品を上手に利用し，良質のたんぱく質を確保することがポイントになる。**治療用特殊食品**にはでんぷん製品，低甘味ブドウ糖重合体製品，中鎖脂肪酸（MCT）製品，低たんぱく質食品などがある。これらを主食や間食に利用し，副食で必須アミノ酸（60%以上）を多く含む肉・魚・卵などの動物性食品でたんぱく質を確保することが望ましい。低たんぱく質食の実践に向け，調理実習や講習会などへの参加を促す。

④ エネルギー摂取量不足が疑われる場合は，患者または調理担当者に食事内容を記載してもらい，定期的にチェックする。

⑤ 高血圧のコントロールは，降圧薬〔**アンジオテンシン系阻害薬**（ACE阻害薬，ARB）〕あるいは**カルシウム拮抗薬**が有効とされている。食塩摂取量は6g未満/日に制限する。24時間蓄尿中のナトリウムにより1日の食塩摂取量を推定する。

⑥ 外食時の工夫を指導する。外食はできるだけ利用回数を減らすようアドバイスする。

⑦ アルコール飲料の摂取（医師の許可必要）は，食欲が増進し食塩やたんぱく質の過剰摂取となる可能性があるため，少量摂取にとどめるように注意を促す。

⑧ 患者が病態や病期を理解して，自主的に食事療法に取り組めるよう指導する。

⑨ 食事療法を成功させるには，家族，同居者（妻，夫，娘，息子，嫁など）の理解と協力が欠かせない。栄養食事指導は必ず患者，家族，同居者とともに実施することを原則とする。

6．糖尿病腎症（Diabetic nephropathy）

〈病態・生理生化学〉

糖尿病の長期間の経過により全身の細小血管が障害されて糸球体機能が失われ，たんぱく質の漏出を起こすものを**糖尿病腎症**という。一般に腎症は微量アルブミン尿の出現から始まり，10年以上の糖尿病歴を過ぎたころから発症することが多い。

糖尿病腎症は，臨床的特徴や糸球体病変による第1期から第5期に分類されている（表Ⅱ-5-5）。ほかの腎疾患患者と比べ，早期に透析導入になることや，第5期では導入後の予後が悪いのが特徴である。

表Ⅱ-5-5　糖尿病腎症の病期分類および栄養基準（1日あたり）

病期	臨床的特徴		病理学的特徴（糸球体病変）	治療，食事，生活のポイント	総エネルギー（kcal/kg）注1)	たんぱく質	食塩相当量（g）	カリウム（g）
	尿たんぱく（g/gCr）（アルブミン（mg/gCr））	GFR（eGFR）（mL/分/1.73m²）						
第1期（腎症前期）	正常アルブミン尿（30未満）	30以上	びまん性病変：ない〜軽度	・糖尿病食を基本とし，血糖コントロールに努める ・降圧治療 ・脂質管理 ・禁煙	25〜30	20%エネルギー以下	高血圧があれば6未満	制限せず
第2期（早期腎症期）	微量アルブミン尿（30〜299）	30以上	びまん性病変：軽度〜中程度 結節性病変：時に存在	・糖尿病食を基本とし，血糖コントロールに努める ・降圧治療 ・脂質管理 ・禁煙 ・たんぱく質の過剰摂取は好ましくない	25〜30	20%エネルギー以下注2)	高血圧があれば6未満	制限せず
第3期（顕性腎症期）	顕性アルブミン尿（300以上）あるいは持続性たんぱく尿（0.5以上）	30以上	びまん性病変：中程度〜高度 結節性病変：多くは存在	・適切な血糖コントロール ・降圧治療 ・脂質管理 ・禁煙 ・たんぱく質制限食	25〜30注3)	0.8〜1.0注3) g/kg注1)	6未満	制限せず（高カリウム血症があれば<2.0）
第4期（腎不全期）	問わない注4)	30未満	荒廃糸球体	・適切な血糖コントロール ・降圧治療 ・脂質管理 ・禁煙 ・たんぱく質制限食 ・貧血治療	25〜35	0.6〜0.8 g/kg注1)	6未満	＜1.5
第5期（透析療法期）	透析療法中			・透析療法 ・腎移植	維持透析患者の食事療法に準ずる			

注1）標準体重
注2）一般的な糖尿病の食事基準に従う。
注3）GFR＜45 では第4期の食事内容への変更も考慮する。
注4）正常アルブミン尿・微量アルブミン尿の場合は，糖尿病腎症以外の腎臓病との鑑別診断が必要である。
（日本糖尿病学会：糖尿病治療ガイド2022-2023より改変）

〈栄養管理〉

【栄養アセスメント・モニタリング】　糖尿病のエネルギー中心の栄養食事療法からたんぱく質制限食へ移行する。糖尿病腎症において，腎機能低下に対したんぱく質制限食が有効との報告があるが，腎機能が正常な早期腎症およびCr値が1.5 mg/dL未満の顕性腎症ではたんぱく質制限食が実行されていない可能性がある。また，たんぱく質制限食を行った場合，エネルギー摂取量不足，食事摂取不足による栄養不良などの副作用，たんぱく質の質の問題などが生じるので臨床データと併せて評価する。

① 食生活状況：エネルギー，たんぱく質，食塩の摂取量を把握する。低たんぱく質食開始後にはエネルギー摂取量不足に注意する。

② 身体計測：身長，体重（体重の変化），皮下脂肪厚によりエネルギー摂取量の過不足を評価する。上腕筋囲の測定。

③ 血液検査：血糖，ヘモグロビンA1c（HbA1c），BUN，Cr，Alb，カリウムなどにより栄養補給量の適否を評価し，経過を観察する。

④ 尿検査：Alb，たんぱく質を把握する。　⑤ 臨床症状：血圧，浮腫。

【栄養基準・補給】　栄養補給は血糖コントロールに主眼を置き，エネルギー摂取量の制限を主体とする食事療法に加えて，糖代謝異常の改善を目的とした経口薬物療法やインスリン療法が行われる。このため，血糖値やHbA1cは可能な限り正常域にコントロールする必要がある。さらに，腎症による高血圧や浮腫に対する食塩制限，たんぱく尿に対するたんぱく質制限など適宜加える。

① 第3期の顕性腎症期以後は，糖質とエネルギー摂取量制限の糖尿病食からたんぱく質制限と十分なエネルギー補給の腎不全期食事療法に切り替える。

② 低たんぱく質食で糖質の摂取を増やしエネルギー摂取量を増加させることは，血糖コントロールを悪化させる場合があるため注意する。

③ 第5期（透析療法期）では，総エネルギー必要量は血糖および体重コントロールを目的として25～30 kcal/kg標準体重/日までの制限も考慮する。

④ 血液透析の場合，食塩摂取量は尿量，身体活動度，体格，栄養状態，透析間体重増加を考慮して適宜調整する。

【栄養食事相談】　糖尿病腎症では，従来のエネルギー摂取量の制限を主体とした栄養食事療法からたんぱく質を中心とした栄養食事療法に移行するが，患者はこの違いに戸惑い，スムーズに実行できないことが多い。切り替えの際の指導が重要となる。患者が抱えている問題点を整理し，患者および家族，同居者が栄養食事療法を理解し，実践していけるよう繰り返し栄養食事相談を行う。

① たんぱく質制限食では，その効果を判断する前に実行されているか否かを評価することがきわめて重要である。このためには食事調査とともに，24時間蓄尿中のUNや電解質排泄量を測定し，栄養食事相談の指標とする。

② 食塩制限は，体液量の減少や耐糖能の悪化をきたすことのないよう，急速な減塩を避け段階的に進める。

7．CKD（慢性腎臓病）(Chronic kidney disease)

〈病態・生理生化学〉

CKD（慢性腎臓病）とは，慢性に経過する慢性糸球体腎炎，糖尿病腎症，腎硬化症，多発性嚢胞腎，ネフローゼ症候群などのすべての腎疾患の総称である。近年，世界的に末期腎不全による透析患者が増加しており，医療経済上も大きな問題となっている。また，糖尿病腎症からの末期腎不全患者が増加している。CKDの発症には糖尿病などの生活習慣病による動脈硬化が関与し，CKDは心血管疾患（虚血性心疾患や脳卒中）・末期腎不全発症のリスクファクターである。CKDの診療には，かかりつけ医と腎臓専門医の診療連携が重要となる。

CKDの定義を表Ⅱ-5-6に示す。すなわちGFRで表される腎機能低下があるか，もしくは腎臓の障害を示唆する所見が慢性的（3か月以上）に持続する者すべてを包含している。重症度分類を表Ⅱ-5-7に示す。**重症度**は，**原因**（cause：C），**腎機能**（GFR：G），**たんぱく尿**（アルブミン尿：A）による**CGA分類**で評価する。CKDはこれらを組み合わせたステージの重症度に応じた適切な治療が行われる。治療の目的は末期腎不全，合併症の心血管疾患の発症阻止あるいは進展抑制である。治療にあたっては，まず生活習慣の改善（禁煙，減塩，肥満の改善など）を行う。

表Ⅱ-5-6　CKDの定義

①　尿異常，画像診断，血液，病理で腎障害の存在が明らか－特に0.15g/g Cr以上のたんぱく尿（30 mg/g Cr以上のAlb尿）の存在が重要
②　GFR＜60 mL/分/1.73 m²
上記①，②のいずれか，または両方が3か月以上持続する

表Ⅱ-5-7　CKDの重症度分類

原疾患		たんぱく尿区分		A1	A2	A3
糖尿病		尿アルブミン定量（mg/日） 尿アルブミン/Cr比（mg/gCr）		正　常 30未満	微量アルブミン尿 30～299	顕性アルブミン尿 300以上
高血圧，腎炎，多発性嚢胞腎，移植腎，不明，その他		尿たんぱく定量（g/日） 尿たんぱく/Cr比（g/gCr）		正　常 0.15未満	軽度たんぱく尿 0.15～0.49	高度たんぱく尿 0.50以上
GFR区分（mL/分/1.73m²）	G1	正常または高値	≧90			
	G2	正常または軽度低下	60～89			
	G3a	軽度～中等度低下	45～59			
	G3b	中等度～高度低下	30～44			
	G4	高度低下	15～29			
	G5	末期腎不全（ESKD）	＜15			

重症度は原疾患・GFR区分・たんぱく尿区分を合わせたステージにより評価する。CKDの重症度は死亡，末期腎不全，心血管死亡発症のリスクを　のステージを基準に，　，　，　の順にステージが上昇するほどリスクは上昇する。（日本腎臓学会編：CKD診療ガイド2012，東京医学社，p.3，2012を一部改変）

〈栄 養 管 理〉

【栄養アセスメント・モニタリング】 腎機能の状態やその原因を把握し，重症度を確認して，適正栄養量を判断する。また，重症化予防に向けたアセスメントを行う。

① 身体計測：身長，体重（標準体重，BMIの算出），肥満の判断（BMI＜25kg/m²を目指す）

② 臨床検査：血清クレアチニン（eGFRの算出），BUN，尿酸（UA），たんぱく尿（アルブミン尿），糖尿病・高血圧の有無

③ 食生活調査：エネルギー，たんぱく質，食塩摂取状況，24時間蓄尿による食塩およびたんぱく質摂取量の把握（p.136参照）

④ モニタリング：管理目標・血圧130/80mmHg以下（高齢者140mmHg以下）
・血糖，HbA1c 6.9%（NGSP）未満（糖尿病）
・LDL-C 120mg/dL未満（心血管疾患予防を考慮）
・フェリチン100mg/mL以上またはトランスフェリン飽和度（TSAT）20%以上で鉄不足の確認（貧血）

CKDステージG3aから血清カリウム，リン，カルシウム，副甲状腺ホルモン，ALPをモニタリングする。

【栄養基準・補給】 日本腎臓学会推奨の基準に準じ腎機能のステージにより判断する。

表Ⅱ-5-8　CKD（慢性腎臓病）に対する食事療法基準（1日あたり）

ステージ（病期）	エネルギー*1 (kcal/kg)	たんぱく質 (g/kg)	食　塩*2 (g)	カリウム (mg)
ステージG1　(GFR≧90)	推奨：25～35 肥満症例では体重に応じて20～25を指導してもよい（BMI＜25kg/m²を目指す）	過剰にならないよう注意	3～6未満	制限なし
ステージG2　(GFR60～89)				
ステージG3a (GFR45～59)		0.8～1.0		
ステージG3b (GFR30～44)		0.6～0.8*3		高K血症があれば制限 2,000以下
ステージG4　(GFR15～29)				高K血症があれば制限 1,500以下
ステージG5　(GFR＜15)				

kg：身長(m)²×22として算出した標準体重，GFR：糸球体濾過量（mL/分/1.73 m²）
＊1　性別，年齢，身体活動レベルによりエネルギー必要量を決定する。
＊2　CKDステージG1～G2で高血圧や体液過剰を伴わない場合は，食塩制限は緩和できる。
＊3　実施にあたっては十分なエネルギー摂取量確保と，医師および管理栄養士による管理が不可欠である。
（日本腎臓学会編：慢性腎臓病に対する食事療法基準2014年版，東京医学社，2014より作成）

【栄養食事相談】 CKDの病期分類に応じ自己管理できるよう栄養食事相談をする。①食塩の過剰摂取で高血圧をきたしやすい。また，GFRが低下すると浮腫を起こしやすい。普段から薄味を心がける，② 適正な摂取エネルギーによる肥満の是正，③ CKDステージ3～5では，たんぱく質の摂取制限の実施により，エネルギー摂取量不足にならないよう注意する，④ 24時間蓄尿による食塩摂取量，たんぱく質摂取量の評価を定期的に実施することが望ましい，⑤ CKDの進行抑制と脳血管障害の発症抑制のため禁煙の実施，⑥ 適正飲酒量（エタノール換算：男性20～30 mL/日以下，女性10～20 mL/日以下）厳守。

8．尿路結石症（Urolithiasis）

〈病態・生理生化学〉

尿路系に生じた結石，もしくはその石が詰まった症状を**尿路結石症**という。結石の存在する部位により呼称が異なる。また結石の成分はさまざまである（図Ⅱ-5-3）。

尿中に排泄される最終代謝産物およびミネラルはいくつかの条件がそろうと結晶化を起こし尿管結石を生成する。尿路結石症の95%は上部尿管結石であり，成分で最も多いのがシュウ酸カルシウムで成分の約80%を占める。疫学的には40～60歳の男性に多く発症する。尿管は内径4～5 mmと狭く，上部尿管結石が小さな結石であっても尿管に引っ掛かかれば尿流が遮断され，このため水腎症となり疝痛発作と呼ばれる激痛を発する。治療の基本は鎮痛剤などの薬剤を使い，自然排石を待つ保存療法がとられる。発作を頻回に繰り返したり，腎盂腎炎などの感染症のリスクが高まり早急な結石の除去が必要な場合，または自然排石ができない10 mm以上の結石は体外衝撃波による結石破砕術等の治療が必要となる。

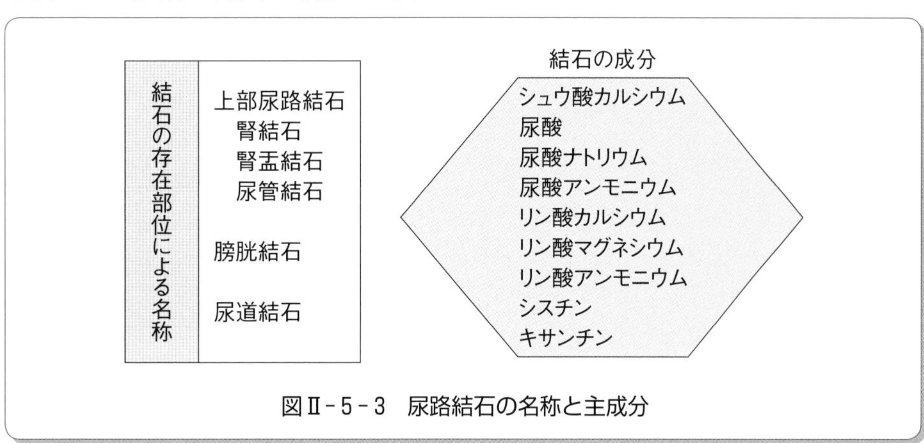

図Ⅱ-5-3　尿路結石の名称と主成分

〈栄 養 管 理〉

【栄養アセスメント・モニタリング】　疫学的に栄養スクリーニングして栄養アセスメントを実施しなければならない低栄養リスクの例はほとんどない。過剰栄養に関する血液データと体重をモニタリングする。

【栄養基準・補給】　日本人の食事摂取基準の推奨量に準ずる。通常の経口補給となるが，腎機能が低下していなければ1日2,000 mL以上の尿量を確保するための水分補給をする。血中尿酸値が高い場合は，海藻類・野菜類を積極的に摂取し，尿が酸性化しないようにする。飲酒は血液・尿を酸性化させ尿酸の結晶化を進める。

【栄養食事相談】　過剰栄養によるメタボリックシンドローム，肥満がある場合，これを矯正する食生活に心がけ，肉・魚等のたんぱく質給源食品の過食，アルコール飲料の過飲を避け，エネルギー，栄養素のバランスをとり適正体重管理を行うよう促す。

9．透析療法（Dialysis therapy）

〈病態・生理生化学〉

腎不全に陥った腎臓に代わって，人工透析により生命を維持する療法を**透析療法**という。透析療法は大きく分けると，血液透析（hemodialysis：HD）と腹膜透析（peritoneal dialysis：PD）の2種類がある。

① **血液透析**：透析膜（ダイアライザー）を介して，末期腎不全患者の血液と透析液との間で，血液中の尿毒症性物質や水分の除去，および体内に不足する物質の補給を行う治療法である。透析は週2～3回，1回3～5時間行われる。そのたびに通院する必要がある。

② **腹膜透析**：腹腔内に透析液（1.5～2L）を注入し，腹膜を透析膜として浸透圧差を利用し，一定時間（2～8時間）放置したのち排液して，老廃物の除去，電解質や水分の是正を行う方法をいう。

持続携行式腹膜透析（continuous ambulatory peritoneal dialysis：**CAPD**）は，毎日24時間連続した治療が可能なため，生体の恒常性を保ちやすく安定している。腹膜透析患者の一般状態は血液透析患者よりも良好である。また。透析液の交換は，在宅で行うことができる。夜間（睡眠中）を利用した腹膜透析もある。

透析療法では，血圧，貧血，カルシウム代謝異常などが残存する。長期血液透析患

表Ⅱ-5-9　慢性腎不全における代謝異常とこれに伴う検査の異常

1. 血液学的検査	
赤血球↓，ヘモグロビン↓，ヘマトクリット↓，血小板↓（末期）	
出血・凝固時間延長	
2. 血液生化学検査	
①たんぱく質代謝異常	クレアチニン↑，尿素窒素（窒素化合物）↑，尿酸↑
②糖代謝異常	耐糖能↓，インスリン抵抗性↑
③脂質代謝異常	総コレステロール↑～不変，トリグリセリド↑， HDL-コレステロール↓，カルニチン↓
④水・電解質代謝異常	Na↑～↓，K↑，Ca↓，P↑，Mg↑，水↑
⑤その他	アミラーゼ↑，LDH↑（末期），アルカリホスファターゼ↑（末期）
3. 血液ガス	
pH↓，HCO_3^-↓，BE↓	
4. 内分泌代謝異常	
PTH↑，コルチゾール↑，グルカゴン↑，活性型ビタミンD↓，T_3↓，T_4↓，TSH↑	
5. ビタミン代謝異常	
水溶性ビタミン　不変～↓，ビタミンA↓，ビタミンB_6↓，活性型ビタミンD↓	
6. 微量元素代謝異常	
Zn↓，Fe↑～不変，Al↑，Se↓	
7. 腎機能	
クレアチニンクリアランス↓，尿浸透圧↓（等張尿～低張尿）	

（日本病態栄養学会編：病態栄養ガイドブック改訂6版，メディカルレビュー社，p.206，2019）

表Ⅱ-5-10　栄養評価指標

① 栄養障害スクリーニング検査
●自覚的総合栄養評価（Subjective global assessment：SGA）
●Malnutrition Inflammation Score（MIS）＊1
●Geriatric Nutritional Risk Index（GNRI）＊2
② 身体計測
●身長，体重，BMI 上腕周囲径，皮下脂肪厚などの身体計測
③ 体成分分析法
●Dual-energy X-ray absorptiometry（DEXA）
●Bio-electronical Impedance Analysis（BIA）
●% creatinine generation rate（%CGR）＊3
④ 血液生化学的所見など
●血清アルブミン値，プレアルブミン，C 反応性蛋白（CRP）

＊1　Malnutrition Inflammation Score（MIS）
MISはKalantar-Zadehにより考案された，透析患者に特異的な栄養状態の総合的な評価システムである。SGAの7項目の質問に3項目にBMI，アルブミン，TIBCを追加，合併症に透析歴を加味したものである。
＊2　Geriatric Nutritional Risk Index（GNRI）
GNRIは高齢者の栄養障害のリスクを，SGAやMISに比較してより簡便に行うためにBouillanneらにより開発され，以下の式で算出する。
GNRI＝[1.489 × albumin（g/L）]＋[41.7 ×（BW/ideal BW*）]
＊ideal BWはBMIを22で計算する。
透析患者においてGNRI 91.2未満が栄養障害のリスクが大と報告されている。
＊3　% creatinine generation rate（%CGR）
%CGR はShinzatoらにより考案された透析患者の筋肉量を推定する指標であり，日本透析医学会のデータでは最も強力な予後予測因子として認められている。Crは筋肉から非酵素的に産生され，その産生速度は筋肉量の多寡を反映すると考えられている。透析前後の血清Cr からCr 産生速度を求め，性別年齢の一致した非糖尿病透析患者のCr 産生速度の百分率で表したのが%CGRである。
（日本透析医学会雑誌，46(7)，610〜613，2013）

者の増加により，**活性型ビタミンD不足**などにより骨が脆くなる腎性骨症，透析で除きにくいアミロイドたんぱくが関節などに沈着して関節を障害する**透析アミロイドーシス**，高度の貧血，感染症などの合併症が透析療法の問題点となっている。このため**降圧薬**，**活性型ビタミンD**，**エリスロポエチン**の服用，さらに，血液透析は間欠治療のため栄養食事療法（主に水，ナトリウム，カリウムの制限）や**利尿薬**，**リン吸着薬**などの服用が必要となる。

〈栄 養 管 理〉

【栄養アセスメント・モニタリング】　透析患者では，水，電解質代謝異常，酸塩基平衡の異常，たんぱく質・糖・脂質代謝異常，ビタミン・微量元素の欠乏など広範囲にわたる栄養障害が認められる。また長期透析患者では，栄養素等摂取不足，異化亢進などの要因により低栄養状態が多く出現する。透析治療効果の評価は短期的指標（透析中の循環動態，尿毒素除去効果）と中長期的指標（尿毒素の維持レベル，栄養状態，生命予後に関連するQOL）の両者を用いて定期的に行う必要がある。

表Ⅱ-5-11 CKDステージ5Dの栄養基準（成人）(1日あたり)

<table>
<tr><th></th><th>エネルギー
(kcal/kg)</th><th>たんぱく質
(g/kg)</th><th>食 塩
(g)</th><th>水 分
(mL)</th><th>カリウム
(mg)</th><th>リ ン
(mg)</th></tr>
<tr><td>血液透析
(HD)
(週3回)</td><td>30～35[*1,2]</td><td>0.9～1.2[*1]</td><td>6未満[*3]</td><td>できるだけ
少なく</td><td>2,000
以下</td><td rowspan="2">たんぱく
質(g)×
15以下</td></tr>
<tr><td>腹膜透析
(CAPD)</td><td>30～35[*1,2,4]</td><td>0.9～1.2[*1]</td><td>PD徐水量(L)×7.5
+
尿量(L)×5</td><td>PD除水量＋尿量</td><td>制限
なし[*5]</td></tr>
</table>

＊1 体重は基本的に標準体重（BMI＝22）を用いる。
＊2 性別，年齢，合併症，身体活動度により異なる。
＊3 尿量，身体活動度，体格，栄養状態，透析間体重増加を考慮して適宜調整する。
＊4 腹膜吸収ブドウ糖からのエネルギー分を差し引く。
＊5 高K血症を認める場合には血液透析同様に制限する。
（日本透析医学会：慢性透析患者の食事療法基準，透析会誌，47(5)，287～291，2014）

透析前後の経過や，長期経過について体重，血液データ等を指標にエネルギーやたんぱく質，食塩，カリウム，水分等が適正に摂取され代謝されているかを調査し，栄養補給法を評価する。栄養状態の予後を予測し，より適切な栄養量を決定する（表Ⅱ-5-10）。

【栄養基準・補給】 透析患者の栄養状態を良好に維持するには，十分なエネルギーとたんぱく質，ビタミンの補給やミネラル，水分の適切な管理が重要である。

〔血液透析〕

① 推定エネルギー必要量は，性別，年齢，身体活動レベル別に，患者個別に設定する。大部分の患者では，25～35 kcal/kg/日の範囲である。肥満解消，るいそう・低栄養の改善には，これよりエネルギー量の増減を行う必要がある。

② エネルギー，たんぱく質は適正量を摂取することで，異化亢進による体たんぱく質の崩壊を抑制し，たんぱく質代謝産物の体内貯留を予防する。

③ 1日の水分摂取量は，残腎尿量や透析間体重増加量，透析によって除水可能な範囲内で設定される。一般には，透析間の体重増加率を**ドライウエイト**（DW）（図Ⅱ-5-4）の2～6％以内にとどめるよう，体重増加量をみながら水分摂取量を調節する。ナトリウムの過剰摂取による血清浸透圧値の上昇は口渇の原因となり，過剰な飲水を招くことから，食塩と水分の管理は重要である。

〔腹膜透析〕

① エネルギーは，BMI 22kg/m^{2}となる標準体重を維持する量を目安とし，患者の性別，年齢，身体活動レベルを参考にして患者個別に設定する。ただし，腹膜から透析液のグルコース（ブドウ糖）が吸収されるため，1.5％ブドウ糖濃度液2L 4時間貯留では約70 kcal，2.5％ブドウ糖濃度液2L 4時間貯留では約120 kcal，4.25％ブドウ糖濃度液2L 4時間貯留では約220 kcalと計算して，総エネルギー量から腹膜吸収エネルギー量を差し引く。

透析患者は，体内に余分な水分があると，浮腫ができたり心臓に負担がかかる。透析終了後の余分な体液が残っていない状態を，**至適体重・目標体重**（ドライウエイト：dry weigth：DW）という。すなわち透析から透析までの間に体内に貯留した水分の除水量を決めることと関係している。DWは，浮腫がないこと，高血圧がないこと，心胸比（心胸郭比）が50％以下であるときの体重で，患者ごとに経験的に設定される。適切なDWは患者の基準体重で，透析終了時の血圧が高くなく，浮腫や胸水も認められない状態で，時々見直しが必要である。

心胸比とは，胸郭の横幅のうち，心臓の横幅が占める割合を％で表したものである。正常値は個人差があるが，透析後で男性で50％以下，女性で55％以下が目安である。体内の水分が過剰の場合，心臓に水が溜まり心臓が大きくなり，胸郭に占める心臓の割合が大きくなり心胸比が大きくなる。逆に体内の水分が少なくなりすぎると，心臓が小さくなり心胸比も小さくなる。心胸比が小さくなりすぎた場合はDWを高くし，大きくなりすぎた場合にはDWを低く設定する必要がある。水分や塩分をとりすぎると体重が増加し血圧が上昇するため，心胸比は増大する。

除水量＝{DW＋体重増加分＋透析中の水分摂取量（リンス液，飲み物，食事)}－DW
　例）患者透析前体重：68kg，DW：65kg，透析中の水分摂取量：0.8mLの場合
　　除水量＝(68－65)＋0.8＝3,800mL

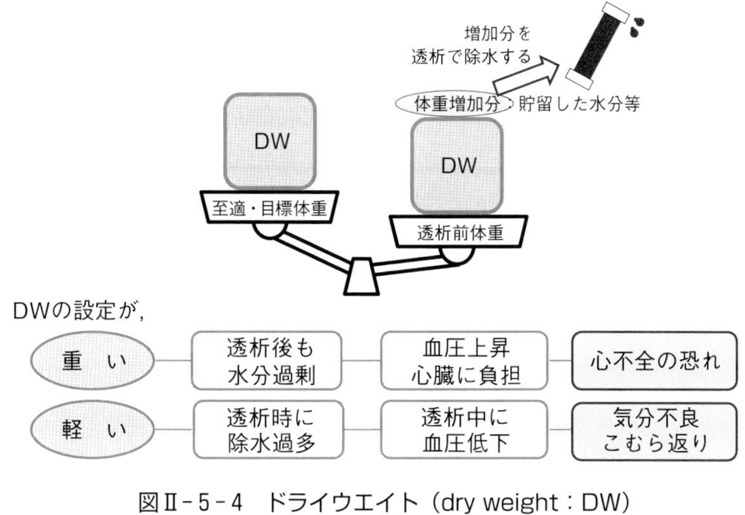

図Ⅱ-5-4　ドライウエイト（dry weight：DW）

② たんぱく質は0.9～1.2g/kg標準体重/日とする。

③ 血液透析同様，水分，食塩の管理は重要である。摂取水分と排出量が等しくなるよう管理する。

④ カリウムは1日あたり2.0～2.5 gとするが，血清カリウム値は摂取カリウム量，尿量，BMIなどで変動するため，食事内容を十分検討して管理する。

【栄養食事相談】

① 具体的な1日の食品構成，食品選択方法，献立の組み立て方，調理技法などの紹介や実技を取り入れた継続指導により，エネルギーとたんぱく質の質と量の関係について把握させる。

② 高カリウム血症では，高カリウム食品の過剰摂取をはじめエネルギー摂取量不足，便秘，透析不足，インスリン作用不足などが要因となるため，原因をさまざまな角度から検討し栄養管理面から適切な対策を講じる。

③ カルシウム，リンの代謝異常に対しては，ビタミンD製剤やリン吸着剤による治療とともにカルシウム，リンについての食事指導が重要である。たんぱく質やカルシウム含有量の多い食品は通常リン含有量も多いため，適切な摂取制限が必要となる。臨床検査データ，合併症の状態，服薬状況，患者の食事嗜好などをよく把握しリン制限を指導する。このとき，栄養不良状態に陥らないよう注意が必要である。

④ 外食時の工夫を指導する。出された食事を何でも食べるのではなく，食事指示内容に合った食べ方や残し方のポイントを指導する。

⑤ アルコール飲料の摂取（医師の許可が必要）は，食欲が増進し食塩やたんぱく質の過剰摂取となる可能性があるため，少量にとどめるよう注意を促す。アルコール飲料は水分量として摂取量に換算する。

⑥ 同じ疾患であっても個々の患者によって疾患の病態や患者の心理，社会的背景は全く異なっていることを理解し，患者が栄養管理についての理解度を高め，栄養食事療法を長期継続できるようサポートしていく必要がある。

⑦ 栄養食事療法を成功させるには，患者はもとより，家族，同居者（妻，夫，娘，息子，嫁など）の理解と協力が欠かせない。栄養食事相談は必ず患者，同居者（特に調理担当者）とともに実施することを原則とする。

第6章

内分泌疾患

1．甲状腺機能亢進症（Hyperthyroidism）

甲状腺疾患は内分泌疾患のうちで最も高頻度で，女性に多いことが特徴である。

甲状腺機能亢進症とは，甲状腺自体の活動が亢進し，そのため甲状腺における甲状腺ホルモンの合成・分泌が高まっている病態を表す。

〈病態・生理生化学〉

甲状腺は甲状軟骨のすぐ下にある器官で，蝶が羽を広げたような形をしている。2つの主要なホルモン（トリヨードサイロニン：T_3，チロキシン：T_4）を産出し，遊離T_3，遊離T_4が生理的活性を有する。T_3，T_4は基礎代謝率を上昇させ，熱産生を促進し，たんぱく合成，交感神経や糖・脂質代謝にも影響を与える。胎児では脳細胞の発育に，小児では成長に関与する。甲状線ホルモン過剰による病態を総称的に**甲状腺中毒症**といい，主に2つの原因によって起こる。① 甲状腺ホルモン産生が亢進している甲状腺機能亢進症と，② 甲状腺の破壊によるホルモンの漏出によるものである。前者の甲状腺機能亢進症の代表が**バセドウ病**（グレーブス病ともいう）で，自己免疫疾患のひとつである。後者には亜急性甲状腺炎や無痛性甲状腺炎がある。

甲状腺ホルモンの分泌は脳下垂体から分泌される甲状腺刺激ホルモン（TSH）によって調節を受けている（図Ⅱ-6-1）。甲状腺の表面にはTSHが結合する受容体（TSH受容体）が存在する。バセドウ病では，この受容体に対する自己抗体TSH受容体抗体（TRAb）が産生され，TSH受容体を刺激し，甲状腺ホルモンが過剰に産生・分泌されてバセドウ病を発症する。甲状腺はびまん性に肥大することが多く，比較的若年層に多発し，男女比は1：4である。

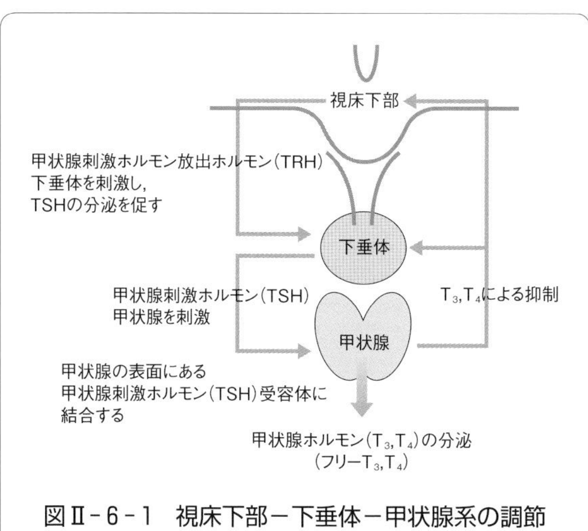

図Ⅱ-6-1　視床下部－下垂体－甲状腺系の調節
日本小児内分泌学会

〔症　状〕 ① 頻脈，体重減少，手指振戦，発汗増加，食欲亢進，下痢，周期性四肢麻痺（血清カリウム低下を伴う）などの甲状腺中毒症状，② びまん性甲状腺腫大，③ 眼球突出または特有の眼症状

〔診　断〕 日本甲状腺学会の「バセドウ病の診断ガイドライン」(表Ⅱ-6-1) の臨床所見のひとつ以上に加えて，検査所見で行う。

表Ⅱ-6-1　バセドウ病の診断ガイドライン

a) 臨床所見　①頻脈，体重減少，手指振戦，発汗増加等の甲状腺中毒症所見，②びまん性甲状腺腫大，③眼球突出または特有の眼症状

b) 検査所見　①遊離T_4，遊離T_3のいずれか一方または両方高値，②TSH低値（0.1 μU/ml以下），③抗TSH受容体抗体（TRAb）陽性，または甲状腺刺激抗体（TSAb）陽性，④典型例では放射性ヨウ素（またはテクネシウム）甲状腺摂取率高値，シンチグラフィでびまん性

1) バセドウ病	a) の1つ以上に加えて，b) の4つを有するもの
2) 確からしいバセドウ病	a) の1つ以上に加えて，b) の1，2，3を有するもの
3) バセドウ病の疑い	a) の1つ以上に加えて，b) の1と2を有し，遊離T_4，遊離T_3高値が3ヶ月以上続くもの

【付　記】
1. コレステロール低値，アルカリホスファターゼ高値を示すことが多い。
2. 遊離T_4正常で遊離T_3のみが高値の場合が稀にある。
3. 眼症状がありTRAbまたはTSAb陽性であるが，遊離T_4およびTSHが基準範囲内の例はeuthyroid Graves' diseaseまたはeuthyroid ophthalmopathyといわれる。
4. 高齢者の場合，臨床症状が乏しく，甲状腺腫が明らかでないことが多いので注意をする。
5. 小児では学力低下，身長促進，落ち着きの無さ等を認める。
6. 遊離T_3（pg/ml）/遊離T_4（ng/dl）比の高値は無痛性甲状腺炎の除外に参考となる。
7. 甲状腺血流増加・尿中ヨウ素の低下が無痛性甲状腺炎との鑑別に有用である

（日本甲状腺学会：甲状腺疾患診断ガイドライン2021（2022年6月2日改定））

〔治　療〕 内科的治療：抗甲状腺薬（チアマゾールやプロピルチオウラシル）の内服で甲状腺ホルモンの産生を抑制する。外科治療：甲状腺の一部を残して，大部分を切除する。放射線治療：放射性ヨードを服用することにより，甲状腺組織を破壊し，甲状腺の細胞の数を減らす。

〈栄養管理〉

【栄養アセスメント・モニタリング】 体重増減の有無（期間と変化量），肩甲骨筋下部の皮下脂肪厚，上腕筋囲，上腕三頭筋皮下脂肪厚，体組成測定と分析，食生活状況調査による摂取エネルギー量と栄養バランス，ヨウ素を多く含む食品の摂取状況，間接熱量計による安静時エネルギー消費量の測定，下痢の有無と排便回数，臨床検査（総コレステロール（TC），トリグリセライド（TG），遊離脂肪酸（FFA），アルブミン（Alb），血糖，ALP），心電図，甲状腺ホルモン検査から評価する。

表Ⅱ-6-2　ヨウ素の多い食品

食　品	（μg/100 g）
まこんぶ（素干し）	200,000
干しひじき	45,000
昆布茶	26,000
あおのり	2,700
やきのり	2,100
生わかめ	810

日本食品標準成分表2020版（八訂）

【栄養基準・補給】 甲状腺ホルモンが高値である間は，基礎代謝が亢進しているのでエネルギー摂取量は35～40 kcal/kg標準体重に増やすが，正常になれば減じる。また，異化亢進傾向になるので，たんぱく質は1.0 g/kg以上とし，ビタミン，ミネラルも十分とる。さらに，ヨウ素は甲状腺ホルモンが生成される際に必要なミネラルであり，海藻類に多く含まれているので摂取を控える。併せて，発汗多量のため水分を

十分補給する。

^{132}I **甲状腺摂取率**などの放射性ヨードを使用する検査前は1週間**ヨウ素制限食**とする。

【栄養食事相談】 ① ヨウ素の成人推奨量は130 μg/日，妊婦付加量110 μg/日，授乳婦付加量140 μg/日である。多く含まれるこんぶなどの海藻類は摂取を控える（表Ⅱ-6-2）。② 肥満・体重減少の変化に対応する。③ 腸蠕動運動亢進がある場合は下痢を起こしやすい。刺激を与えない消化・吸収のよい食品と調理法を選択する。

2．甲状腺機能低下症（Hypothyroidism）

〈病態・生理生化学〉

甲状腺機能低下症は，体内で甲状腺ホルモンの作用が不十分なために生じる病態である。甲状腺自体に障害がある原発性（甲状腺性）と，甲状腺刺激ホルモン（TSH）分泌が減少する二次性（下垂体性），甲状腺刺激ホルモン放出ホルモン（TRH）の減少により下垂体からのTSHが減少して生じる三次性（視床下部性）に分類される。原発性の多くは自己免疫疾患である**慢性甲状腺炎**（**橋本病**）である。先天性甲状腺機能低下症は**クレチン症**と呼ばれ，成長・発育不良，精神遅滞などが認められるため，早めの治療が望まれ，新生児マススクリーニングの対象となっている。

〔症　状〕 甲状腺ホルモン作用の低下により代謝が低下し，無気力，記銘力低下などの精神症状，易疲労感，寒がり，体重増加，便秘，除脈，皮膚乾燥，脱毛，粘液水腫（ムチン沈着による痕跡の残さない浮腫）など。

〔診　断〕 日本甲状腺学会の「慢性甲状腺炎（橋本病）の診断ガイドライン」（表Ⅱ-6-3）の臨床所見および検査所見のひとつ以上を有するものとされている。原発性では，血中のT_3，T_4は低下し，フィードバック機構によりTSHは上昇する。橋本病では甲状腺自己抗体が陽性である。一般検査ではコレステロール値は増加し，クレアチニンキナーゼ（CK）値も増加する。

〔治　療〕 薬物療法が中心で，甲状腺ホルモンの補充目的でT_4製剤を投与する。

表Ⅱ-6-3　慢性甲状腺炎（橋本病）の診断ガイドライン

a）臨床所見 1. びまん性甲状腺腫大（萎縮の場合もある）　但しバセドウ病など他の原因が認められないもの **b）検査所見** 1. 抗甲状腺ペルオキシダーゼ抗体（抗TPO抗体）陽性　2. 抗サイログロブリン抗体陽性　3. 細胞診でリンパ球浸潤を認める 1）慢性甲状腺炎（橋本病） a）およびb）の1つ以上を有するもの **【付　記】** 1. 阻害型抗TSH-R抗体などにより萎縮性になることがある。2. 他の原因が認められない原発性甲状腺機能低下症は慢性甲状腺炎（橋本病）の疑いとする。3. 甲状腺機能異常も甲状腺腫大も認めないが抗TPO抗体または抗サイログロブリン抗体陽性の場合は慢性甲状腺炎（橋本病）の疑いとする。4. 自己抗体陽性の甲状腺腫瘍は慢性甲状腺炎（橋本病）の疑いと腫瘍の合併と考える。5. 甲状腺超音波検査で内部エコー低下や不均質を認めるものは慢性甲状腺炎（橋本病）の可能性が強い。

（日本甲状腺学会：甲状腺疾患診断ガイドライン2021（2022年6月2日改定））

〈栄 養 管 理〉

標準体重の維持を目標とする。

【栄養アセスメント・モニタリング】 体重増減の有無（期間と変化量），肩甲骨筋下部

表Ⅱ-6-4　甲状腺機能亢進症と低下症の比較

	甲状腺機能亢進症	甲状腺機能低下症
原　因 （主な疾患）	甲状腺ホルモンの上昇 （バセドウ病）	甲状腺ホルモンの欠乏または無反応 （クレチン症，橋本病）
症　状	心房細動，動悸，頻脈，発汗過多 体重減少，下痢	易疲労感，精神活動の低下，心不全，食欲低下，便秘，寒がり
食事療法	ヨウ素制限（0.3 mg/日以下） 35～40 kcal/kg 標準体重 たんぱく質1.2～1.5 g/kg ビタミン（目安量レベルを確保） ミネラル（Caは600～1,000 mg/日）	ヨウ素欠乏（日本人には少ない）でヨウ素含有量の多い食品摂取 過剰摂取による機能低下ではヨウ素制限（摂取を禁止） 25～30 kcal/kg 標準体重 ビタミン（目安量レベルを確保） ミネラル（目安量レベルを確保）
基礎代謝量	増　加	低　下
体　重	低　下	増　加
血清T_3，T_4	高　値	低　値
血清TSH	低　値	高　値
血中コレステロール値	低　下	増　加

（宇野智子：明渡陽子・長谷川輝美・山﨑大治編著：カレント臨床栄養学〔第3版〕，建帛社，p.129，2020）

の皮下脂肪厚，上腕筋囲，上腕三頭筋皮下脂肪厚，体組成測定と分析，食生活状況調査による摂取エネルギー量と栄養バランス，ヨウ素を多く含む食品の摂取状況，安静時エネルギー消費量の測定，便秘の有無と排便回数，食欲，臨床検査（TC，TG，FFA，Alb，血糖，ALP），心電図，甲状腺ホルモン検査から評価する。

【栄養基準・補給】　エネルギー摂取量は25～30 kcal/kg標準体重とし，体重の増減で調整する。ヨウ素の多い食品を摂取するが，過剰摂取により甲状腺機能が低下することがあるので，上限量3,000 μg/日以下とする（日本人の食事摂取基準2020年版）。

【栄養食事相談】　甲状腺機能亢進症に準ずる（p.155参照）。

3．クッシング症候群（Cushing's syndrome），クッシング病（Cushing's disease）

〈病態・生理生化学〉

クッシング症候群は副腎皮質ホルモン（コルチゾール）が慢性的な過剰状態により，全身に多彩な症状を呈する病態である。原因は副腎腺腫であることが多く，男性：女性＝1：4で女性に多い。下垂体からのACTH（副腎皮質刺激ホルモン）産生過剰によるものはクッシング病と呼ばれる。

〔症　状〕　特異的症状：中心性肥満・満月様顔貌（ムーン・フェイス）または水牛様脂肪沈着，たんぱく異化亢進による筋萎縮と筋力低下，皮膚の菲薄化および皮下溢血，小児における肥満を伴った成長遅延。非特異的症状：高血圧，月経異常，座瘡（にきび），多毛，浮腫，耐糖能異常，骨粗鬆症，色素沈着，精神異常。

〔治　療〕　外科的治療，放射線治療，薬物療法（副腎皮質ホルモン合成阻害薬）。

〈栄 養 管 理〉

合併する，① 耐糖能異常，② 高血圧，③ 脂質異常症，④ 骨粗鬆症などの発症および重症化を予防する栄養管理が重要となる（各項参照）。

第 7 章

神経疾患

1．神経疾患 (Neuropathy)，筋疾患 (Myopathy)

1.1　筋萎縮性側索硬化症 (Amyotrophic lateral sclerosis：ALS)

〈病態・生理生化学〉

筋萎縮性側索硬化症は，上位運動ニューロン，下位運動ニューロンの障害による代表的な疾患で，顔面や四肢，呼吸筋などの筋力低下，手の脱力，筋萎縮，筋線維束性収縮などが起こる。上位運動ニューロンでは仮性球麻痺症状を呈し，下位運動ニューロンでは球麻痺症状を示し，早期に嚥下障害が起こる。血液や尿検査などの異常はみられないが，安静時の筋電図などで線維性収縮や線維束性収縮，随意収縮時に活動電位の減少，高振幅電位などを認める。筋生検で小角化線維や群集萎縮がみられる。

治療法が確立されていない難病で，分岐鎖アミノ酸療法やインスリン様成長因子などが試されている。口腔ケアなどを実施しても食事がとりにくい場合は，経鼻栄養や経皮内視鏡的胃瘻造設術による栄養補給を行う。

〈栄 養 管 理〉

【栄養基準・補給】　咀嚼・嚥下障害に準ずる（p.202）。

【栄養食事相談】　嚥下の食事基本と同様，嚥下機能評価を行う（p.200～）。

2．パーキンソン病 (Parkinson's disease)・症候群 (Parkinson's syndrome)

〈病態・生理生化学〉

パーキンソン病は，中脳黒質緻密層ドーパミン作動性神経細胞の変性を認め，線条体ドーパミンが低下するために起こる疾病で，**筋固縮**，**振戦**，**歩行困難**，**姿勢反射障害**を4主徴とする原因不明の神経変性疾患で徐々に進行する。症状は，上肢の振戦や歩行障害が多く，前傾姿勢，小刻み歩行，突進現象などがみられる。仮面様顔貌で動作，声が小さくなる。自律神経症状も多数みられ，抑うつ傾向がみられる。線条体ドーパミンの低下に対する治療として，ドーパミンの前駆物質である薬物（L-dopa）療法が中心となり，抗コリン剤，ドーパミン作動薬などが投与される。

筋固縮，姿勢反射障害などのパーキンソン病類似の症状を呈する疾患群をパーキンソン症候群と呼ぶ。原因不明の場合が多い。

〈栄 養 管 理〉

【栄養基準・補給】　たんぱく質の摂取は1日量は十分保ち，活動時（日中）は控える。

【栄養食事相談】　嚥下障害を併発している場合は咀嚼・嚥下障害に準ずる（p.202）。

3．認知症 (Dementia)

〈病態・生理生化学〉

認知症は「通常，慢性あるいは進行性の脳疾患によって生じ，記憶，思考，見当識，理解，計算，学習，言語，判断など多数の高次脳機能障害からなる症候群」と定義される（ICD-10，1993）。生後いったん正常に発達した種々の精神機能が慢性的に減退・消失することで，日常生活・社会生活を営めない。認知症の最大の危険因子は加齢である。**軽度認知障害**（健常と認知症の中間の状態）と推計される者を合わせると65歳以上の4人に1人が該当するといわれている（2012年）。日本の認知症の最多の原因疾患は，1980年代まで脳血管性とされたが，現在は**アルツハイマー型認知症**で，**脳血管性認知症**，**レビー小体型認知症**，**前頭側頭型認知症**と続いている。

〔**分　類**〕表Ⅱ-7-1に病型および症状を示す。

表Ⅱ-7-1　認知症の病型および症状

病　型	症　状
アルツハイマー型認知症	
脳内のたまった異常なたんぱく質により神経細胞が破壊され，脳に萎縮がおこる。	昔のこととはよく覚えているが，最近のことは忘れてしまう。軽度の物忘れから徐々に進行し，やがて時間や場所の感覚がなくなっていく。
脳血管性認知症	
脳梗塞や脳出血によって脳細胞に十分な血液が送られずに，脳細胞が死んでしまう病気。高血圧や糖尿病などの生活習慣病が主な原因。	脳血管障害が起こるたびに段階的に進行する。また障害を受けた部位によって症状が異なる。
レビー小体型認知症	
脳内のたまったレビー小体という特殊なたんぱく質により脳の神経細胞が破壊されおこる病気。	現実にはないものが見える幻視や，手足が震えたり筋肉が固くなるといった症状が現れる。歩幅が小刻みになり，転びやすくなる。
前頭側頭型認知症	
脳の前頭葉や側頭葉で，神経細胞が減少して脳が萎縮する病気。	感情の抑制がきかなくなったり，社会のルールを守れなくなるといったことが起こる。

（厚生労働省HP：認知症の基礎〜正しい理解のために〜）

〔**症　状**〕中核症状（認知機能障害）とBPSD（認知症の行動・心理症状）に大きく分けられる。**中核症状**として記憶障害，見当識障害，実行機能障害，失行，失認，失語が起こり，**BPSD**は意欲低下，焦燥感，徘徊，興奮，妄想などを含む。

〔**治　療**〕薬物療法では，コリンエステラーゼ阻害薬，心理症状・行動症状に対しては抗うつ薬，抗不安薬，睡眠導入薬，抗精神病薬，漢方薬など，非薬物療法では，認知症の予防，進行抑制のため適度な運動，栄養療法，積極的な社会参加，脳の活性化，生活習慣病関連因子の改善が必要となり，その症状に対して，リハビリテーション，認知症ケア，社会資源や地域連携などの場を活用できるようにする。

〈栄養管理〉

【栄養アセスメント・モニタリング】 高齢者では，年齢群が上がるほどBMIが20～23 kg/m^{2}未満の群に比し，それより肥満度が低い「やせ」の群のほうが総死亡リスクが上昇する。

認知症あるいは認知機能低下者では，健常者に比し低栄養のリスクが高く，意図しない体重減少が生じやすい。自らの体調不良を周囲にうまく伝えられず，低栄養状態になっている可能性があり，周囲も低栄養状態であることに気づきにくい。

［スクリーニング］ 心理検査ではミニメンタルテストMini Mental State Examination（MMSE）日本語版，長谷川式スケール（HDS-R）を利用し，認知機能障害（記憶障害，見当識障害，注意障害，視空間認知障害，言語機能に関する障害など）や知能の状態を判定する。その後は，症状について詳しくみていくために，様々な検査を組み合わせて実施する。

栄養スクリーニングで最も重要な視点は，「低栄養」の早期発見である。低栄養のスクリーニングには，MNA®-SF（Short Form）等の簡易な指標に加え，BMI評価も有用である。

【栄養基準・補給】 個々の栄養素や食品ではなく，「地中海食」や「西洋食」「ケトン体食」といった食事パターンに着目した研究もいくつかある。日本には地中海食を摂取する習慣があまりないため，日本人での地中海食の認知機能保護効果は明確でない。認知機能低下者は，重度認知症の者ほど咀嚼機能低下を認め，栄養状態が悪化する。また食事に関して，食具使用の失行による手づかみ食べ，一口量が調整できなくなることによる誤嚥や窒息のリスク，食べこぼしも顕著になる。認知症の進行度により，本人だけでなく介助者の協力が必要になる。

第8章

摂食障害

1. 神経性やせ症（神経性食欲不振症）(Anorexia nervosa：AN)

〈病態・生理生化学〉

神経性やせ症（神経性食欲不振症）は，思春期の女子に発症しやすく，強いやせ願望から拒食などの食行動の異常や無月経を呈する。原因は心理的・社会的・家庭的要因など多くの因子があると考えられている。診断基準を表Ⅱ-8-1に示す。

表Ⅱ-8-1 神経性やせ症（神経性食欲不振症）の診断基準

A 必要量と比べてカロリー摂取を制限し，年齢，性別，成長曲線，身体的健康状態に対する有意に低い体重に至る。有意に低い体重とは，正常の下限を下回る体重で，子どもまたは青年の場合は，期待されている最低体重を下回ると定義される。
B 有意に低い体重であるにもかかわらず，体重増加または肥満になることに対する強い恐怖，または体重増加を妨げる持続した行動がある。
C 自分の体重または体型の体験の仕方における障害，自己評価に対する体重や体型の不相応な影響，または現在の低体重の深刻さに対する認識の持続的欠如。
重症度：軽度；BMI≧17 kg/m²，中等度；BMI 16～16.99 kg/m²，重度；BMI 15～15.99 kg/m²，最重度；BMI＜15 kg/m²

（日本精神神経学会監修：DSM-5 精神疾患の診断・統計マニュアル，医学書院，2014）

〈栄 養 管 理〉

【栄養アセスメント・モニタリング】 患者は病識に乏しく，体形に対する認識が誤っている場合が多く，体重増加に恐怖心を抱いている。喫食量の測定を行い正確な摂取栄養量を算出する。問診による原因の推定とメディカルスタッフによるチームでの取り組みを行い，つねにモニタリングを行う。

【栄養基準・補給】 エネルギー補給に重点を置き，1,000～1,200 kcalを3食で供する。8割程度の摂取が1～2週間続けば200 kcalずつ増加する。経口摂取が困難な場合は，経腸栄養または静脈栄養とする。

【栄養食事相談】 低血糖による意識障害や，脱水に注意する。患者との信頼関係を築き，心理的・精神的問題を考慮しながら望ましい食行動を形成させることが大切である。患者は自己嘔吐や消化・吸収能力の低下があるので消化しやすい食材料や調理法を選択する。正しい栄養学的知識を繰り返し指導する。表Ⅱ-8-2に食事のポイントを示す。

表Ⅱ-8-2　神経性やせ症（神経性食欲不振症）の食事のポイント

1．見た目が低エネルギーの食事にみえること　　2．コンパクトで栄養価の高い食材料を使用する
3．積極的に食事にかかわる工夫（クレープ，手巻き寿司など）
4．味のバラエティー，料理の彩り，盛りつけ，食器などの工夫　　5．口腔内でのスムーズな嚥下
6．常食（ただし流動性があり量は多くなく）で1日3回（分食は不適）
7．たんぱく質，鉄，ビタミン，ミネラルの積極的摂取を心がける

2．神経性大食症 (Bulimia nervosa：BN)

〈病態・生理生化学〉

神経性大食症は，**過食症**ともいわれ，やせ願望や太ることへの恐怖などから拒食を伴うことが多く，拒食症と共通の病態と考えられている。排出型と非排出型がある。**排出型**は激しく飲食した後，嘔吐や下痢を呈し，**非排出型**は過度の運動や絶食を呈する。抑うつ症状や気分変調性障害がみられる頻度が高く，有効な治療後には寛解することがある。診断基準を表Ⅱ-8-3に示す。

表Ⅱ-8-3　神経性大食症の診断基準

A　反復する過食エピソード。過食エピソードは以下の両方によって特徴づけられる。
⑴　他とはっきり区別される時間内に（例：任意の2時間の間に），ほとんどの人が同じような状況同様の時間内に食べる量よりも明らかに多い食物を食べる。
⑵　そのエピソードの間は，食べることを抑制できないという感覚（例：食べるのをやめることができない，または，食物の種類や量を制御できないという感覚）。
B　体重の増加を防ぐための反復する不適切な代償行動。例えば，自己誘発性嘔吐；緩下剤，利尿薬，その他の医薬品の乱用；絶食；過剰な運動など。
C　過食と不適切な代償行動がともに平均して3か月にわたって少なくとも週1回起こっている。
D　自己評価が体型および体重の影響を過度に受けている。
E　その障害は，神経性やせ症のエピソードの期間にのみ起こるものではない。

（日本精神神経学会監修：DSM-5 精神疾患の診断・統計マニュアル，医学書院，2014）

〈栄 養 管 理〉

【栄養アセスメント・モニタリング】　むくみ，脱水，唾液腺の腫れ，テタニー，吐きタコ，口腔や食道・胃の損傷，電解質異常（低カリウム血症）による肝・腎・心機能低下（不整脈，心臓発作），歯牙酸蝕症，う蝕，低血糖，低血圧，全身倦怠感，月経異常，皮膚乾燥などについて評価する。

【栄養基準・補給】　神経性やせ症（神経性食欲不振症）に準ずる（p.160）。

【栄養食事相談】　過食が精神的原因（欲求不満の代償）で，食に対する抗しがたい渇望があり，同時に肥満への恐れや強いやせ願望を抱いていることを理解し，原因を究明して取り除くように指導・相談する。過食に対する情動は，自責感，敗北感などをもつことにより自己評価が低下する。苦痛を感じ医療機関を受診する場合がある。治療には介入しやすい反面，自身の食行動異常には，罪悪感や不安感を抱いているため，その部分を刺激すると，治療拒否につながるので，注意を払いながら指導する。

第9章

呼吸器疾患

1．COPD（慢性閉塞性肺疾患）(Chronic obstructive pulmonary disease)

〈病態・生理生化学〉

呼吸器疾患は，肺癌，肺炎，慢性肺気腫など動脈血のガス交換ができずに呼吸機能に障害が起こる疾病で，特に高齢者では，多臓器の合併症として重篤となるケースが多い。特に，栄養障害による代謝障害は呼吸機能障害（呼吸不全）と密接な関係がある。ここでは，慢性気管支炎，肺気腫などの**COPD**（**慢性閉塞性肺疾患**）について述べる。

慢性気管支炎は，慢性または反復性に喀出される気道分泌物の増加状態であり，2年以上連続しているもの，**肺気腫**は，終末細気管支より末梢の気腔が異常に拡大し，肺胞壁の破壊を伴うが明らかな線維化が認められていない病態と定義される。

原因は，COPDのうち肺気腫は，慢性呼吸器感染，気管支喘息，過喫煙，大気汚染などに起因する。慢性気管支炎では，上記に加え，遺伝的素因，アレルギーなどが要因とされている。症状は，咳，喀痰，呼吸困難，喘鳴，横隔膜の圧迫による食欲不振，呼吸筋エネルギー増加による栄養不良がある。薬物療法，栄養食事療法，在宅酸素療法をはじめとする，包括的な呼吸リハビリテーションが望まれている。

COPDは，急性増悪を繰り返し，呼吸機能が低下し，体重をはじめとする栄養状態の悪化を伴う場合が多い。炭水化物の多い食事は代謝により二酸化炭素が産生され呼吸商（respiratory quotient：RQ）が上昇する。二酸化炭素の産生と貯留が亢進し呼吸不全を起こす。さらに単純なエネルギー消費量の増加とエネルギー摂取量の低下による収支のアンバランスが原因と考えられている。呼吸エネルギーは健常者では36～76 kcal/日消費されるが，COPD患者では430～720 kcal/日消費され，食事からのエネルギー摂取量とのインバランスが起こり，低栄養障害を起こす。

〈栄 養 管 理〉

【栄養基準・補給】 必要栄養量は日本人の食事摂取基準に準じ，少量頻回食とする。

【栄養食事相談】 腹部膨満感などの食欲不振により食事摂取量の低下からあらゆる栄養素不足による**マラスムス型**の栄養障害が起きやすい（図Ⅱ-9-1）。特に体重の減少を確認する。再発予防のため運動療法を併用しADLを改善する。禁煙指導・相談を行う。

① 6回食などの分食とし1回の食べる量を減らす。

② 少量多品目とし，高エネルギー，高たんぱく質食品を考慮する。

③ 炭酸飲料などのガスが発生して腹部膨満感をきたすものは避ける。
④ 食環境を整える。
⑤ さっぱりとした食品を利用する。新鮮な食品やうま味を工夫する。
⑥ 食べられない場合は，濃厚流動食などを利用する。

表Ⅱ-9-1　COPD栄養・食事療法のガイドライン

対　象	栄養障害	%IBW　90%未満　栄養治療：望ましい（軽度栄養障害）
	呼吸不全	%IBW　90%未満　栄養治療：必須（中等度栄養障害）
方　法	普 通 食	＋経口栄養剤　300～600 kcal/日，分岐鎖アミノ酸　16 g/日
	経管栄養	2,000～2,500 kcal/日，分岐鎖アミノ酸　16 g/日
	期　　間	最低3か月継続
	エネルギー量	目標値　安静時エネルギー消費量　×1.5（実測値）
	P, K, Ca, Mgの強化	肺性心合併症：NaCl 6g↓

（日本呼吸器学会COPDガイドライン第4版作成委員会編：COPD（慢性閉塞性肺疾患）診断と治療のためのガイドライン第4版，日本呼吸器学会，2013より改変）

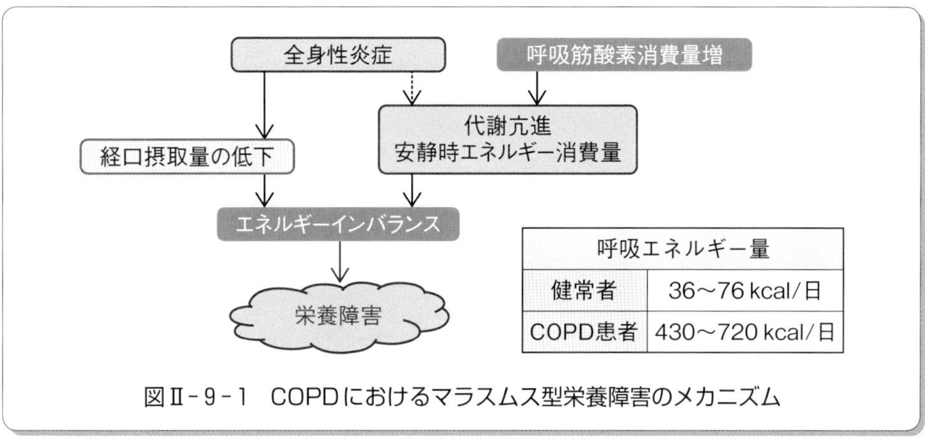

図Ⅱ-9-1　COPDにおけるマラスムス型栄養障害のメカニズム

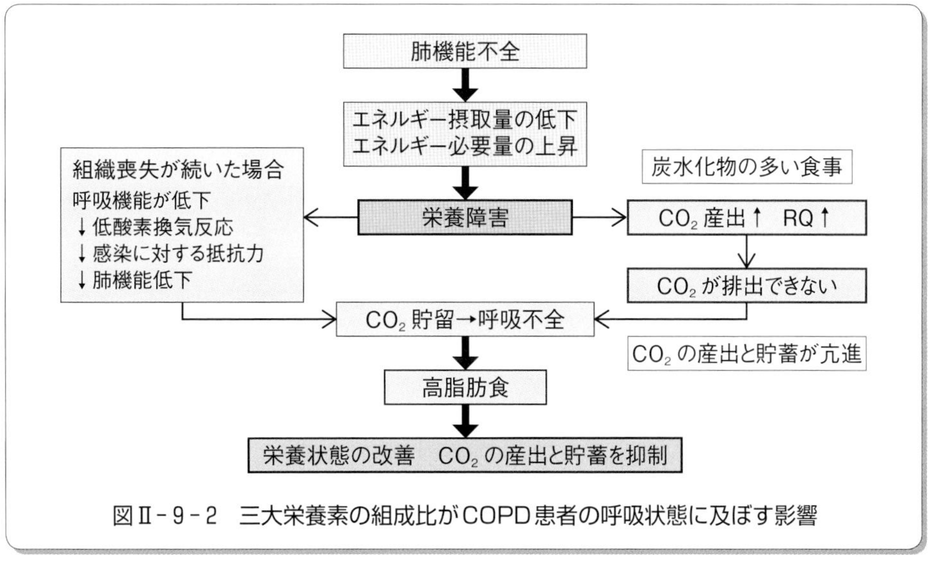

図Ⅱ-9-2　三大栄養素の組成比がCOPD患者の呼吸状態に及ぼす影響

2．気管支喘息 (Bronchial asthma)

〈病態・生理生化学〉

気管支喘息とは，アレルギー反応やウイルス感染などによる気管支の慢性的な炎症のためさまざまな因子によって気道が過敏となり可逆性の気道狭窄をきたし，喘鳴や咳，痰などの症状を起こす**慢性炎症性疾患**をいう。原因には，喫煙，アレルゲンとなる環境刺激因子，ストレスなどがある。重積発作時には，症状が強く発現し非常に危険である。

気道狭窄によって呼吸困難が起こる。発作は夜間，早朝に出現しやすい。特に気管支の攣縮，気管支粘膜の浮腫，気道内分泌の増加による気道狭窄は重篤な呼出困難となり肺は過膨張となる。

〈栄 養 管 理〉

【栄養基準・補給】 呼吸苦の有無により食事は控え，静脈栄養とし，呼吸苦が減少してから経口補給に切り替える。

【栄養食事相談】 呼吸エネルギー量の増加による体重の減少に注意をする。COPDに準ずる（p.162～参照）。

3．肺炎 (Pneumonia)

〈病態・生理生化学〉

肺炎は，肺に起こる炎症性病変で，病原微生物の侵入，感染により肺胞腔領域に炎症が起こる。肺胞内の滲出性病変を特徴とする。病変の始まりにより，主に**気管支肺炎**，**大葉性肺炎**，ウイルスによるマイコプラズマ，クラミジアなどの**細菌性肺炎**，**非細菌性肺炎**，高齢者に多い肺胞隔壁を中心とした間質の浮腫，炎症などの線維化病変による**間質性肺炎**，嚥下障害などにより食物や唾液・水を誤嚥，誤飲して起こる**誤嚥性肺炎**がある。

〈栄 養 管 理〉

【栄養基準・補給】 発熱によりエネルギー代謝は亢進する。栄養状態の低下をきたしやすくまた，水分バランスによる肺水腫，心不全を起こしやすい。十分なエネルギー，たんぱく質，エネルギー代謝で失いやすいビタミンB群，ビタミンCなどを補給し，水分・ミネラルの補給も行う。

【栄養食事相談】 発熱，呼吸困難などから消費エネルギー量が高い。C反応性たんぱく（CRP），リンパ球数などから炎症の度合いを確認し体重の変化を評価する。ミネラルのバランスや脱水などに注意する。

第10章

血液系の疾患・病態

1．貧血（Anemia）

〈病態・生理生化学〉

赤血球に含まれる赤い色素であるヘモグロビン（Hb）が肺で酸素と結合し，全身の組織に酸素を運搬している。貧血とは，血液中の赤血球，Hbが減少した状態を指し，世界保健機関（WHO）の基準では，血中のヘモグロビン濃度が男性13.0 g/dL以下，女性12.0 g/dL以下と定義されている。酸素運搬能力が低下し酸素欠乏状態となるため，動悸，息切れ，頻脈，めまい，頭痛，耳鳴りなどの症状を呈する。

主な成因は，赤血球産生量の減少（再生不良性貧血，白血病，巨赤芽球性貧血，鉄欠乏性貧血など），もしくは赤血球の消失量の増大（溶血性貧血など）である。

赤血球の大きさを表す**平均赤血球容積**（mean corpuscular volume：MCV），単位容積あたりのHb濃度を表す**平均赤血球血色素濃度**（mean corpuscular hemoglobin concentration：MCHC）を計算し，これらを用いた貧血の分類を表Ⅱ-10-1に示す。

表Ⅱ-10-1　赤血球の大きさ（MCV）による貧血の分類

赤血球の大きさ	疾　患（病態）
小球性 （MCV≦80 fL） （MCHC≦30 g/dL）	・鉄欠乏性貧血 ・鉄芽球性貧血 ・サラセミア
正球性 （MCV81～100 fL） （MCHC31～35 g/dL）	・溶血性貧血 ・再生不良性貧血 ・骨髄異形成症候群 ・白血病 ・腎性貧血 ・慢性疾患に伴う貧血
大球性 （MCV＞100 fL） （MCHC31～35 g/dL）	・巨赤芽球性貧血 （ビタミンB_{12}欠乏症，葉酸欠乏症） ・再生不良性貧血の慢性期 ・骨髄異形成症候群

1.1　鉄欠乏性貧血（Iron deficiency anemia：IDA）

〈病態・生理生化学〉

Hbをつくるには鉄が不可欠であり，鉄が不足すると貧血となる。このため一般に貧血の中でも鉄欠乏性貧血が最も多い。鉄の吸収は十二指腸，空腸上部で行われ，その量は1.5 mg程度である。鉄の貯蔵量は3～4 g（健常人）であり，その2/3はHbとして存在し，1/3は**貯蔵鉄**（フェリチン）として存在する。鉄欠乏性貧血は，鉄の摂取不足，吸収障害，鉄消費量の増大，鉄の排泄増加などによりHb中のヘムの合成が障害されるために起こる貧血である。**小球性低色素性貧血**で，血清鉄（男性60 μg/dL以下，女性50 μg/dL以下）とフェリチン（男性26 ng/mL以下，女性8 ng/mL以下）の減少，総鉄結合能（TIBC；男性360 μg/dL以上，女性450 μg/dL以上）の増加がみられる。

治療には，フマル酸第一鉄，クエン酸第一鉄などの鉄剤の服用や静脈的投与が行われる。貧血が改善した後も体内の貯蔵鉄が十分補われるまで**鉄剤**の経口投与を継続する。明らかな基礎疾患が判明した場合は，その治療により改善する。

〈栄養管理〉

【栄養アセスメント・モニタリング】　貧血の鑑別に加え，身体計測，臨床検査値により，栄養状態を評価し食生活習慣とその背景についても確認する。

① 身体計測：身長，体重（%IBW，体重減少率），体脂肪率，上腕筋囲や上腕三頭筋部皮下脂肪厚など。

② 臨床検査値：アルブミン（Alb），Hb，赤血球，血清鉄，白血球，フェリチン。

③ 身体状況：食欲，舌炎，口内炎，胃炎の有無，顔色など。

④ 病　歴：消化管疾患（消化管潰瘍，がん，痔ろう），消化管切除歴。

⑤ 食事摂取量：エネルギー摂取量，PFC比，動物性たんぱく質量，鉄摂取量，ビタミンC，葉酸。

⑥ 食生活状況：食事回数，偏食，飲酒量と頻度，外食頻度，食事制限経験など。

【栄養基準・補給】　日本人の食事摂取基準に基づき，性，年齢，身体活動レベルを考慮し個別に設定する。鉄は推奨量以上，耐容上限量以下とする（表Ⅱ-10-2）。

表Ⅱ-10-2　鉄の推奨量（mg/日）

年　齢	男	女(月経あり)	年　齢	男	女(月経あり)	年　齢	男	女(月経あり)
6～11（月）	5.0	4.5（ — ）	10～11	8.5	8.5（12.0）	50～64	7.5	6.5（11.0）
1～ 2	4.5	4.5（ — ）	12～14	10.0	8.5（12.0）	65～74	7.5	6.0（ — ）
3～ 5	5.5	5.5（ — ）	15～17	10.0	7.0（10.5）	75以上	7.0	6.0（ — ）
6～ 7	5.5	5.5（ — ）	18～29	7.5	6.5（10.5）			
8～ 9	7.0	7.5（ — ）	30～49	7.5	6.5（10.5）			

妊婦付加量：初期＋2.5，中期・後期＋9.5，授乳婦付加量：＋2.5
（日本人の食事摂取基準（2020年版））

日常の経口摂取で栄養基準を充足することに努める。食欲低下のため摂取量が不足する場合や，吸収障害が認められる場合は補助栄養剤，経腸栄養製品を併用する。

【栄養食事相談】　鉄欠乏性貧血は，思春期，やせ，不要な食事制限（やせ願望）などで食事摂取量が少なく，鉄摂取不足にある場合が多い。適正なエネルギー摂取，栄養素の摂取ができる食習慣を身につけ，維持できるよう指導・相談を行う。

鉄を多く含む食品の積極的摂取を指導する。食品中の鉄の吸収率はヘム鉄約30%，非ヘム鉄1～5%なので，吸収を促進させるビタミンC（いも類，果物），動物性たんぱく質（肉類，魚類，卵類，乳製品）などと組み合わせたり，香辛料や酢，梅干しなどで胃酸分泌を高める工夫が有用である。市販の鉄サプリメントは吸収率などが不明なことが多いため，内容については十分検討する必要がある。極端なやせ願望や神経性やせ症（神経性食欲不振症）では精神的因子が強いため，精神科との連携が必要である。

1.2　巨赤芽球性貧血（Megaloblastic anemia）

〈病態・生理生化学〉

巨赤芽球性貧血とは，骨髄に巨赤芽球が出現する**大球性貧血**の総称で，**ビタミンB_{12}および葉酸の欠乏**によるものが代表的である（表Ⅱ-10-3）。ビタミンB_{12}あるいは葉酸が欠乏すると，骨髄造血細胞のDNA合成に障害が生じ，赤芽球の核の成熟障害により骨髄中に正常な赤芽球より大きい巨赤芽球が出現する。赤血球の形態は大球性正色素性貧血で，主に**胃全摘患者**，萎縮性胃炎の高齢者，アルコール常飲者，妊婦などにみられる。

表Ⅱ-10-3　巨赤芽球性貧血の原因

ビタミンB_{12}欠乏	摂取不足	菜食主義
	胃疾患	胃全摘術後
	小腸疾患	吸収不全症候群，短腸症候群
	需要増大	妊娠，甲状腺機能亢進，がん
葉酸欠乏	摂取不足	アルコール依存症，偏食，中心静脈栄養
	吸収不全	吸収不全症候群，短腸症候群
	需要増大	妊娠，がん，溶血性貧血
その他	薬剤性	抗葉酸剤，DNA合成阻害剤

食物由来のビタミンB_{12}はたんぱく質と結合しており，胃の酸性環境中で切り離され，胃壁細胞から分泌される糖たんぱく質（**キャッスル内因子**）と結合してから吸収される。そのため胃全摘術後はビタミンB_{12}の吸収障害が生じ，ビタミンB_{12}の欠乏による貧血（悪性貧血）が生じる。一方，葉酸は補酵素としてDNAの合成に関与している。1日の必要量は約50 μgであるが，妊娠時は10倍近く必要になる。大酒家で偏食が続くと葉酸欠乏状態になる。

治療では，いずれも不足しているビタミンB_{12}や葉酸を補充する。食事で十分補充できない場合にはビタミンB_{12}や葉酸製剤投与が行われる。

〈栄 養 管 理〉

【栄養アセスメント・モニタリング】　菜食主義者に限らず，偏食やダイエット，食品選択の偏りによる摂取量不足がないか検討する。

① 生活調査：エネルギー，たんぱく質，ビタミンB_{12}，葉酸。

② 血液検査：ビタミンB_{12}（100 pg/mL以下，健常人は200～600 pg/mL程度），葉酸（2 ng/mL以下，健康人は5.5～16.0 ng/mL程度）の低下がみられる。

【栄養基準・補給】　栄養基準は，鉄欠乏性貧血に準ずる（p.166参照）。

ビタミンB_{12}，葉酸は日本人の食事摂取基準の推奨量を確保する。巨赤芽球性貧血では食事だけでビタミンB_{12}，葉酸を補充するのは困難であり薬物治療が必要である。葉酸はレバー，ほたてがい，種実類，新鮮な緑黄色野菜などの食品に含まれるが，加熱処理で破壊されやすいため加熱しすぎないようにする。

【栄養食事相談】　欠乏しているビタミンB_{12}，葉酸の補給だけにとらわれず，栄養バランスのよい食事で全身の栄養状態の回復を図ることの大切さを指導する。

① 胃全摘，萎縮性胃炎などが原因の場合は，少量で必要な栄養量が満たされる献立や調理法を紹介する。

② 葉酸のサプリメントを利用する場合は耐容上限量を超えないように注意する。
③ 極端な偏食者については偏食の改善を行う。
④ アルコール依存症や神経性やせ症などほかの基礎疾患や精神的諸問題によるケースでは，必要に応じ専門家とのチームワークによるQOLの向上へ向けた相談を行う。

2．白血病 (Leukemia)

〈病態・生理生化学〉

血球成分は，**赤血球**，**白血球**，**血小板**からなり，骨髄でつくられている。骨髄にはたくさんの**造血幹細胞**（血液のもとになる細胞）があり，これが分化・増殖・成熟を繰り返し血球となって血管に送り出される。赤血球は全身に酸素を運び，白血球は異物から生体を防御し，血小板は止血に関与しいている。白血球は顆粒球，単球，リンパ球に大別され，顆粒球は好中球，好酸球，好塩基球に分類される。

白血病は骨髄中の造血幹細胞が分化・増殖を繰り返す過程で異常が起こる。異常な白血球が骨髄中に増殖し正常な造血機能が障害される。貧血や感染症，出血などが急激に現れる急性白血病と，除々に進行する慢性白血病に分類される。

治療は，抗がん剤の多剤併用による化学療法や造血幹細胞移植療法などが行われる。化学治療により汎血球減少状態となるため可能な場合は無菌室に隔離する。その他，**日和見感染**の予防のために抗菌薬の内服による腸内殺菌が行われることがある。顆粒球が500/μL未満となった場合，造血幹細胞移植後は無顆粒球状態を呈して，易感染性となるため顆粒球コロニー刺激因子製剤（G-CSF）が投与される。貧血，血小板減少症に対しては白血球除去赤血球輸血や血小板輸血など成分輸血が行われる。経気道感染の予防と抗菌薬の内服により腸内殺菌を行う。現在，白血病の治療成績は向上しており，生存率が上昇している。

急性白血病の主症状は正常な血球産生が障害されることによって，正常白血球減少による感染症の発症，血小板減少による出血傾向，赤血球減少による貧血である。ほかに腫瘍に伴う発熱，全身倦怠感，易疲労感などもみられる。慢性白血病では白血球は著しく増加するが，貧血や血小板の減少は末期になるまでみられないことが多い。

〈栄 養 管 理〉

【栄養アセスメント・モニタリング】　治療による副作用のため，食事摂取量が著しく減少し体重減少をはじめ容易に栄養状態の低下を招く。栄養評価は定期的に行う。

① 身体状況：体重の変化，食欲・味覚の変化，悪心・嘔吐，口腔内の状態，上腕三頭筋部皮下脂肪厚など。
② 消化器症状：下痢，便秘など。
③ 栄養補給量：食事摂取量，経腸栄養製品，静脈栄養，電解質など。
④ 窒素出納（NB）。
⑤ 血液検査：Alb，RTP（トランスサイレチン，トランスフェリン，レチノール結合た

んぱく），CRP，クレアチニン（Cr），尿素窒素（BUN），リンパ球数など。

【栄養基準・補給】 栄養基準は，患者の性・年齢に対応した日本人の食事摂取基準に準ずる。入院加療中は，活動係数は低く，感染や発熱などでストレス係数は高くなることを考慮する。

化学療法の副作用のため経口摂取が困難な場合は，経腸栄養と静脈栄養を併用し必要量を充足させる。二次感染予防のため，食事は加熱食あるいは生ものを禁じた低菌食や無菌食とする。顆粒球が500/μL以上では普通食とする。抗生物質や抗真菌薬などで腸内殺菌が行われている場合は，ビフィズス菌含有食品や納豆菌を含む納豆などは禁止する。また造血幹細胞移植療法時は，滅菌処理された**無菌食**とする（表Ⅱ-10-4）。

表Ⅱ-10-4　造血幹細胞移植患者へのリスク別の食品

リスクの高い食品	安全な食品
①生の肉	①中が75℃で1分以上加熱調理したもの
②魚（刺身）	②冷奴は一度ボイルして急冷
③にぎり寿司	③果物は新鮮で傷のないもの・皮のむけるものを流水で十分に洗浄あるいは次亜塩素酸ナトリウムに浸漬し流水で洗浄
④生野菜	④アイスクリームなどは個別密封包装のもの
⑤納豆	⑤ブリックパック（牛乳・ジュース），アルミパック（プリン・ゼリー）は無菌充填・加熱殺菌表示のあるもの
⑥ドライフルーツ	⑥飲料用の缶・瓶・ペットボトル
⑦調理後2時間以上経った食品	⑦調味料は個別パックのもの
⑧発酵食品（生味噌類）	
⑨カビを含んでいるチーズ	
⑩減塩の梅干・自宅で漬けた漬物	
⑪期限切れのすべての食品	

（日本造血細胞移植学会：造血細胞移植ガイドライン「移植後早期の感染管理」より一部改変）

経口摂取が不可能な場合（多くは化学療法や放射性治療により口腔粘膜や消化管粘膜の障害で食欲不振，吐き気，嘔吐，下痢などがみられる）は，静脈から栄養補給を行う。長期間の静脈栄養管理では，微量元素やビタミンKの欠乏に注意し，適宜補給する。

【栄養食事相談】 造血器系腫瘍の治療を受ける患者にとって，栄養食事療法は治療の中心でないため関心が薄いが，味覚や嗜好が大きく変化し，体重が著しく減少するため，不安をかかえる。そのため個別に対応し，感染予防が可能な範囲で経口摂取量を高める配慮が必要である。経口栄養，経腸栄養が重要であることを説明する。

3．出血性疾患（Hemorrhagic disease）

〈病態・生理生化学〉

出血傾向と止血困難を特徴とする疾患で，血管，血小板や凝固因子の異常による。血管異常では先天性・遺伝性のものと後天性があり，遺伝性では青年早期に発症する**オスラー病**（遺伝性出血性毛細血管拡張症：鼻からの出血），後天性では小児に発症しやすい**シェーンライン・ヘノッホ症候群**（点状出血，紅斑，紫斑など）がある。凝固因子異常では，**新生児メレナ**（ビタミンK依存凝固因子の不足で，吐血，血便，タール便などの胃腸管出血）や**血友病**（X染色体上の凝固因子の欠損で筋肉内や関節内で出血）などがある。ビタミンC欠乏の**壊血病**もコラーゲンの生成ができなくなるため歯肉から出血する。

第11章

筋・骨格疾患

1．骨粗鬆症（Osteoporosis）

〈病態・生理生化学〉

骨粗鬆症は，骨密度と骨質の2つの要因によって規定される骨強度の低下を特徴とし，骨折のリスクが増大しやすくなる疾患と定義されている。

骨強度 ＝ 骨密度 ＋ 骨質（微細構造・骨代謝回転・微小骨折・石灰化）

遺伝的素因と閉経および加齢に生活習慣が加わった複合的多因子による**原発性骨粗鬆症**と，その他の要因による**続発性骨粗鬆症**に分類される（表Ⅱ-11-1）。

表Ⅱ-11-1　続発性骨粗鬆症の要因

内分泌性	副甲状腺機能亢進症，クッシング症候群，甲状腺機能亢進症，性腺機能不全など
栄養性	胃切除後，神経性食欲不振症，吸収不良症候群，ビタミンC欠乏症，ビタミンAまたはD過剰
薬　物	ステロイド薬，抗痙攣薬，ワルファリン，性ホルモン低下療法治療薬，SSRI，メトトレキサート，ヘパリンなど
不動性	全身性（臥床安静，対麻痺，廃用症候群，宇宙旅行），局所性（骨折後など）
先天性	骨形成不全症，マルファン症候群
その他	糖尿病，関節リウマチ，アルコール多飲（依存症），慢性腎臓病（CKD），慢性閉塞性肺疾患（COPD）など

原発性骨粗鬆症と類似の骨代謝異常をもたらす原因は多彩である。これらの原因については，病歴聴取や治療ならびにスクリーニング検査などを駆使して，慎重に検討することが重要である。
（日本骨粗鬆症学会・日本骨代謝学会・骨粗鬆症財団：骨粗鬆症の予防と治療ガイドライン2015年版）

骨は常に吸収と形成を繰り返しており約2年で全身の骨がつくり替えられる（**骨のリモデリング**）。副甲状腺ホルモンやカルシトニン，ビタミンDなどカルシウム代謝に関係するホルモンや，エストロゲンなどの性ホルモンにより，骨の吸収と形成の均衡は維持されている（図Ⅱ-11-1）。

骨の形成には若年期の生活習慣が影響する。よりよい食事・運動習慣を身につけ，可能な限りの**最大骨量（ピークボーンマス）**を獲得することが骨粗鬆症予防につながる。およそ思春期から20歳頃がピークとなり，その後20〜30年間は維持される。50歳頃より加齢に伴い減少し，特に女性の場合は閉経によりエストロゲンが減少して急激な減少を認める（図Ⅱ-11-2）。22〜44歳までの平均骨量を若年成人平均値（YAM）といい，骨量がYAMの70%以下になると骨折リスクは高まる。中高年期では，低BMIや喫煙・飲酒も骨折のリスクを高める。生活機能やQOLを悪化させないことが大切になる。

骨粗鬆症による骨折はロコモティブシンドロームを悪化させる。超高齢社会にある日本では，骨粗鬆症とロコモティブシンドロームを同時に予防する対策が必要である。

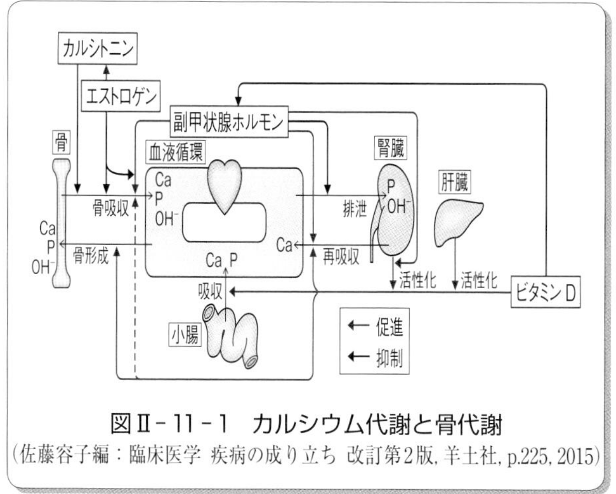

図Ⅱ-11-1 カルシウム代謝と骨代謝
(佐藤容子編:臨床医学 疾病の成り立ち 改訂第2版, 羊土社, p.225, 2015)

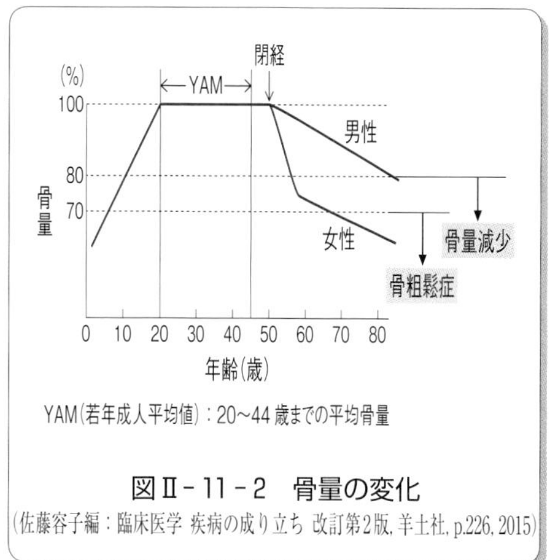

図Ⅱ-11-2 骨量の変化
(佐藤容子編:臨床医学 疾病の成り立ち 改訂第2版, 羊土社, p.226, 2015)

薬物治療では，カルシウム薬，女性ホルモン薬，活性型ビタミンD_3薬，カルシトニン薬，ビスホスホネート薬などが用いられている。

〈栄 養 管 理〉

【栄養アセスメント・モニタリング】 骨量減少の大きな要因のひとつは低栄養である。したがって，エネルギーおよび各栄養素の摂取状況ならびに骨量減少を招く生活習慣について把握する。

① 骨粗鬆症のリスクファクターとなる生活習慣をチェックする。特に喫煙はエストロゲンの生成・分泌を抑制し骨芽細胞の機能を低下させる。

② 身体計測：身長，体重，体重歴（特に過度なダイエット歴）。

③ 血液生化学検査：アルブミン（Alb），甲状腺ホルモン（T_4，T_3，FT_4，FT_3），副甲状腺ホルモン（PTH）。

④ 骨密度測定：DEXA，超音波検査。

【栄養基準・補給】

① 摂取エネルギーおよび各栄養素は，日本人の食事摂取基準に準ずる。

② カルシウム：骨粗鬆症および骨折予防のため，800 mg/日以上を目標とする。

③ ビタミンD：カルシウムの吸収率を高め，骨のモデリングを促進し骨代謝の改善が期待される。10～20 μg/日を目標とする。

④ ビタミンK：骨基質たんぱく質のオステオカルシンを活性化する。また，カルシウムの尿中排泄を減少させる。250～300 μg/日を目標とする。

⑤ ビタミンC：骨基質のコラーゲンの合成を促進する。十分に摂取する。

⑥ マグネシウム：摂取不足は生体のカルシウム代謝に影響を及ぼす。カルシウムとマグネシウムの摂取比率は2：1が望ましい。

⑦ リン：過剰摂取は腸管からのカルシウム吸収を抑制する。カルシウムとリンの摂取比率は0.5～2.0の範囲とする。

【栄養食事相談】

① 骨形成を促進する栄養素の摂取状況および骨粗鬆症のリスクファクターとなる生活習慣について確認し，栄養管理の課題を明確に示す。

② 食事のみでカルシウムが確保できない場合は，薬剤や栄養機能食品，サプリメント（500 mg/回以上摂取しないよう指導）による補給も検討する。

③ 筋肉に適度な抵抗を与える運動は，骨量増加・維持に有効であることを示す。

2．骨軟化症（Osteomalacia），くる病（Rickets）

〈病態・生理生化学〉

骨強度を増すのに必要な骨の石灰化（カルシウム沈着）が障害され，骨の変形を起こす疾患である。骨端線が閉鎖する前の小児期に発症し発育障害を認めるものを**くる病**，骨端線閉鎖以後の成人では**骨軟化症**という。乳児のくる病ではカルシウム不足によるテタニー，痙攣が主症状だが，生後6か月過ぎ頃より，骨変形や低身長，発育障害が出現する。骨軟化症では，骨盤，脊柱，肋骨などの激しい骨痛を認め，脊柱や骨盤の変形や突発性骨折を起こす。筋力低下から歩行不全などの障害もみられる。

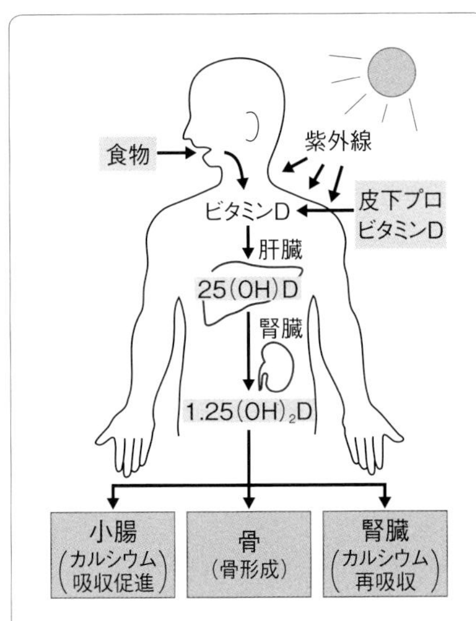

図Ⅱ-11-3　ビタミンDの活性化と骨形成
（三科貴博：栄養科学イラストレイテッド 臨床栄養学疾患別編 改訂第2版，羊土社，p.165，2016）

原因は，肝疾患および腎疾患による**ビタミンD活性化障害**や**ビタミンD欠乏症**により，**ビタミンD作用不足**による石灰化障害が最も多い。低リン血症，尿細管性アシドーシスも発症原因としてあげられる。

〔ビタミンDの栄養代謝〕　日光の照射不足でビタミンD活性化は阻害され，肝機能障害，慢性腎不全は，ビタミンDの産生・活性化を阻害する。活性化ビタミンD不足は小腸でのカルシウム，リンの吸収を阻害し骨石灰化に必要なカルシウム，リンの不足を生じる（図Ⅱ-11-3）。

〈栄 養 管 理〉

【栄養アセスメント・モニタリング】

① 食事摂取状況：カルシウムならびにビタミンDの摂取状況ならびにリン（過剰摂取はカルシウムの吸収を妨げる）の摂取量について把握する。

② 身体計測：身長，体重。

③ 血液生化学検査：Alb，カルシウム，リン，25(OH)D濃度，アルカリフォスファターゼ（ALP）など。

【栄養基準・補給】　エネルギーおよび各栄養素は日本人の食事摂取基準に準ずる。ビタミンD吸収障害がある場合は，摂取基準に示された目安量よりも若干多めとするが，耐容上限量についての注意が必要である。

【栄養食事相談】

① ビタミンD，カルシウムを多く含む食品の摂取方法を指導する。

② 高齢者は，皮下プロビタミンDの利用が低下するため，食事からのビタミンD摂取を促すアドバイスを行う。

③ 皮膚組織でのビタミンD産生を促進する日光浴（15分/日程度）を勧める。

3．変形性関節症（Osteoarthritis）

〈病態・生理生化学〉

関節軟骨の変性・摩耗とそれに続く骨の増殖性変化（骨棘（こつきょく）*など）により，疼痛や可動域制限，関節変形などをきたす。下肢の関節（股関節，膝関節）や頸椎，腰椎などに好発する。加齢とともに有病率は上昇し，60歳代女性の約半数が罹患している。変形性腰椎症は高齢男性に多い。

＊骨　棘：何らかの刺激により，骨に反応性に生じるトゲ状の増殖変性のこと。

加齢は，変形性関節症の最も高い危険因子である。また，関節の構造的異常や筋肉低下などの関節の脆弱性に肥満や関節外傷が加わることでも発症する。

〈栄 養 管 理〉

【栄養アセスメント・モニタリング】

① 体重増加，肥満は関節部への負荷を大きくする。定期的に体重を測定し適正体重が維持されているかを把握する。

② 食生活および身体活動状況，運動習慣について確認するとともに食事摂取量のモニタリングを行う。

【栄養基準・補給】 標準体重を維持するため，摂取エネルギー量は身体活動量を考慮

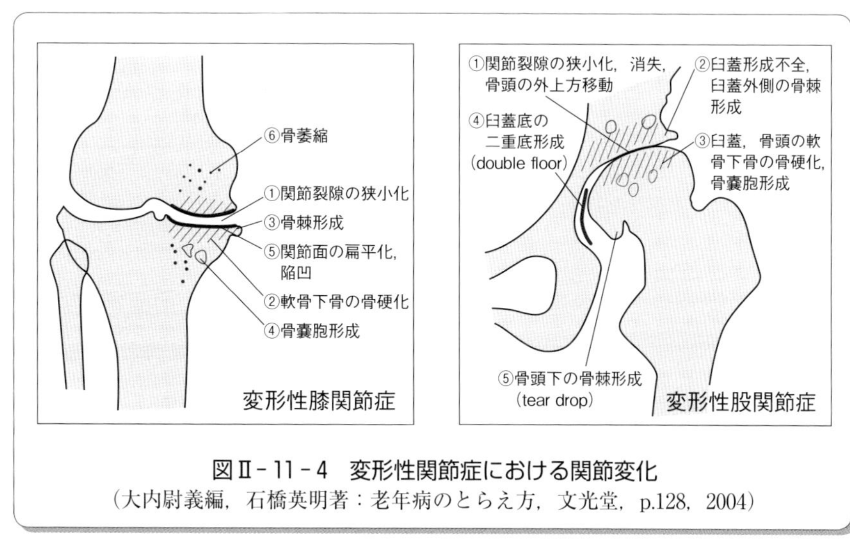

図Ⅱ-11-4　変形性関節症における関節変化
（大内尉義編，石橋英明著：老年病のとらえ方，文光堂，p.128，2004）

した適正量とする。各栄養素については日本人の食事摂取基準に準ずる。

【栄養食事相談】

① 適正体重を維持するためのエネルギーコントロールが重要であることを示す。

② 関節に負担をかけない程度の適度な強度の運動（プール歩行やエルゴメーターなど）は，症状の改善に有効であること，逆に運動負荷をかけないと，筋肉の萎縮や体重増加を招き，症状の悪化につながることを示す。

③ 関節軟骨の主要成分であるグルコサミンやコンドロイチンの経口摂取が病態を改善あるいは進行を遅れさせるという医学的確証は現時点ではない。

4．サルコペニア (Sarcopenia)

〈病態・生理生化学〉

世界保健機関（WHO）は，2016（平成28）年に**サルコペニア**を正式な病名と認め，国際的には治療が必要な疾患に位置づけられている。日本ではサルコペニアを「高齢期にみられる骨格筋量の減少と筋力もしくは身体機能（歩行速度など）の低下」（日本サルコペニア・フレイル学会）した状態と定義している。診断基準を図Ⅱ-11-5に示す。

一次性と二次性に分類され（表Ⅱ-11-2），筋肉量の減少のみをプレサルコペニア，筋肉量減少に筋力または身体機能低下のどちらかを伴うものをサルコペニア，筋肉量，筋力と身体機能の3つの低下を伴うものを重症サルコペニアと定義した（EWGSOP）。フレイルについては，第Ⅱ部第21章　老年症候群（p.224）を参照。

〈栄 養 管 理〉

【栄養アセスメント・モニタリング】

① 食事摂取状況調査：高齢者では摂取量減少により低栄養に陥りやすい。

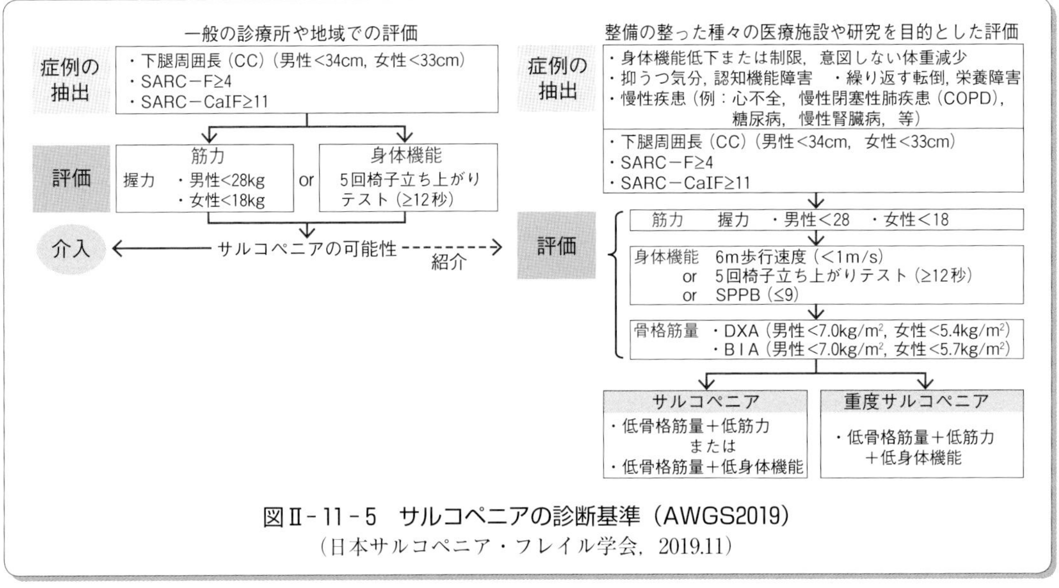

図Ⅱ-11-5　サルコペニアの診断基準（AWGS2019）
（日本サルコペニア・フレイル学会，2019.11）

表Ⅱ-11-2　一次性，二次性サルコペニアの違い

一次性サルコペニア	加齢性サルコペニア	加齢以外に明らかな原因がないもの
二次性サルコペニア	活動に関連するサルコペニア	寝たきり，不活発なスタイル，（生活）失調や無重力状態が原因となりうるもの
	疾患に関連するサルコペニア	重症臓器不全（心臓，肺，肝臓，腎臓，脳），炎症性疾患，悪性腫瘍や内分泌疾患に付随するもの
	栄養に関連するサルコペニア	吸収不良，消化管疾患および食欲不振を起こす薬剤使用などに伴う，摂取エネルギーおよび／またはタンパク質の摂取量不足に起因するもの

（日本サルコペニア・フレイル学会：サルコペニア診療ガイドライン2017年版）

② 身体計測：体重，上腕周囲長，上腕三頭筋部皮下脂肪厚など。

③ 血液検査：Alb，ヘモグロビン（Hb），25(OH)D濃度など。

④ 低栄養の要因：摂食嚥下機能，認知機能，ADL低下についてモニタリングする。

【栄養基準・補給】

① 摂取エネルギーおよび各栄養素は日本人の食事摂取基準に準じ，エネルギー，水分および高アミノ酸価のたんぱく質を十分に摂取する。

② 必須アミノ酸のうち分岐鎖アミノ酸（特にロイシン）は，最も骨格筋たんぱく合成作用が高く，ロイシン摂取によって骨格筋たんぱく合成が促進されるとの報告がある。

③ ビタミンDは筋肉のビタミンD受容体たんぱく質を介して筋肉細胞の成熟や筋収縮能の増加に関与するといわれている。十分な摂取が必要である。

【栄養食事相談】

① 低栄養予防に向けて，特にエネルギーとたんぱく質の摂取状況を確認する。

② 認知機能ならびに摂食嚥下機能の低下に伴う食事摂取量の減少がある場合は，栄養機能食品やサプリメントの利用も検討する。

③ 高齢者では血中ビタミンD濃度が低下し，筋たんぱく合成に支障をきたしやすい。ビタミンDを含む食品と摂取方法を指導する。

④ 筋力低下を予防するための，身体機能に応じた運動習慣について指導する。

5．ロコモティブシンドローム：運動器症候群（Locomotive syndrome）

〈病態・生理生化学〉

運動器の障害により「要介護になる」リスクの高い状態になることをいう。原因には，加齢に伴う骨変形性関節症，骨粗鬆症，関節リウマチなどによる関節可動域制限などによる筋力の低下，麻痺，バランス能力・体力・移動能力の低下をきたす「運動器自体の疾患」（筋骨格運動器系）と，筋力・持久力・運動速度低下，反応時間延長などにより容易に転倒しやすくなる「加齢による運動器機能不全」がある。

第12章

免疫・アレルギー疾患

1．食物アレルギー（Food allergy）

〈病態・生理生化学〉

食物アレルギーとは，「食物によって引き起こされる抗原特異的な免疫学的機序を介して生体にとって不利益な症状が惹起される現象」と定義されている（食物アレルギー診療ガイドライン2021）。乳幼児期にアトピー性皮膚炎がある場合，成長に伴い食物アレルギーや喘息，鼻炎など他のアレルギー疾患を発症する確率が高くなることがあり，これを**アレルギーマーチ**（atopic march）という。

正常な皮膚は，角質により異物が侵入しにくい構造だが，アトピー性皮膚炎は，湿疹などによるバリア機能低下のため，食物が皮膚から体内に侵入しやすい状態にある。さらに，皮膚に炎症があることによって，入ってきた食物を免疫担当細胞が異物と認識し，食物アレルギーの発症に関係するIg（免疫グロブリン）E抗体産生を誘導する結果，食物アレルギーを発症しやすくなると考えられている。

アトピー性皮膚炎の治療をきちんと行い，皮膚のバリア機能を高めて炎症を抑えることが，食物アレルギーの予防につながる可能性がある。

食物アレルギーでは特定の食物の摂取によってアレルギー反応が起こり，症状が発現する。原因食物は鶏卵が最も多く，牛乳，小麦，木の実類と続く。即時型症状では

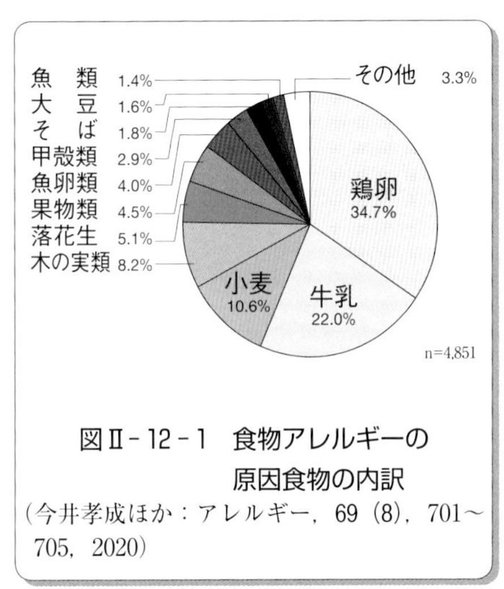

図Ⅱ-12-1　食物アレルギーの原因食物の内訳
（今井孝成ほか：アレルギー，69（8），701～705，2020）

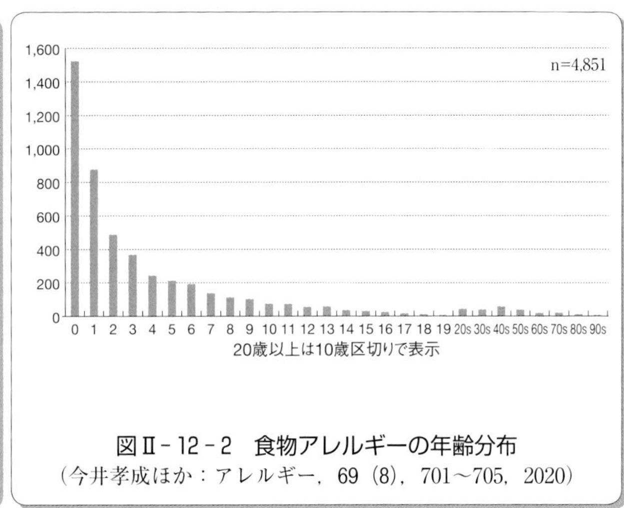

図Ⅱ-12-2　食物アレルギーの年齢分布
（今井孝成ほか：アレルギー，69（8），701～705，2020）

皮膚症状が最も多く，呼吸器症状，粘膜症状，消化器症状の順に頻度が高い。急激に多臓器の障害を起こし，血圧の低下をきたす重篤なものをアナフィラキシーショックという。

〔特殊なタイプの食物アレルギー〕

- **食物依存性運動誘発アナフィラキシー**：特定の食品摂取後に運動すると数時間以内にアナフィラキシー症状が誘発される。食物の単独摂取や運動単独では発症しない。思春期以降の発症が多く，小麦と甲殻類がその原因の大部分を占めている。
- **口腔アレルギー症候群**：花粉に対するIgE抗体が果物や野菜にも反応するために起こる口腔粘膜に限局する即時型アレルギーである。症状は口周囲や口腔内の腫れ，痒み，ピリピリ感などで，まれに全身症状が出現し，ショックに至る。
- **ラテックス・フルーツ症候群**：ラテックス抗原と，果物や野菜に含まれる抗原との交差反応により生ずる。リスクの高い食品にアボカド，くり，バナナ，キウイフルーツがある。

食物アレルギーの診断では，問診や食物日誌などにより，食物と症状発現の因果関係を明らかにすることが重要である。免疫学的検査として血中抗原特異的IgE抗体価やプリックテストなどの皮膚試験を行う。

また，必要に応じて食物除去試験や食物経口負荷試験を行う。食物除去試験では，疑わしい原因食品を1～2週間完全に除去し，症状が改善するかどうかを観察する。食物経口負荷試験（oral food challenge：OFC）は，アレルゲンとして確定している食品または疑われる食品を1品ずつ少量から摂取しアレルギー症状が出るかを調べるものである。現在最も診断的価値が高く，安全摂取可能量の決定と耐性獲得の確認にも用いられる検査であるが，アナフィラキシーショックのリスクを伴うため，医師の監視下で実施される。

〈栄 養 管 理〉

【栄養アセスメント・モニタリング】 成長曲線や体格指数，体重の変化を確認し，成長発育に応じた伸びを示しているかを評価する。食生活全般や栄養食事療法への取り組みについて確認し，栄養の過不足，偏り，過剰な食品除去，誤った食品知識などについて評価する。小児の食物アレルギーは成長とともに軽快する例が多いため，一定期間毎の栄養食事療法の見直しを行う。

【栄養基準・補給】

① 栄養食事療法の基本は原因食物を除去する除去食療法である。除去食療法は正しいアレルゲン診断に基づいて行われることが大切であり，食品除去は必要最小限にとどめる。成長に伴い耐性が確認されたら適切に除去を解除する。

② 除去食療法の栄養量は日本人の食事摂取基準に準じ，性別や年齢，体格に応じた摂取量を設定する。離乳期では，授乳・離乳の支援ガイドを基本として，除去食療法を進める。

表Ⅱ-12-1　表示義務のある特定原材料等

特定原材料（表示の義務）	えび，かに，くるみ*，小麦，そば，卵，乳，落花生（ピーナッツ）
特定原材料に準ずるもの（表示の推奨）	アーモンド，あわび，いか，いくら，オレンジ，カシューナッツ，キウイフルーツ，牛肉，ごま，さけ，さば，大豆，鶏肉，バナナ，豚肉，まつたけ，もも，やまいも，りんご，ゼラチン

（＊くるみは2023年より特定原材料に指定された。）

【栄養食事相談】

① 自己判断による離乳食の中断や除去品目の増加は栄養不足を招き，QOLを低下させる。保護者への指導とともに，本人の年齢や理解度に応じた指導を行う。

② 加工食品で**アレルギー表示**が義務づけられている食品は，えび，かに，くるみ，小麦，そば，卵，乳，落花生（ピーナッツ）である。その他推奨食品もあるが表示義務はないので，注意が必要である。

③ アレルゲン食品を除去した際には**代替食品**の種類や量，調理法の工夫（加熱処理による低アレルゲン化など）を指導して，食事が単調にならないよう注意する。

④ 自宅や保育所・学校で即時型食物アレルギー症状が現れた場合の治療薬として，抗ヒスタミン薬，気管支拡張薬，ステロイド薬，アドレナリン自己注射製剤（エピペン®）がある。日頃から保管場所や使用方法について情報を共有しておくことが大切である。

エピペン®の使い方

エピペン®は，医師の治療を受けるまでの間，アナフィラキシー症状の進行を一時的に緩和し，ショックを防ぐための補助治療剤である。使用の際は，エピペン®を太ももの前外側に垂直になるようにあて，ニードルカバーの先端を強く押し続ける。太ももに押しつけたまま数秒間待ってから，エピペン®を太ももから抜き取り，投与部位をもむ。使用後には必ず医療機関を受診し，適切な治療を受ける。

2．膠原病（Collagen disease），自己免疫疾患（Autoimmune disease）

〈病態・生理生化学〉

自己の構成成分に対する免疫反応（自己免疫）によって起こる病態を自己免疫疾患という。全身にわたり影響が及ぶ全身性自己免疫疾患と，特定の臓器だけが影響を受ける臓器特異的疾患に分けられる。自己免疫疾患のうち，コラーゲンなどの結合組織（膠原線維）に病変がある疾患群を膠原病と呼び，関節リウマチ，全身性エリテマトーデス，強皮症などが含まれる。

〈栄 養 管 理〉

【栄養アセスメント・モニタリング】 体重（BMI，%IBW，%UBW），腎機能，嚥下障害から総合的な低栄養リスク評価を行う。

【栄養基準・補給】

① 経口栄養療法が原則となる。栄養状態，腎機能，体重を把握して病態に合わせた栄養量を設定する。

② 腎機能低下がみられる場合は，CKDの栄養基準に準じる（p.146参照）。

③ 肥満があり，関節の炎症が頻発する場合には，関節に負担かけずに減量を行う。

【栄養食事相談】 肉類に多く含まれるアラキドン酸は，痛みや炎症を促進するプロスタグランジンへと変化するため，過剰摂取を避ける。また，痛みや関節の変形でも使いやすい食器の使用や盛りつけに配慮する。

3．免疫不全（Immunodeficiency）

〈病態・生理生化学〉

免疫不全症候群とは，免疫機能が低下することにより種々の病態を呈する状態をいう。免疫担当細胞であるT細胞，B細胞，マクロファージ，NK細胞，好中球，補体などの機能異常により発症する。免疫不全症候群は，先天性免疫不全症と後天性免疫不全症に分けられる。

免疫不全症共通の症状として，易感染性があげられる。特にT細胞機能不全では通常の免疫機能を備えていれば防御できる弱毒病原微生物に侵される（日和見感染）。そのほか，悪性腫瘍の発症，自己免疫の発現などを生じる。

代表的な後天性免疫不全症は，**ヒト免疫不全ウイルス**（human immunodeficiency virus; HIV）感染による**AIDS**（acquired immunodeficiency syndrome）である。AIDSの根治療法は確立されていないため予後不良であるが，抗HIV薬によりキャリアから AIDS発症までの期間を延長することができる。

〈栄 養 管 理〉

【栄養アセスメント・モニタリング】 身体症状，体重減少，臨床検査値とともに，食事摂取量，食習慣などを確認する。進行すると，摂取量の低下や偏食，口腔内の感染，下痢や消化吸収障害などにより，多くの場合高度のやせが認められる。

【栄養基準・補給】

① 免疫不全による感染症予防のための栄養食事療法が必要となる。

② 下痢や発熱により消耗が進み，高度な体重減少を生じる。下痢による脱水やビタミン・ミネラルなど微量栄養素の喪失を伴うため，経口摂取だけでなく経腸栄養や静脈栄養も考慮する。

③ 病態が進行すると下血などの消化器症状や意識障害が現れる。経口摂取量は激減するため，中心静脈栄養による栄養管理が必要となる。

【栄養食事相談】 栄養状態の低下は免疫機能を低下させるため，十分な栄養量を確保する。また，感染予防のため，生ものの摂取を避け，十分に加熱することや加熱後に長時間放置したものを摂取しないなどの食品衛生管理上の配慮が必要になる。

第13章

感染症

1．病原微生物

〈病態・生理生化学〉

病原微生物とは，病気を引き起こす寄生虫，真菌，細菌，リケッチア，ウイルスなどで，これにより引き起こされた病態を感染症という。病原微生物により起こる主な感染症を表Ⅱ-13-1に示した。

表Ⅱ-13-1　病原微生物の種類による感染症の分類

分　類	感染症
細菌感染症	連鎖球菌感染症（A群β溶連菌，肺炎球菌など），黄色ブドウ球菌感染症，淋病，病原性大腸炎（O157，H7など），百日咳，マイコプラズマ肺炎，赤痢，猩紅熱，炭疽，破傷風，ハンセン病など
リケッチア感染症	ツツガムシ病，発疹チフスなど
真菌感染症	アスペルギルス症，カンジダ症，白癬菌症，カリニ肺炎など
寄生性原虫感染症	アメーバ赤痢，マラリア，トキソプラズマ症など
寄生性蠕虫感染症	フィラリア症，回虫症など
ウイルス感染症	インフルエンザ，ウイルス性肝炎，後天性免疫不全症候群（AIDS），エボラ出血熱，風邪，サイトメガロウイルス感染，水痘，帯状疱疹，手足口病，天然痘，風疹，急性灰白髄炎，麻疹，流行性耳下腺炎など
プリオン病	牛海綿状脳症（BSE），クロイツフェルト・ヤコブ病

〈栄 養 管 理〉

【栄養アセスメント・モニタリング】　生体防御機構が正常であれば，適切な治療によって，感染症は終息に向かうが，栄養状態が不良であれば，感染症も発症しやすくなる。感染症を発症した時点ですでに低栄養である場合も多い。身長，体重，健常時体重との比較，体脂肪率，感染前の食事摂取状況等から栄養状態を評価する。血液検査：C反応性たんぱく（CRP）高値では，アルブミン（Alb）合成が低下しており，栄養アセスメントの指標としては参考にできない。

【栄養基準・補給】　院内感染症に準ずる（p.181参照）。

2. 院内感染症

〈病態・生理生化学〉

院内感染とは病院などの医療機関で細菌やウイルスなどに感染することで，感染した状態を院内感染症という。患者一人ひとりに対して適正な対応が行われなければ，医療者によって病原微生物が患者から患者へ感染することがある。ほかの疾患や，低栄養状態や免疫抑制剤の投与を受けている患者などでは，感染への抵抗力が低下していて感染へのリスクが高い。**メチシリン耐性黄色ブドウ球菌（MRSA）**，**バンコマイシン耐性腸球菌（VRE）**などが問題となっている。病院内では，感染症や伝染病の集団発生のリスクも高くなる。

〈栄養管理〉

【栄養アセスメント・モニタリング】 院内感染症者は，栄養状態も低下している場合が多い。身長，体重，体脂肪率，体重減少，ヘモグロビン（Hb），Alb，CRP，免疫能（総リンパ球），栄養素等摂取量などにより栄養状態を評価する。

【栄養基準・補給】 必要栄養量は，病態を考慮して決定する。糖尿病や腎疾患などの場合は，これらを考慮する。下痢や発熱時では，水分，ミネラル欠乏に注意する。発熱があれば，基礎代謝は亢進している。十分な水分・ミネラルとエネルギー補給が基本となる。

【栄養食事相談】 下痢が続くようであれば，水分摂取を勧める。

〔食事を進めるポイント〕 最初の1日2日は，発熱期である。発熱があり，さらに下痢が激しい場合には絶食とする。脱水が起こりやすいので水分，電解質（ナトリウム，カリウム，クロール）を輸液で補給する。嘔吐しないようであれば少し下痢をしていても湯ざましや薄い番茶から始めて，嘔吐しないようであれば，野菜スープ，果汁，重湯，くず湯など低脂質の流動食を開始する。便の形状を観察しつつ三分粥食から順次全粥食へと進める。下痢が治まったあとは，常食へ進め必要栄養量を確保して体力の回復を図る。特に高齢者，乳幼児では脱水症状に十分注意する。

第14章

が　ん

1．がん（Cancer）

〈病態・生理生化学〉

がんは無秩序に増殖し，周囲の正常細胞を破壊し，隣接組織に浸潤し，それぞれの発生臓器，組織によってさまざまな症状を引き起こす。また，リンパ節や遠隔臓器へ転移し，全身的な障害，衰弱から死に至ることもある。発がんに至る機序については，がんを誘発する物理的因子，化学的因子，ウイルスの因子が正常細胞の遺伝子を傷つける段階（イニシエーション）から，イニシエーションを受けた細胞が増殖し，それらの細胞から身体を保護する機構より逸脱する（プロモーション）。腫瘍細胞は凝集し，完全な悪性新生物（腫瘍）となる（プログレッション）。

がんは，胃や肺などの上皮細胞にできる**固形がん**，白血病や悪性リンパ腫などの血液のがんの**血液腫瘍**，筋肉や骨などの非上皮細胞の結合組織にできる腫瘍の**肉腫**がある。

がん患者では，種々の代謝異常を起こす。その原因は，がん細胞から分泌されるサイトカインやたんぱく質分解誘発因子PIF，神経内分泌因子などであり，最終的には，治療による摂取栄養量の低下も重なりがん悪液質の状態を呈する。悪液質誘導物質であるTNF-α，IL-1 IL-6 INF-γなどのサイトカインは，栄養素の代謝異常を起こすだけでなく，視床下部，下垂体などの代謝異常も生じ，食欲不振の原因となる。悪液質では筋肉の喪失が起こり，がん細胞へのアミノ酸の供給源となるため，さらなる栄養状態の悪化を進行させて病床転帰不良となる。

〈栄 養 管 理〉

【栄養アセスメント・モニタリング】　がんの進行に伴う食欲不振や代謝障害に加え，外科療法，化学療法，放射線療法等による副作用のためがん患者は低栄養状態に陥りやすい。的確な栄養アセスメントによる栄養介入は，各種治療の効果を高めることが可能であり，患者のQOL向上が期待できる。

栄養アセスメントは，体構成成分測定や血液生化学検査，食事摂取量等を総合的に判断し，患者のがん病態のステージと合わせて総合的に判断する。

① 身体計測：身長，体重（体重変化率，体脂肪率），上腕周囲長，上腕筋囲。

② 血液生化学検査：血清総たんぱく質（TP），アルブミン（Alb），総コレステロー

ル（TC），トランスサイレチン，C反応性たんぱく（CRP），血中総リンパ球数（TLC）。

③ 間接熱量計：安静時エネルギー代謝，呼吸商，糖利用率。

④ 栄養摂取量：食事内容分析，嗜好の変化，食欲の変化，味覚の変化。

⑤ 栄養アセスメントシート・リスク評価。

簡易栄養状態評価表（MNA-SF）：食欲や消化器症状，体重減少率，活動状態，筋肉量保持等を点数化し評価する。

症状の危険度評価CTCAEv5.0：悪心嘔吐や口内炎，食欲不振などの程度のリスクがあるか1～5（死亡）で評価する。

これらの評価項目を主観的包括的評価（SGA）評価に続けて行うことで，栄養的リスクが治療の障害とならないように適切に介入することが重要である。

【栄養基準・補給】 がん患者の栄養基準・栄養補給量は，患者の置かれている病期によって栄養摂取の同化能力，悪液質の進行状況で異なる。個々の安静時代謝量の測定を参考に，前悪液質の場合は，飢餓状況に陥ることのないよう，日本人の食事摂取基準を参考に栄養補給量を設定する。がん病態の進行により，安静時代謝量が増加し（変化しない場合も認められる）栄養補給を行っても栄養状態が向上することがない状況では，栄養補給量を減少させる。これはがん悪液質の悪化，治療の効果が期待できない病期として受け入れる。

がん悪液質のステージを図Ⅱ-14-1に示す。

【栄養食事相談】

① がん患者に対しては入院中の食事ケアを目的としたものや，手術後の状態に応じた栄養食事相談を行う。例えば，消化器のがんでは，切除した部位や範囲等を考慮して，栄養補給法，栄養素の量と質の調整，食事形態を選ぶ。

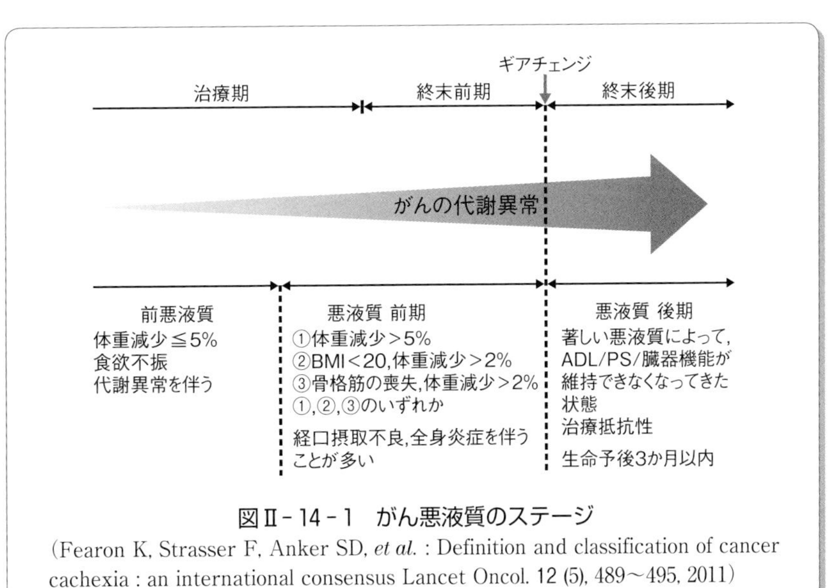

図Ⅱ-14-1 がん悪液質のステージ

（Fearon K, Strasser F, Anker SD, *et al.*：Definition and classification of cancer cachexia：an international consensus Lancet Oncol. 12 (5), 489～495, 2011）

② がん予防の観点からは，リスクを減らすような生活習慣の形成ができるよう促すことが大切である。例えば，バランスのとれた食事を摂取する，適正体重を維持する，脂質は控えめにする，食物繊維を十分に摂取する，食塩摂取量を6g未満/日とする，適正なアルコール摂取量を保持するなどが考えられる。

2．がん疾患・がん治療時の副作用対策

外科治療，化学療法，放射線療法など治療副作用は患者の治療回復に大きく影響し，同時にQOLを左右する。化学療法の副作用対策については，治療日程に従い概ね以下の傾向がある。嘔気嘔吐は，投与前から予測性嘔吐から投与直後に起きる急性嘔吐，しばらく時間をおいて起きる遅延性嘔吐と区分される。2週間程度後より口内炎や下痢，骨髄抑制などが起きる。月単位で残る神経障害として手足の痺れは，生活への支障をきたしQOLを低下させる。化学療法による副作用の主な症状を図Ⅱ-14-2に示す。

副作用対策の食事の工夫は，エネルギー量や栄養素量の確保と同時に，ストレスの軽減やリラックスして治療完遂することで，少量でも食べやすく，無理のない提案を優先する。食べられるときに少量，果物や水分の多いもので，のど越しのよい料理がよい。匂いの強い食品や脂質含有量の多い物は避ける。

経口摂取が減り，改善が望めない場合，栄養補助食品や静脈栄養を考慮する。

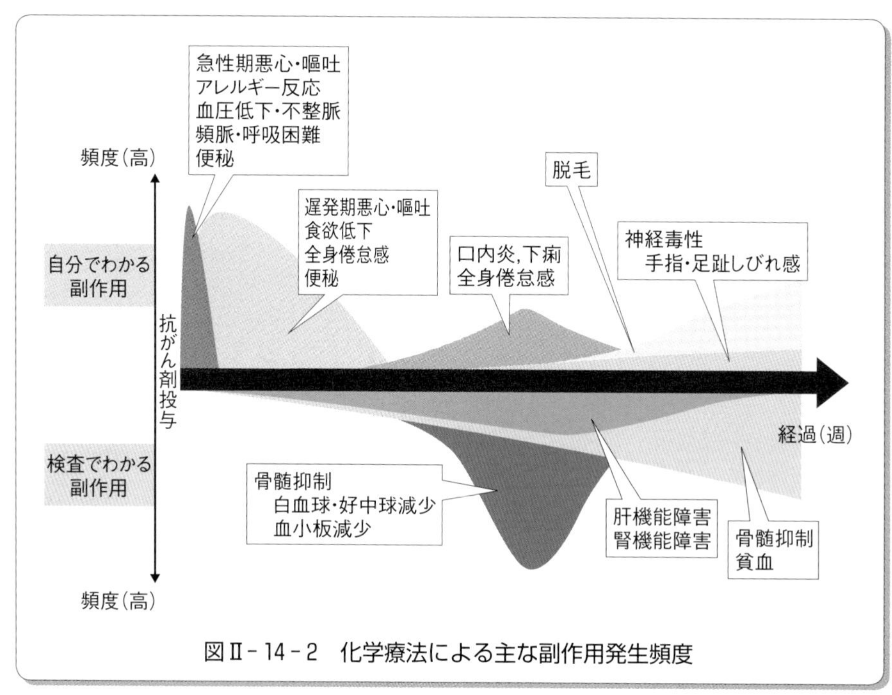

図Ⅱ-14-2 化学療法による主な副作用発生頻度

3．消化器がん

3．1　上部消化器がん

〈病態・生理生化学〉

食道癌や胃癌の上部消化器がんは，直接摂取栄養量を減少させ，治療開始前から体重減少などが生じる場合が多い。

日本における食道癌の要因は，喫煙と飲酒が関与するとされており，中高年の男性に多い。食道癌は食道の粘膜上皮に発生するがんで，日本では扁平上皮癌が多い。早期よりリンパ節転移を伴うため，外科治療では，広範囲のリンパ節郭清が行われる。食道癌が進行すると，反回神経麻痺や嗄声がみられ，摂食嚥下機能に変化をもたらし，飲み込みづらさやつかえ感のため，食形態への配慮が必要となる。

胃癌の要因は，塩分濃度の高い食品の摂取やヘリコバクターピロリ菌の感染が指摘されている。症状としては，心窩部痛，悪心嘔吐，食欲不振，胸焼け，体重減少などであるが，近年，健康診断で発見される場合は，無症状でメタボリックシンドロームを指摘される患者も多い。外科療法では，切除部位により術後の後遺症も異なる。

〈栄 養 管 理〉

食道癌の治療は，外科療法，放射線療法，化学療法が行われる。食道癌の周術期管理として，術中に胃瘻にて経腸栄養を開始することで，術後の低栄養，体重減少を回避することが可能となる。また，在宅での経腸栄養を継続することで回復が見込める。

胃癌は，切除後小胃症候群として，1回の食事量の確保が難しいため，少量頻回食や栄養補助食品を取り入れ，摂取エネルギー量・栄養素量を確保する。胃全摘の場合は，悪性貧血，鉄欠乏性貧血，ダンピング症候群等を予防する栄養管理をする。

3．2　下部消化器がん

〈病態・生理生化学〉

下部消化器がんで罹患数の多い大腸癌は，近年増加傾向にあり，生活習慣の変化などが誘因と指摘されている。大腸の主な生理機能は水分の吸収と吸収されなかった残渣を便として形成し排出することにある。治療と並行して，脱水予防，便通コントロールが必要となる。大腸癌初期では自覚症状が現れにくいが，進行すると発生部位により異なる症状が現れる。左側結腸癌では，便秘や下痢などの便通異常，腹痛，腹部膨満感，下血などの症状が多く，右結腸癌（上行結腸癌）では貧血やしこりなどが多い。上部消化器がんと異なり，初期の外科治療後の低栄養傾向は少ないが，下痢や排便回数の増加など生活コントロールを主体とした配慮が患者QOL維持に重要となる。

外科治療に伴い，人工肛門を造設する場合があり，S状結腸など結腸に造設された人工肛門をコロストミー（colostomy），回腸末端に造設した人工肛門をイレオストーミ（ileostomy）という。イレオストーミの場合，水様便となり排泄量も多いので，脱水になりやすく，アルカリ性の便であるため，皮膚障害を起こしやすい。

〈栄養管理〉

1日の必要エネルギー量・栄養素量を排便リズムに合わせて配分し，生活管理を行う。外科治療後は，下痢・頻便傾向が強いため，1回の食事量を少なくし，食物繊維，脂質量を抑えるが，体調回復に伴い，通常の食事に戻す。

大腸癌治療では，外科治療に加え化学療法・放射線療法を組み合わせる場合が多いため，治療副作用として悪心・嘔吐など消化器症状への配慮が必要となる。それに配慮した栄養および食事の管理を行う。

4．緩和ケアと終末期医療（ターミナルケア）

〈病態・生理生化学〉

緩和ケアの定義は，「生命を脅かす病に関連する問題に直面している患者とその家族のQOLを痛みやその他の身体的・心理社会的・スピリチュアルな問題を早期に見出し的確な評価を行い対応することで，苦痛を予防し和らげることを通して向上させるアプローチである」とされている（WHO）。かつて緩和ケアは，各種治療後の終末期医療と同様に扱われた時代があったが，現在では，がん病態全体をとらえてすべての苦痛を軽減するために行われるケアであり，終末期に焦点をあてて行われるターミナルケアを含むことになる。さらには死後の遺族ケアを含む場合もある（図Ⅱ-14-3）。一般的にがん終末期は，「病状が進行して生命予後が半年あるいは半年以内と考えられる時期」と定義されることが多い。

また近年，終末期を過ごす場も病院や緩和ケア病棟から在宅へと広がり，患者や家族の望む場でのケアが実践できるように，法整備も進められている。在宅ケアの栄養管理を支える管理栄養士・栄養士の役割が期待されている。

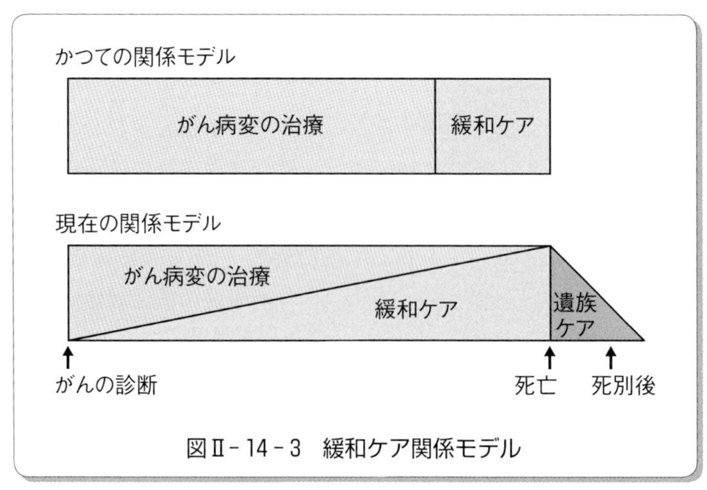

図Ⅱ-14-3 緩和ケア関係モデル

〈栄 養 管 理〉

緩和ケアにおける栄養管理の目的は，がん患者と家族が満足した治療や生活を送ることができるように，栄養状態の維持・向上を支援することにある。がん患者・家族の希望はさまざまで，一様ではないため，病期に沿った治療方針のもとで，適切な必要栄養量の提案や食事の工夫などで支援する。がん悪液質による代謝異常が原因で起こるがん誘発性栄養障害と，消化器症状や心因性の食欲不振症などによるがん関連性栄養障害は，複雑に重なるので，多職種が係るチーム医療として関与することが必要である。

経口摂取量が低下した場合の緩和治療では，がん性疼痛，口内炎，感染症，高血糖，消化管閉塞，高カルシウム血症等への対応を，医師，歯科医師，看護師，管理栄養士等がそれぞれの立場から提案する。

高カルシウム血症では，悪心，嘔吐，食欲不振，眠気，せん妄，便秘，口渇などの症状が現れるが，オピオイドの副作用と類似するため，見逃されることが多い。予後1～3か月ごろに多く起こるとされ，生命予後が不良とされる。栄養状態の悪い患者では，実測値がみせかけ上低くなるので，補正カルシウム値を用いる。補正カルシウム値が12 mg/dL以上の場合は，治療対象として検討する。

補正カルシウム値（mg/dL） ＝ カルシウム値 ＋ （4 － アルブミン値）

抑うつ，不安は精神・神経科医師やスピリチュアルカウンセラーが担う。がん患者や家族の満足感（QOL）を高めることは重要であるが，痛みや熱の改善，精神が安定することで経口摂取が可能となることを理解する。

がん終末期における輸液は，総合的QOLの向上を目的として高カロリー輸液を行うことは推奨されない。日本緩和医療学会が推奨する要約は以下のとおりである。

① Performance Status（活動状態）が低下した，または消化管閉塞以外の原因のために経口摂取ができない終末期患者において輸液治療単独でQOLを改善させることは少ない。

② Performance Statusがよく，消化管閉塞以外のために経口摂取ができない終末期患者において適切な輸液治療は，QOLを改善させる場合がある。

③ 終末期がん患者において，輸液治療は腹水，胸水，浮腫，気道分泌による苦痛を悪化させる可能性がある。

④ 終末期患者において，輸液治療は口渇を改善させないことが多い。口渇に対して看護ケアが最も重要である。

⑤ 終末期患者において，輸液治療はオピオイド（オピオイド受容体への結合を介してモルヒネに類似した作用を示す物質の総称）によるせん妄や，急性の脱水症状を改善させることによって，QOLの改善に寄与する場合がある。

⑥ 静脈経路が確保できない，不安になる終末期患者において，皮下輸液は望ましい輸液経路になる場合がある。

第 15 章

手術・周術期患者の管理

1．術前・術後の管理

1.1 術　　前

手術前は，嘔吐，食欲不振などの消化器症状や消化管通過障害による経口摂取量の減少，代謝亢進，消化・吸収能力の低下などから，栄養状態の低下を招き，さらに電解質の喪失，酸塩基平衡のバランスを崩す場合もある。低栄養状態での手術施行は，術後の縫合不全，免疫能低下による感染症，特に筋力・呼吸機能が低下している高齢者では，術後肺合併症発症率が高くなる。術後合併症発生率，死亡率低下には，**術前栄養管理**はきわめて重要である。手術前は栄養アセスメントを行い，低栄養や脱水，電解質異常，異化亢進を示す患者への栄養管理が重要となる。

がんに起因する代謝障害や消化管障害は，食欲不振，摂取量低下を容易に招き栄養障害に陥っていることも多い。おおむね悪性腫瘍の術前栄養管理は，約2週間程度を目安に行う。未摂取期間が長い患者は，**リフィーディング症候群**に注意を払いつつ栄養投与量を増やす。

栄養補給の基本は経口で，消化器症状が顕著な場合，通過障害（狭窄）により経口摂取困難な場合は経腸栄養を試みるが，管理困難な場合は静脈栄養が選択される。

1.2 術　　後

手術後（24～48時間）は，グルカゴンの上昇とインスリン分泌低下に加え，インスリン抵抗性が生じるため，輸液などによる糖負荷により外科的糖尿病（高血糖）を生じる。また，この間はエネルギー消費量の低下を示すが，その後は外傷・手術による精神的ストレス，出血，組織の壊死，感染の侵襲を受ける。侵襲下の生体では，神経・内分泌系，免疫系，代謝系，循環器系，心血管反応，組織の炎症反応によりエネルギー代謝は亢進する。また，侵襲時のたんぱく質代謝は，コルチゾール分解の亢進，飢餓，炎症が異化亢進の主要因となり，窒素出納（NB）は負を示す。主に体たんぱくは骨格筋が分解され，除脂肪体重は減少し，尿素やクレアチニン（Cr）などの含窒素代謝産物の尿中排泄が増大する。**術後早期栄養管理**は異化亢進を是正し，栄養状態の改善，術後創傷回復を促進するためにも重要である。**術後後期栄養管理**は，全身栄養状態の維持・改善や患者の食・生活のQOL向上を図り，消化・吸収能の低下や喪失，機能不全，心身症，心臓・腎臓・肝臓などの合併症を十分考慮する必要がある。

2．胃・食道にかかわる術前・術後

2．1　食道切除術

〈病態・生理生化学〉

食道癌（p.185参照）の根治療法として施行される。

根治手術適応は，各種重要臓器（肝臓，腎臓，肺，心臓，耐糖能）機能評価，化学療法，放射線療法，化学放射線療法施行時も各機能が一定基準を満たすことが望まれる。

術式には，開胸術と非開胸術がある。開胸手術は侵襲が大きく，術後絶食期間も長く，感染症管理，敗血症予防の観点からも，腸管粘膜の廃用性萎縮，**バクテリアルトランスロケーション**予防は不可欠で，早期からの経腸栄養管理併用が行われている。

〈栄 養 管 理〉

【栄養アセスメント・モニタリング】　食道癌では，診断時は進行がんであることが多く，十分な食事摂取ができていないことが多い。ここ数か月の食事状況，体重の変化を調査する。また，年齢層が各種の生活習慣病を有する頻度が高い点にも留意する。

〔術　前〕　たんぱく質・エネルギー栄養障害（PEM）を呈する場合が多い。① 食生活調査：栄養素等摂取状況など。② 身体計測：身長，体重（%BMI，体重減少率），皮下脂肪厚（TSF），上腕周囲長。③ 血液検査：ヘモグロビン（Hb），アルブミン（Alb），コレステロールなど。

〔術　後〕　① 栄養素等摂取状況（輸液，経腸栄養製品，食事）の把握。② 体重変化を評価。③ 臨床検査：白血球数（WBC），Hb，血糖値，Alb，コレステロール等を確認。④ 症状：下痢，便秘，腹部膨満感，吐き気・嘔吐，浮腫，腹水，喉頭痛，発熱等を観察。

【栄養食事相談】　経口摂取開始時は少量ずつ口に含ませ，飲水によるむせの有無確認後，個々人の食事形態を決定する。術後は食物ルートが異なり口，胃，空腸，代用食道（大腸）と変化するため，違和感を訴える患者が多い。摂取不良，不可能となる場合もあり経口栄養の必要性や分食を教育すると同時に，患者に応じた食事供与も考慮する。

2．2　胃 切 除 術

〈病態・生理生化学〉

胃癌や胃潰瘍の根治療法として胃切除が施行される。胃切除術後は機能的・器質的障害のために新たな愁訴が出現する（**胃切除術後症候群**）。手術法には，幽門側胃切除術，噴門側胃切除術，食道側胃切除術がある。胃切除術後の消化管再建法にはビルロートⅠ法とビルロートⅡ法（図Ⅱ－15－1），ルーY法などがある。胃全摘術後の再建法はルーY法，空腸間置法，ダブルトラクト法がある。胃切除術後は手術による合併症と，胃切除に伴い発生する生理・生化学的な影響による合併症がある。

① **小胃症状**：胃の縮小あるいは欠損による症状。

② **下　痢**：迷走神経腹腔枝が切離されることによる吸収障害に基づく**脂肪性下痢**。

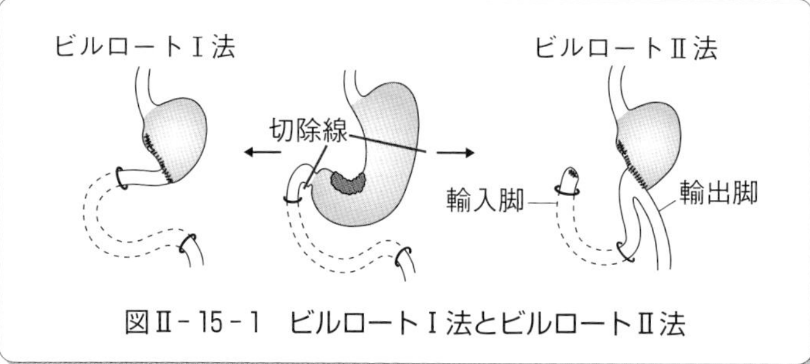

図Ⅱ-15-1　ビルロートⅠ法とビルロートⅡ法

③ **ダンピング症候群**：**前期ダンピング**は食後20～30分後に，高浸透圧の食物が急速に空腸に移行するため腸粘膜が刺激されて起こる。冷や汗，動悸，脱力感などの症状や腹痛，下痢などの腹部症状が生じる。**後期ダンピング**は，空腸への急激な糖質の移動によりインスリンが過剰に分泌し，食事の2～3時間後に低血糖が起こる。脱力感，めまい，冷や汗などの症状を生じる。

④ **逆流性食道炎**：胃全摘後では逆流防止機能が失われ，腸液，胆汁，膵液などの消化液が逆流しやすくなり，食道粘膜が刺激され炎症を生じる。

⑤ **輸入脚症候群**：ビルロートⅡ法再建時，輸入脚に貯留した胆汁，膵液が胃内に逆流し，胆汁性の嘔吐をきたす。

⑥ **骨代謝障害**：摂取量の減少，脂質の吸収不良に伴うビタミンD生成量の減少，胃切除による減酸に伴う消化物のアルカリ化などのため，カルシウム吸収障害が起こり骨吸収が促進される。骨塩量が減少し，骨粗鬆症，骨軟化症の原因となる。

⑦ **貧　血**：胃切除術後は，胃酸の不足により鉄の吸収が障害され，鉄欠乏性貧血となる。ビタミンB_{12}の吸収は胃酸，ペプシン，キャッスル内因子が必要で，胃全摘術後はこれらが欠如するため，5～6年後にビタミンB_{12}の枯渇から悪性貧血を生じる。

〈栄 養 管 理〉

【栄養アセスメント・モニタリング】　胃切除術後の合併症は，切除部位や術後日数などで異なり，個々の症状に応じた栄養アセスメント，モニタリングが重要となる。特に，胃全摘では十分な食事摂取量が得られず，栄養バランスが整わないことも多く，これに伴う体重低下が著明となる。栄養アセスメントは食道切除術に準ずる（p.189参照）。術後は血清鉄，葉酸，ビタミンB_{12}などを把握して，術後合併症も評価する。

【栄養管理】

〔術　前〕　消化管の障害や代謝障害により中程度ないしは高度の栄養障害と判断された患者に対しては，術後合併症発生率や死亡率の低減を図るためにも約2週間程度を目安に栄養管理を施行する。

〔術直後〕　手術直後は絶食。切除範囲，術式なども含め患者の回復状況に合わせ食事を開始する。

〔術　後〕　食事開始時は口で胃を補うように少量ずつよくかんでゆっくりととる。胃液の分泌が減少するため，十分な咀嚼を行い唾液と食べ物をよく混ぜ，胃腸への負担を軽減する。胃には食欲を刺激するガストリンホルモンを分泌する役割もあるが，切除により，食欲がわかなくなるケースもある。病期に応じた食事形態の中で自分の好きなものを選択し食べるなどして「食事を楽しむ」ことで食事摂取量確保が大切である。

また食事前，食事中は，必要以上に水分を摂取しない。

便秘予防のために水分は，食間に適宜とる。

〔化学療法施行時〕 抗がん剤使用時の主な副作用と対策は以下のようである。

① 全身倦怠感・悪心・食欲不振などで食事が進まない：食事の形式や時間にはこだわらず，食べられそうなときに食べられるものを食べる。特に悪心では，食品臭で症状が増強することもあり，冷食を用いる。

② 嘔気・嘔吐がある：少量頻回食，気になる食品や調理臭を回避，積極的な水分補給，喫食時間をかける。

＊頻回の嘔吐では絶飲食とし，静脈栄養法（基本はPPN，蔓延する場合はTPN，水分・電解質喪失補充には細胞外液補充液）とする。

③ 口腔内の粘膜炎の出現：刺激物の回避，食事温度は人肌程度，やわらかめの形態。

＊難治性（抗腫瘍薬による口内炎，放射線照射の照射野による粘膜炎）のため口腔や咽頭の疼痛で経口摂取が妨げられた場合は，経腸栄養法，静脈栄養法（主にはPPN）を適応する。

④ 味覚を感じない：濃い味つけ，口腔ケア，口腔内の湿潤や唾液分泌促進，食前の味覚神経刺激，亜鉛摂取。

⑤ 下　痢：脱水による水分・カリウム・ナトリウムの補給，消化のよい食事。

＊強い腹痛や血便などの腸炎症状を伴わなければ絶食の必要はない。

【栄養食事相談】

① 術前は手術を目前にした患者の精神面を考慮しつつ，十分な食事摂取を促し栄養状態の維持・向上を図る。嗜好を取り入れた個別対応も考慮する。

② **小胃症状**：術後の食事（かたさ，容量，栄養量）は，経過をチェックし，段階的に切り替える。小胃症状に応じて少量頻回食を考慮する。食事は自身に合った適切な食事時間をみつけ，ゆっくり，よくかんで食べる。

③ ダンピング症候群を防ぐ。食後は座位か軽く散歩するなど，食物が重量に従って流れやすい状態をつくる。ただし，胃全摘後は食物が急に小腸に流れ込むためダンピング症状を呈しやすく，食後は横になることを勧める。また，高浸透圧になりやすい糖質は控えめにし，たんぱく質や脂質の割合を増やす。後期ダンピングの予防には，食間に少量の糖質の摂取を促す。

④ 入眠前の食事は翌朝まで消化管に留まる。特に肉類，油脂類の摂取は入眠後の胆汁などの消化液分泌を促し逆流を起こしやすくなるので注意する。

3．小腸・大腸にかかわる術前・術後

3．1　短腸症候群（Short bowel syndrome：SBS）

〈病態・生理生化学〉

短腸症候群は，小腸（空腸と回腸）の病変部を広範囲切除し，一般には残存小腸1.5 m以下をいう。大量切除となる原因疾患には，クローン病，上腸間膜動・静脈血栓症，広範囲に及ぶ腸閉塞（イレウス），放射線腸炎，小腸の悪性腫瘍，腸捻転，先天異常症などがある。吸収障害の程度は，残存小腸の長さと，回盲弁・大腸の残存有無に影響される。空腸の大量切除は，膵液・胆汁分泌が影響を受け，脂質やたんぱく質の消化吸収率が低下し，カルシウム，マグネシウムの喪失が起こる。回腸は，水，電解質だけでなく胆汁酸，ビタミンB_{12}の主な吸収部位であり，回腸の大部分切除時にはこれらの欠乏と脂肪性下痢を生じやすい。

経腸栄養の早期開始は，残存小腸の再生を促し，機能維持を図るうえで重要である。また腸管大量切除後は腸管免疫の低下，バクテリアルトランスロケーション，栄養デバイスの感染・合併症に注意する。

〈栄養管理〉

【栄養アセスメント・モニタリング】　病期の臨床病態に応じた栄養アセスメントを行う。下痢による脱水，電解質バランス異常，栄養素の吸収面積減少によるビタミン，鉄，ミネラル不足による貧血や皮膚症状，神経症状などの評価を行う。また，術後腸管癒着による腹痛や腸閉塞にも留意する。

① 身体計測：身長，体重（体重減少率，LBM，%IBW，%UBW），上腕筋囲，上腕筋面積など。

② 血液検査：WBC，赤血球数（RBC），Hb，ヘマトクリット（Ht），血小板数（Plt），総リンパ球数（TLC），トリグリセライド（TG：中性脂肪），コレステロール，電解質（Na，Cl，K，Ca，Zn，Mg），ビタミンB_{12}，トランスサイレチン（TTR：プレアルブミン），NB

③ 尿所見：CHI，尿量（水分出納）

④ 便所見：便の性状と下痢の場合は回数（量）

【栄養基準・補給】　基本は，小腸粘膜萎縮防止と残存小腸機能の増加・回復を目的に可能な限り経腸栄養への移行を試みる。小腸大量切除術後は臨床経過（表Ⅱ-15-1）に応じた栄養管理が重要となる。切除範囲や切除部位によっては，経腸栄養開始まで1年を要する場合もある。第3期では，特に制限する食品はないが，エネルギー不足に対して中鎖脂肪酸（MCT）の利用も効果的である。回腸末端切除例では，月1回非経口的にビタミンB_{12}を補充する。

【栄養食事相談】　吸収能力低下は，栄養状態低下を招き多くの症状が出現する。患者は食に対する不安も多く画一的に行えない場合が多い。第3期に入ると経口摂取に腸

表Ⅱ-15-1　短腸症候群の栄養管理

病　期	臨床経過分類	病　態	栄養管理	留意点
第1期 腸管 麻痺期	術直後期	a 腸管麻痺期 （術後2～7日） b 腸管蠕動亢進期 （術後3～4週間） 各種消化液や腸液が再吸収されないため頻回の下痢（10～20回／日） 水分・電解質喪失 糞便中に喪失されることによる鉄欠乏低たんぱく貧血症　易感染症	TPN管理 エネルギー 1病日：25～30 kcal/kg標準体重 2～3病日：徐々に投与量を増やし40 kcal/kg標準体重投与を目指す アミノ酸1.0～1.5 g/kg標準体重 脂質：20～30％ 総合ビタミン剤，微量元素製剤投与必須 微量元素特に亜鉛欠乏に注意を払う	脱水，電解質異常に注意
第2期 回復 適応期	術後 1～12か月	残存腸管の代償機能が動き始める 下痢の回数の減少（2～3回／日） 消化吸収障害による低栄養	TPNと経腸栄養の併用（脂肪乳剤も考慮する） 経口水分補給　経口摂取（経腸栄養）の開始 エネルギー 30～35 kcal/kg標準体重 たんぱく質 1.0～1.2 g/kg標準体重	消化吸収障害による低栄養に注意 低脂肪栄養剤（成分栄養剤）を選択
第3期 安定期	2期以降 数年	残存腸管の機能の代償がほぼ完成される 経口摂取に腸管が適応し始める	TPN離脱（定期的な脂肪乳剤の投与が必要） 成分栄養剤から消化態栄養剤，半消化態栄養剤，経口摂取への移行 経口摂取は流動食から再開し，分粥食，全粥食，普通食移行 エネルギー 30～35 kcal/kg標準体重 たんぱく質 1.0～1.2 g/kg標準体重	脱水に注意 栄養補給量と排泄量（インアウト）を評価する 状況により静脈栄養，経腸栄養を選択する

注）いずれの場合もたんぱく質，ビタミン，ミネラルなどは必要量を満たすよう配慮する。
（日本静脈経腸栄養学会：日本静脈経腸栄養学会 静脈経腸栄養テキストブック，2017，静脈経腸栄養ガイドライン 第3版，2013より作表）

管が適応し始める。食事の摂取状況を確認しつつ，必須脂肪酸，ビタミンB_{12}，微量元素欠乏を生じやすいことをよく理解させ，必要に応じて非経口的補充も勧める。経腸栄養製品の経口摂取は，少量ずつ何度かに分けた飲用を勧める。

3.2　大腸切除術（人工肛門増設）

〈病態・生理生化学〉

大腸切除が行われる原因疾患として，大腸癌，潰瘍性大腸炎，クローン病などの炎症性疾患等がある。大腸癌手術は比較的侵襲も少なく，術後は絶食と安静が基本となる。炎症性腸疾患では，その栄養管理も併せて必要となる。

〈栄 養 管 理〉

【栄養アセスメント・モニタリング】　食道切除術に準ずる（p.189参照）。

【栄養基準・補給】　栄養基準は食道切除術後に準じる（p.189参照）。

術後早期は水・電解質の補充と循環動態の安定を優先する。吻合部に問題がなければ経口栄養を開始する。大腸手術当日は絶食，2日目飲水練習，3日目流動食，4日目三分粥，5～7日目全粥食へと進める。近年，手術翌日から経口摂取を開始し，術後の早期回復を図る試みも行われている（enhanced recovery after surgery：ERAS)。

【栄養食事相談】

〔結腸切除術〕 結腸の長さが若干短くなっても，栄養素の消化・吸収にほとんど問題はなく，特別な食事制限は必要ない。小腸の動きが悪いため，排便コントロールが難しく便秘となる場合があり，十分な水分摂取を勧める。

〔肛門切除術〕 下行・S状結腸を使い**ストマ**（ストーマ：消化管や尿路の疾患などにより，腹部に便または尿を排泄するための排泄口）が造設される。ストマは，排便のタイミングを自由にコントロールできないため，ストマの意義や管理方法の指導が重要になる。

4．消化管以外の術前・術後の管理

消化管以外の臓器に対する外科手術は，心臓疾患や脳疾患，内分泌系疾患等である。心臓手術は，水分と食塩管理が重要となる。脳手術は，意識レベルの低下や麻痺などにより食物摂取困難を生じ，術後は経腸栄養や中心静脈栄養が適応となる。全身麻酔を伴う手術では，術前・術後は絶飲食のため静脈栄養を行う。手術対象となる疾患以外に基礎疾患をもつ場合は，それに対する栄養管理も併せて行う。特に，肝機能障害，糖尿病，腎臓病などを基礎疾患とする場合は，術後の栄養管理が重要である。

（1）術前の栄養管理

術後回復をスムーズに行うには，長期間の出血，摂食障害や栄養吸収障害による栄養障害の有無も検討し，水分・電解質バランス，栄養状態の改善を図る。

（2）術後の栄養管理

食物摂取や消化・吸収に問題がない患者は，術後速やかに経口栄養に戻ることが可能である。手術の侵襲が大きい場合は，血糖値上昇に伴う高浸透圧利尿を生じ，インスリンにより血糖管理，輸液による水・電解質補正が必要となる。

（3）術前・術後の栄養補給

異化作用は手術の侵襲により亢進し，術前・術後の栄養管理が不適正な場合には，組織修復力や免疫能の低下，縫合不全，術後感染症，多臓器不全へと進展する可能性も高く，術前・術後の栄養管理がきわめて重要となる。

第16章

クリティカルケア

クリティカルケア（Critical Care）は，米国静脈経腸栄養学会ガイドラインではCritical Care illnessと記されている。Critical Careは救急医療ではなく，重症患者の治療あるいは集中治療という意味であり，対象はすべての重症患者である。

多発外傷や熱傷は肺炎，感染を合併し感染性多臓器不全（MOF）に至る可能性があり，重症例では集中治療室（ICU）での継続管理となる。

1．熱傷（Burn injury）

〈病態・生理生化学〉

熱傷は全身的炎症反応の強い病態であり，熱刺激による組織障害は，局所の発赤，疼痛，浮腫などを呈し皮膚，粘膜の生理的機能を失う。火炎によるものだけではなく，熱湯の接触，電撃傷，爆発による煙や高熱，有毒ガスなどを吸引したことによる気道熱傷，化学物質による化学損傷も熱傷として扱われることが多い。熱傷の重症度は熱傷面積（図Ⅱ-16-1），熱傷深度（図Ⅱ-16-2）により判定される。しかし，一酸化炭素中毒や気道熱傷，熱傷に伴う外傷，既存の疾病，年齢などが加味されるので，面積からでは重症度を判断できない場合がある。

日常的に起こる小さな熱傷では，損傷による影響は局所にとどまるが，体表面積の相当な部分に及ぶと全身的な反応が無視できなくなる。早期（0～48時間）では全身の血管透過性が亢進し，血漿成分が血管外へ漏出する。血液量は減少し濃縮するが，全身に浮腫を生じやすく，循環維持が困難となり急性腎不全を起こす。2病日（48時間以上）を経過すると，逆に組織に貯留した水分が血管内に戻り，尿量は増加し循環への負荷は大きく心不全や肺浮腫の危険が生ずる。1～2週間を過ぎると免疫低下に起因する感染症をきたしやすくなり，重症化すると多臓器不全を合併する。

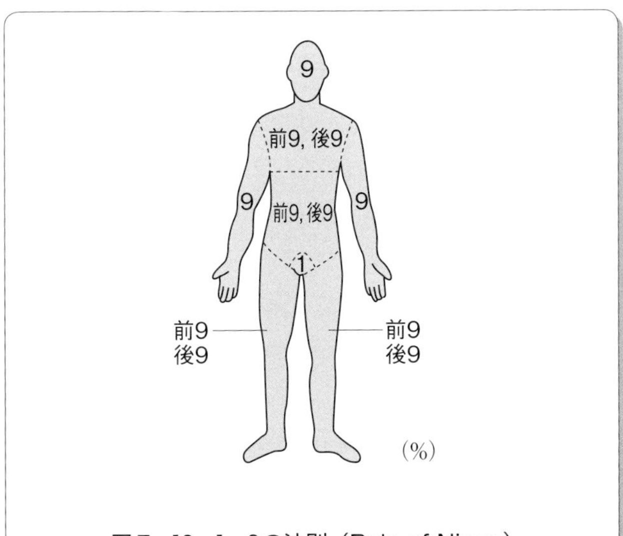

図Ⅱ-16-1　9の法則（Rule of Nines）

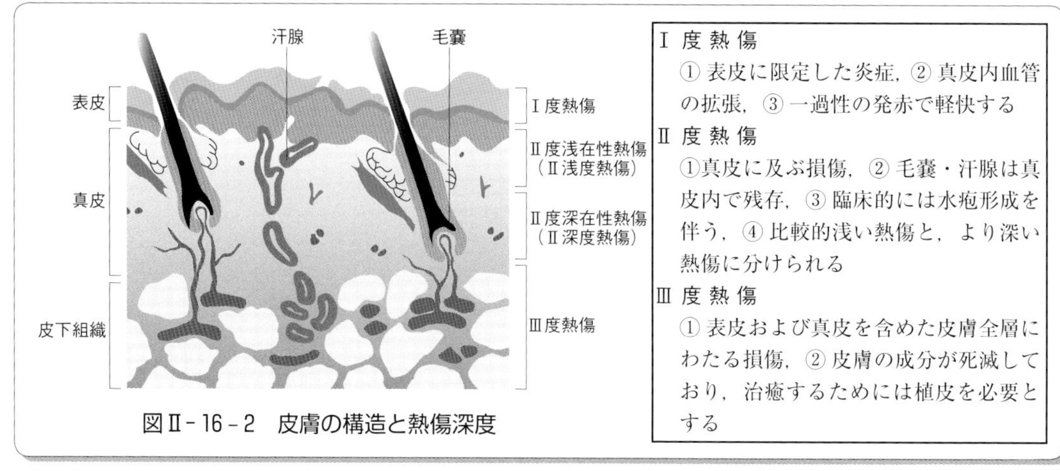
汗腺
毛嚢
表皮
真皮
皮下組織
Ⅰ度熱傷
Ⅱ度浅在性熱傷
（Ⅱ浅度熱傷）
Ⅱ度深在性熱傷
（Ⅱ深度熱傷）
Ⅲ度熱傷
Ⅰ 度 熱 傷
① 表皮に限定した炎症，② 真皮内血管の拡張，③ 一過性の発赤で軽快する
Ⅱ 度 熱 傷
①真皮に及ぶ損傷，② 毛嚢・汗腺は真皮内で残存，③ 臨床的には水疱形成を伴う，④ 比較的浅い熱傷と，より深い熱傷に分けられる
Ⅲ 度 熱 傷
① 表皮および真皮を含めた皮膚全層にわたる損傷，② 皮膚の成分が死滅しており，治癒するためには植皮を必要とする
図Ⅱ-16-2　皮膚の構造と熱傷深度

【代謝の特徴】　熱傷は全身性の炎症を伴う病態であり，消耗の激しい外傷である。重症熱傷患者の代謝の特徴は，インスリン抵抗性による耐糖能低下と体たんぱくの損失である。超重症例では代謝は低下する。耐糖能の低下は，投与された栄養素が十分に利用されないという問題が生じる。栄養障害は，患者が有する慢性疾患による障害も加味しなければならない。

① 健常時に比べ高度外傷，広範囲熱傷は150～200%のエネルギー消費になる。
② 筋たんぱくの崩壊により体たんぱく量が減少する。
③ インスリン抵抗性による耐糖能低下を認め，高血糖となる。

〈栄 養 管 理〉

【栄養アセスメント・モニタリング】　Ⅱ度またはⅢ度の熱傷患者は栄養学的ハイリスクを有しており，栄養療法がきわめて必要であるが，栄養管理だけで患者の予後を好転させることは難しい。栄養管理の最大の目的は，たんぱく異化の抑制にあり，これに必要なエネルギー生成を維持させることである。しかし，熱傷患者の代謝状況下で，栄養管理を有効に行うことは容易ではない。

① 体表面積30%以上の熱傷患者は積極的な栄養管理が必要である
② 発症早期は厳密な水分，電解質管理を必要とするので，中心静栄養（total parentral nutrition：TPN）による栄養管理を行う。
③ 循環動態が安定し，消化管の利用が可能であれば（腸管麻痺，消化管出血がない）経腸栄養による栄養補給を行う。
④ 経口的に栄養摂取が可能となれば，電解質管理として末梢静脈栄養（peripheral parenteral nutrition：PPN）による栄養管理を行う。

炎症に伴う生体反応により，検査値も変化する。0～48時間は循環不安定期であり，血漿量と血清総たんぱく（TP）が重要である。

栄養評価にあたっては，救命期を経て以後の段階ごとに，把握可能な指標を組み合わせて判定することが必要である。熱傷の多くは体重を測定できない状況であり，体液管理，植皮などの際の輸血，アルブミン製剤投与などにより血液検査値をそのまま使えないことを知らなければならない。

① 身体検査：身長，体重，標準体重

② 血液検査：アルブミン（Alb），TP，RTP（rapid turnover protein：トランスサイレチン，トランスフェリン，レチノール結合たんぱく），白血球数（WBC），赤血球数（RBC），ヘモグロビン（Hb），ヘマトクリット，総リンパ球数（TLC），グルコース，AST，ALT，クレアチニン（Cr），尿素窒素（BUN），C反応性たんぱく（CRP），電解質（Na，K，CL）など

③ 尿検査：尿量，BUN，電解質，Cr量

④ 血行動態：心電図，血圧，中心静脈圧，肺動脈圧

⑤ 呼吸器系：動脈血酸素飽和度，血液ガス

⑥ 超音波検査，X線，CT検査など

⑦ その他：体温，便性状など

【栄養基準・補給】 循環不安定期は代謝管理が目的であるため，中心静脈栄養（TPN）が中心となる。その後，全身の循環が安定したことが確認されたら，栄養投与を行う。栄養投与量は，現状の代謝状態に見合う量を投与することが基本である。エネルギー投与量が過剰であれば高血糖，脂肪肝，高CO_2血症などの合併症の原因となるので注意する。しかし，代謝亢進状態にある場合が多く，その程度を加味した投与量の決定が重要である。

① **エネルギー量**　間接熱量計による測定（呼気ガスを採取し，酸素消費量，炭酸ガス産生量を測定し，消費エネルギーを算出する方法）が可能であれば，その値を参考に決定する。しかし，多くの場合は測定不可能であり，基礎エネルギー消費量（basal energy expenditure：BEE）をHarris Benedictの式から求める。BEEにストレス係数（熱傷1.2～2.0），活動係数（ベッド上安静1.2，ベッド外活動1.3），を乗じて求める。おおよそ40 kcal/kg/日を目安とする。エネルギー基質は糖質を主体とする。輸液の場合グルコースを主体に用いる。

男性：BEE(kcal／日)＝66＋13.7×体重*(kg)＋5×身長(cm)－6.8×年齢

女性：BEE(kcal／日)＝655＋9.6×体重*(kg)＋1.7×身長(cm)－4.7×年齢

エネルギー投与量(kcal／日)＝BEE(kcal)×ストレス係数×活動係数

＊発症早期は循環安定のため中心静脈栄養が施され，治療開始後は血管透過性亢進のため，細胞外液が増加する。このため，体重は時に10 kg以上も短期間で変動する。したがって算出には，① 健常時体重を使用する。② 健常時体重が不明であれば標準体重を用いる。③ 健常時体重が明らかに標準体重より多い(肥満)場合は標準体重を用いる。

② **たんぱく質（アミノ酸）投与量**　たんぱく質必要量が増大しているため，非たんぱくエネルギー・窒素比（NPC/N）が100〜140となるよう調節する。重症熱傷ではNPC/Nは100前後とする。しかし，長期に及ぶ大量投与は避けたほうがよい。おおよそ1.5〜2.0 g/kg/日を目安とする。

投与窒素量(g)＝エネルギー投与量(kcal)／100〜140

投与アミノ酸量(g)＝6.25*×投与窒素量(g)

＊窒素1 g＝アミノ酸6.25 g＝筋肉25 gに相当する

③ **脂肪投与量**　脂肪は，少量で高いエネルギーをもち，浸透圧に影響しない利点がある。また多価不飽和脂肪酸は，炎症性サイトカイン抑制作用があり，脂肪投与は重要である。中鎖脂肪酸（medium chain triglyceride：MCT）は消化に膵リパーゼ，胆汁を必要とせずに加水分解，吸収，代謝されるので有用である。循環不安定期はあくまでもグルコース主体とし，その後脂肪投与をする際には中性脂肪のモニタリングを行い，脂肪クリアランスに異常がないかの確認が必要である。ただし，敗血症などを合併している場合は，原則として脂肪乳剤は投与しない。脂肪乳剤を静脈内に投与する場合，最大投与量は1.0〜1.5/kg/日，非たんぱく投与エネルギーの10〜20%の範囲とする。

【経腸栄養法】　経鼻的に挿入したチューブ，または胃瘻，空腸瘻を介して消化管内に栄養成分を注入する方法である。どの方法でも誤嚥に注意する。経腸栄養法はTPNに比べ生理的であり，管理も容易で合併症も少ない。合併症で最も多くみられるのは腹部症状である。中でも下痢が多く，栄養剤が高濃度であり高浸透圧で注入速度が速い場合に起こる。速度を40 mL/hrから開始し，除々に速度をあげる。浸透圧濃度を低下させる目的で，栄養剤を希釈させる方法は間違いである。許容範囲を高めるには，緩徐な速度で持続的に補給し，腹部症状を確認しながら，患者が許容できる範囲まで注入速度を上げる。

① **経腸栄養剤**　経腸栄養剤は個々の患者に適した栄養剤を選択する。熱傷患者の場合，多くはたんぱく質必要量が増大している。現在，熱傷用の経腸栄養剤はなく，NPC/Nが140程度のものが多い。また，緩徐に投与すると，必要栄養量を満たしきれない。1 mLあたり1 kcalの栄養剤が多いが，熱傷患者の場合，必要エネルギーが通常の2倍にもなるため，1 mLあたり2 kcalの栄養剤が選択される。しかし，日本人にとってこれは高濃度であり消化管に負担が大きいこと，必要エネルギー量は充足できても，水分が不足することなどは日常的に経験する。また，熱傷患者だけでなく重症患者を経腸栄養剤のみで管理した場合，ナトリウム摂取量が過少となり，PPN併用による電解質，水分管理が必要である。

② **半消化態栄養剤（食品分類）の栄養組成**

・**糖　質**：熱傷や重症感染症時，小腸からの吸収はブドウ糖が最もよいが，必要量を満たすには高濃度のブドウ糖が必要となり，浸透圧が上昇して下痢の要因となる。経腸栄養剤は，浸透圧の上昇を抑制するデキストリンが多く用いられている。

・**たんぱく質（アミノ酸）**：アミノ酸組成として，グルタミン酸を経腸的に投与した場合腸管粘膜の萎縮を防止し，バクテリアルトランスロケーションを予防し得ること，アルギニンが創傷治癒，免疫能に対して促進するという検討がなされているが，一定の結論は得られていない。

・**脂　質**：半消化態栄養剤はコーン油や大豆油などの長鎖脂肪酸（long chain triglyceride：LCT）が主体に配合されている。MCTが配合されているものもあり，MCTは消化に必要がほとんどなく，直接門脈系に入り，酸化される。一方LCTは膵リパーゼによって分解され，胆汁酸によってミセルを形成し吸収される。熱傷や重症患者，消化管の機能が低下している患者にはMCTを含んだ栄養剤のほうがエネルギー源として効率がよい。近年，n-6系脂肪酸は炎症反応を増幅し，n-3系脂肪酸はn-6系の過剰な炎症反応を抑制することが知られ，n-3系，n-6系脂肪酸の比率が重要視されている。

③　**経口栄養療法**　経口からの栄養補給は精神的にも生理的にもこれに優るものはない。しかし，熱傷や重症患者の場合，経口摂取のみで必要栄養量を充足させることは不可能である。その時点での栄養要求量，消化吸収能，水分バランス，咀嚼嚥下機能，合併症の有無を正しく把握し適切な病院食を提供する。病院食の内容はあくまでも患者が摂取しやすいことが基本であり，食材にこだわる必要はない。重要なことは摂取量の評価であり，必要栄養量を満たさない場合は補助栄養食として経口からの経腸栄養剤やサプリメントを用いる必要がある。

2．外傷（Wound）

〈病態・生理生化学〉

代謝変動は術後患者や熱傷患者とおおむね共通しており，エネルギーの要求は高まり，筋たんぱくの崩壊により体たんぱく質が減少する。出血などで循環血液量が減少すると，これを補おうとする機能が惹起するが，**外傷**などの強い侵襲を受けると非機能化し，組織間液は貯留し浮腫をもたらす。各種侵襲は炎症性サイトカインを誘発し，全身炎症反応症候群（SIRS）を惹起する。炎症性サイトカインの誘導が大きいと生体は免疫不全状態となり，易感染性状態となる。この状態を代償性抗炎症反応症候群（CARS）という。中心静脈栄養管理（TPN）が長期に及ぶとカテーテル肺血症やバクテリアルトランスロケーションをもたらすため，できるだけ早期にTPNから経腸栄養剤に移行することが望ましい。

〈栄 養 管 理〉　熱傷に準ずる（p.196～参照）。

第17章

摂食機能障害

1．咀嚼・嚥下障害（Dysphagia）

〈病態・生理生化学〉

嚥下とは，食物を認識し，口へ取り込み，咀嚼し，唾液と食物が混ざり合い食塊をつくり，咽頭，食道，胃の中に送り込む運動の過程で，延髄にある嚥下中枢に支配されている。**嚥下障害**は，脳血管障害や老化などの原因でその過程がスムーズに行われない状態をいう。高齢者に多くみられる嚥下機能低下の原因は表Ⅱ-17-1に示すとおりであるが，う蝕などによる歯の欠落や歯周病などの原因により咀嚼力が低下する**咀嚼障害**なども関係している。嚥下の過程は，以下の5つに分けられる。

① 先行期：食物が認識でき，口まで食物を運ぶ段階。

② 準備期：咀嚼ができ，唾液と食物を混和し，嚥下しやすい食塊を形成するまで。

③ 口腔期：食塊を口腔より咽頭へ送り込み嚥下反射が起こるまで。随意運動で行い，舌下神経麻痺などがあると嚥下反射を起こすことが難しい。

④ 咽頭期：食塊を咽頭より食道に送り込む時期で，複雑な不随意運動・反射運動で行っている。気管と隣接しているため，何らかの原因によって食物が気管に入り込んでしまう危険がある。

⑤ 食道期：食塊を食道から胃に送り込む時期で，蠕動運動で行っている。

表Ⅱ-17-1　老化に伴う咀嚼・摂食・嚥下機能低下の原因

1．歯の損耗・脱落や虫歯などで歯が弱り，咀嚼力・嚥下反射が低下する
2．舌圧および口腔・咽頭・食道など嚥下筋の筋力低下
3．咽頭が解剖学的に下降し，嚥下反射時に咽頭挙上距離が大きくなる
4．無症候性脳梗塞の存在（潜在的仮性球麻痺）
5．うつ病や認知症による食欲制御の障害
6．注意力，集中力の低下

〈栄 養 管 理〉

【栄養アセスメント・モニタリング】 嚥下障害の評価は，主に臨床評価と嚥下造影検査で行う。臨床評価は，病歴や神経的検査として舌の運動，口腔内の知覚，嚥下反射など**改訂水飲みテスト**や**食物テスト**（頸部聴診法）を行って嚥下評価をする。**嚥下造影検査**（VF検査）は，造影剤の入ったゼリーを食し（VF検査食：水，ヨーグルト，粥などにバリウム40%以上を入れ，ゼラチンを混ぜて粘度をつけ調製する），どこの過程で嚥下

表Ⅱ-17-2　栄養・食事アセスメント表および判定マニュアル表

令和　　年　　月　　日

1. 入所者の基本的事項
2. 現病歴，既往歴，家族歴　　　氏名

3. 生活状況

項目	A（100～80％）	B（79～60％）	C（59～40％）	D（39～20％）	E（19～0％）
生活活動	歩行	つえ歩行	車椅子	起座	寝たきり

4. 身体の状況

項目	A（100～80％）	B（79～60％）	C（59～40％）	D（39～20％）	E（19～0％）
標準体重	±0％	±0～15％	±15～20％	±20～25％	±30％以上
BMI	±0％	±0～15％	±15～20％	±20～25％	±30％以上
脂肪厚	±0％	±0～15％	±15～20％	±20～25％	±30％以上

5. 身体の観察

項目		A（100～80％）	B（79～60％）	C（59～40％）	D（39～20％）	E（19～0％）
歯の状態		自分の歯	義歯	歯茎で食べる	歯が折れている	歯茎に炎症がある
咀嚼力		良好	柔らかいものを好む	口腔内に長時間ある	噛まずに飲み込む	咀嚼する動作がない
舌の状態		清潔	舌が乾燥している	舌がザラザラ	舌苔がある	舌に痛みがある
姿勢		背もたれなしで座位可能	背のみ支え・車椅子	背・頭部支え必要	車椅子よりずりおち	姿勢を保持できない
口腔残留		食物残留なし	1/3量	1/2量	2/3量	2/3量以上残留
摂食行動		はしが使える	スプーン・フォークが使える	手にもたせれば食べる	手で食べる	介助が必要
食べ方		落着いて食べる	集中力がない	食欲がない	食べることを嫌がる	口から食べ物が流れる
摂食時間		30分以下	30～45分	45～60分	60～75分	75分以上
尿量		1000 ml以上	1000～700 ml	700～500 ml	500～200 ml	200 ml以下
便の状態		便秘なし	下剤でコントロール	1日	2日	3日
嚥下アセスメント	①水飲みテスト	1回でむせなく飲み込む	2回以上でむせなく飲み込む	1回で飲み込むがむせる	2回以上で飲み込むがむせることがある	むせることがしばしばで全量飲むことが困難
	②食物テスト	Bに加え，反復嚥下が30秒以内に2回可能	嚥下でき，呼吸良好，むせない	嚥下でき，呼吸良好，むせる	嚥下でき，呼吸切迫	嚥下できなく，むせるand/or呼吸切迫
	③頸部聴診	正常	嚥下音長い・複数回の嚥下音	むせ・泡立ち音	うがい音・振動音	嚥下音なし

6. 栄養摂取状況

項目	A（100～80％）	B（79～60％）	C（59～40％）	D（39～20％）	E（19～0％）
形態	問題なし	ある程度刻む	細かく刻む	流動・半流動	プリン・クリーム状
食欲	良好	良	ほぼ良	やや不良	不良
摂取量	良好	2/3量	1/2量	1/3量	1/3量以下

7. 薬剤の状況

8. 栄養必要量の算定

総合判定表

A	B	C	D	E
100～80点	79～60点	59～40点	39～20点	19～0点

A…5点　B…4点　C…3点　D…2点　E…1点

年齢（歳）	身長（cm）	体重（kg）	IBW（kg）	肥満度（%）
REE（kcal）	必要エネルギー量（kcal）		たんぱく質（g）	脂質（g）
上腕皮脂厚（cm）	上腕周囲（cm）			

（南大和病院）

障害を起こしているかなどをビデオフルオログラフィ（videofluorography：VF）や気管支鏡などで正確に観察，判定することができる。その判定により，摂食訓練，呼吸訓練，口腔ケアなどの治療の選択にあたる（表Ⅱ-17-2）。

【栄養基準・補給】 摂食能力に合わせた食形態とする（表Ⅱ-17-3）。

【栄養食事相談】 特に嚥下訓練開始時には注意が必要である。基本的に口腔内で食塊を形成しにくい食品（水，ひき肉，刻んだもの，野菜，ごま，豆，のり，海藻）や香辛料，酸味などはむせやすい。素材をゼラチンや増粘多糖類などを用いて工夫し，飲み込みやすい形態とする。また，自分で食べられるように，エプロン，介護食器，スプーンなどの自助具（図Ⅱ-17-1）を利用する。さらに目でも味わえる演出が大切である。

表Ⅱ-17-3　5段階食事法

	食事と身体の状況	食事と形態・形状		食事のやわらかさ
1段階	・食欲旺盛 ・ほとんどの食品で対応できる	家族と同じ食形態	普通のおかず	
2段階	・かたいものはかめない ・油の多いものは食べられない ・手が不自由	軟菜食 ・比較的大き目の一口大程度に刻む ・おにぎりなどの有形態	一口大なので スプーンでつぶして 食べられる	
3段階	・軽度の咀嚼困難 ・飲み込むことはできるがあまりかまずに飲み込んでしまう ・軽い食欲不振	軟菜食 ・やわらかいものはつぶす ・細かく刻み極小状態	細かく刻んで， トロミがついている	
4段階	・食欲不振 ・軽度の咀嚼障害 ・軽度の脱水症状 ・咀嚼困難 ・食事時間が長い	軟菜食 ・流動態あるいは半流動態（プリン状に）	ミキサーにかける 必要なときは 増粘剤を入れる	
5段階	・嚥下障害（誤飲・誤嚥） ・脱水症状 ・経腸栄養から離脱するための食事訓練	ブレンダー食 ゼリー食 水分補給食	病院で指導を受ける	やわらかい

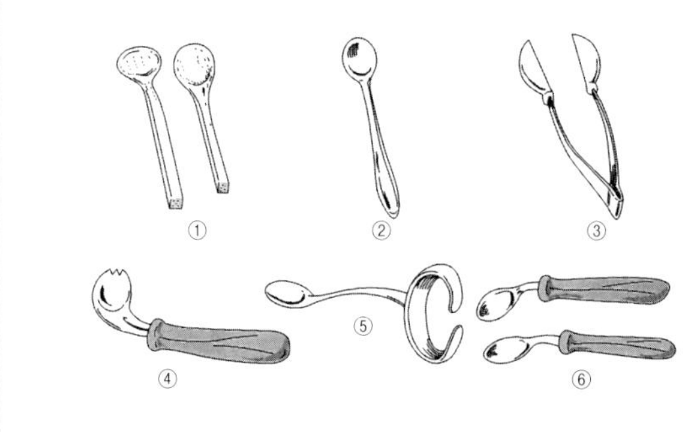

① 竹のスプーン
② ロングスプーン
③ 万能スプーン
④ 曲がりスプーン
⑤ 握りやすいスプーン
⑥ 万能曲がりスプーン

図Ⅱ-17-1　自助具の例（スプーン）

2．口腔障害（Oral disorder），食道障害（Esophagus disorder）

〈病態・生理生化学〉

口腔期・咽頭期・食道期に障害があると，通常の食事形態では食塊を胃まで通過させることができないので，食事の物性を考え，粘度が低い硬度が低く，凝集性とすべりを高めて半流動体の食物を提供する。咽頭期障害では，水でむせる。

摂食にあたっては，① 食事形態は適切であるか，② 誤嚥しにくい姿勢であるか，③ 嘔吐による食物の逆流は起こっていないかに注意する。

〈栄 養 管 理〉

咀嚼・嚥下障害に準ずる（p.200～）。

3．消化管通過障害（Gastrointestinal obstruction）

〈病態・生理生化学〉

消化管通過障害は，**腸閉塞**（イレウス；ileus）に代表される。腸閉塞は，単純に腸内腔がつまってしまう機械的な腸閉塞と腸の蠕動運動が阻害されて起こる機能的腸閉塞に大きく分けられる。症状としては，腹痛，悪心，嘔吐，排ガス・排便の停止などがみられる。特に，嘔吐は閉塞部分が十二指腸や小腸部位にあるほど激烈となり，胃液や胆汁を大量に嘔吐するため患者は急速に脱水状態に陥ることもある。一方，大腸などの下部の腸に閉塞がある場合は，嘔吐を起こすまでは時間がかかるが，逆流した腸内容物は悪臭が強い。腹部症状としては，ガス液により拡張した腸管により腹部膨満感を示す。原因は，術後の癒着，悪性新生物，異物混入や食物残渣などである。

〈栄 養 管 理〉

【栄養アセスメント・モニタリング】 体重（筋肉量，体脂肪），血液検査値（脂質，血糖，アルブミン，電解質異常，電解質，リンパ球数）により栄養状態を把握する。

【栄養基準・補給】 栄養基準は原因疾患に準ずる。

① 腸閉塞の場合，経口摂取，経腸栄養を行うことはできない。初期には，静脈栄養による脱水の改善を行う。

② 消化管通過障害が発生している部位とその程度によって，栄養法や投与量，投与期間などを決定する。経口摂取・経腸栄養を1週間以内に開始できる栄養障害がない患者では末梢静脈栄養を，1週間以内に腸管機能が回復しないと思われる患者では中心静脈栄養を選択する。

【栄養食事相談】 開腹手術を受けた場合には，つねに癒着性イレウスを考慮して，規則正しい食事をとり暴飲暴食を注意する。また，食物繊維の多い消化の悪い食事やガスを発生するものに注意する。

第18章

身体・知的障害

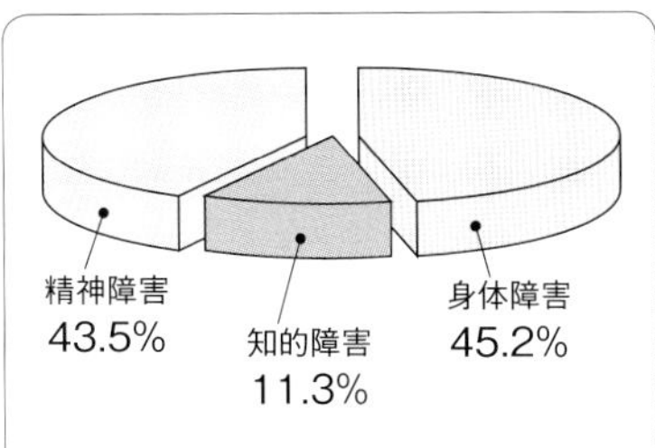

図Ⅱ-18-1　障がい者の内訳
（内閣府編：障害者白書　令和3年版）

障がい者の栄養管理は，管理栄養士がこれから取り組まなければならない分野である。障害には，**知的障害・精神**（情緒）**障害・身体障害**などがあり，障がい者数は，近年増加傾向を示し，高齢者が増えている。障害が先天的（95%）なものか後天的（5%）なものか，重複障害や障害の程度により個々人の差が大きく，また施設入所者と在宅生活者でも異なっており，幼児から成人まで広範囲にわたるライフステージの栄養管理が必要である。

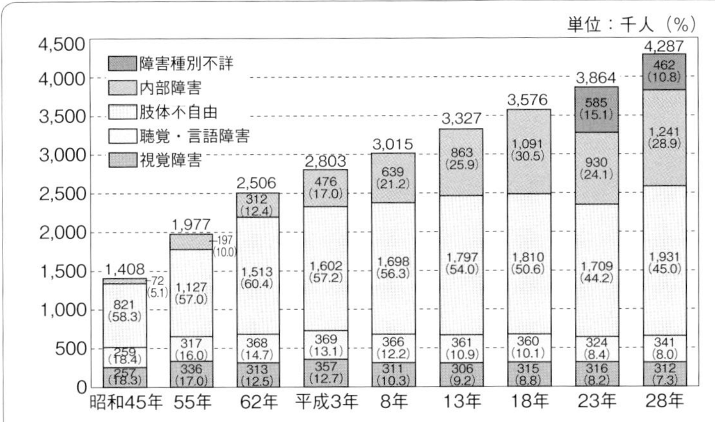

図Ⅱ-18-2　障害種別の障がい者数（身体障がい者・在宅）
（厚生労働省：身体障害児・者実態調査（～平成18年），生活のしづらさなどに関する調査（平成23年～））

1．身体障害（Physical disability）

表Ⅱ-18-1　身体上の障害

1．視覚障害
2．聴覚または平衡機能の障害
3．音声機能，言語機能または咀嚼機能の障害
4．肢体不自由（切断・機能障害・脊髄損傷など，脳原性麻痺）
5．内部障害（心臓，腎臓または呼吸器の機能障害・膀胱または直腸，小腸，ヒト免疫不全ウイルスによる免疫の機能障害）

身体機能の障害は，5つに分類される（表Ⅱ-18-1）。食品の摂取や消化吸収に機能的な障害がない視覚，聴覚，音声・言語機能障害や呼吸機能障害などでは，それぞれ障害を受けていない機能をいかして可能な限り自分で喫食できるように工夫をする。

例えば，**視覚障がい者**には，香り，味，食感にメリハリを利かせたり，食器や調味料を置く位置を決めておくなどの配慮が必要である。点字メニューや

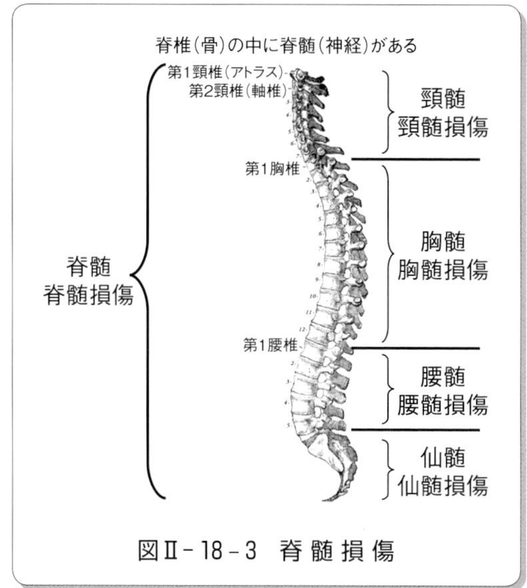

図Ⅱ-18-3　脊髄損傷

音声による誘導などが考えられる。**聴覚障がい者**では，喫食や消化吸収能力に問題がなければ健常者と同様の栄養管理であるが，栄養食事相談においては細かいニュアンスが伝わりにくいので，対象者がどのように把握したかを確認しながら進める。

身体不自由者の場合，損傷部位の違いは喫食能力，消化吸収能力，排泄能力において個々人に大きな違いがある。頸椎は脳からの指令を伝達する神経細胞を保護する役割があるが，頸椎の損傷部位によって，脳からのさまざまな指令が伝わらなくなる。一般に**頸髄（椎）損傷**では，首の上部で神経が切断すると，指の屈折が困難になり，握力がなくなるため食事には特殊な食具が必要となり，理学療法士との連携が欠かせない。自力で排泄できない場合は，導尿や浣腸，薬剤使用による，時間ごとの排泄を行うので，1日の水分管理や食物繊維の摂取，消化しやすい食品などの提供が不可欠となる。下肢麻痺者に起こりやすい褥瘡予防には，積極的な亜鉛やビタミン類の摂取を勧める。また，完全麻痺ではリハビリテーションによる機能の回復は望めないが，不完全麻痺ではリハビリテーションによって機能は回復するので，変化する対象者の状態をつねに把握しておくことが大切である。

2．知的障害（Intellectual disability）

知的障害がある場合，かまずに飲み込んでしまう早食い，特定の食品を極端に嫌ったり，逆にある特定の食品しか食べなかったり，紙や砂等，食品ではないものを口にする異食などの食行動をもつなどの特徴がみられ，栄養管理では，繰り返しの食行動に対する食生活・栄養支援が重要である。知的障がい者が自立して快適な日常生活を営み，尊厳のある自己実現を目指すためには，良好な栄養状態を維持し，安定した心身状態を保つことが不可欠である。知的障がい者の栄養状態や心身状態には，主障害（知的障害），有している障害の原因となっている疾患（てんかん，ダウン症候群等），併存症（糖尿病，高血圧等），食行動，問題行動，口腔ケア，服薬等が大きくかかわる。

3．精神障害（Mental disability）

食事上の問題点は，**精神障害**の場合にも知的障害と同様に，過食，偏食，拒食，異食などがあげられる。うつ状態（気分が沈んで何事にも関心を示さない）とそう状態（周囲のことに過剰反応の言動をする）による，栄養摂取のアンバランスにより極端なやせや肥満がみられる場合は，繰り返しの栄養食事相談やバランスのよい食事の摂取を自身でできるように，調理実習なども交えて支援する。

第19章

乳幼児・小児の疾患

1．消化不良症（吸収不良症候群）(Malabsorption syndrome)

〈病態・生理生化学〉

消化管の主機能である吸収が障害され，種々の臨床症状を呈した疾患の総称を**消化不良症（吸収不良症候群）**という。障害される栄養素からみると全栄養素と選択的吸収不良に分かれ，消化吸収の機序からみると，① 管腔内消化障害型，② 腸粘膜消化吸収障害型，③ 輸送経路障害型に分けられる。

〈栄 養 管 理〉

【栄養アセスメント・モニタリング】 症状があると身体計測とともに血液生化学検査，栄養学的マーカーや吸収試験で病態の把握を行う。吸収不良を診断する検査法は，糞便中脂肪量の測定が有用である。

① 身体計測(身長，体重)，② 電解質（Na，K），③ ヘモグロビン（Hb），アルブミン（Alb），RTP（トランスフェリン，トランスサイレチン，レチノール結合たんぱく），鉄，血糖，④ **糞便中脂肪の異常**（6 g/日以上）。

表Ⅱ-19-1　消化吸収不良に伴う症状

消化吸収障害	欠乏（カッコ内は症状）
たんぱく質消化吸収障害	低たんぱく血症（浮腫，貧血，成長障害）二次性下垂体機能低下（月経異常，思春期遅発）
脂肪消化吸収障害	脂肪便，必須脂肪酸欠乏（皮疹，発育不全）脂溶性ビタミン欠乏　A（夜盲症），D（骨変化（くる病）），E（皮疹），K（出血傾向）
糖質消化吸収障害	低血糖，浸透圧下痢，腹部膨満感（排ガス増加），腸蠕動亢進
水溶性ビタミン吸収障害	B_1欠乏（末梢神経炎），B_2欠乏（口内炎，舌炎），B_6欠乏（皮膚炎），B_{12}欠乏（巨赤芽球性貧血），C欠乏（出血傾向，壊血病），ナイアシン欠乏（ペラグラ）
電解質・微量元素吸収障害	鉄・葉酸・銅欠乏（貧血），亜鉛欠乏（皮疹，味覚異常），Ca欠乏（骨変化，テタニー）

【栄養基準・補給】 消化吸収不良に伴い，さまざまな症状が現れるので，欠乏しないように栄養・食事補給を行うことが重要である（表Ⅱ-19-1）。

① 脱水に注意して，補液を行う。

② 栄養低下に対する栄養食事療法：中心静脈栄養，経腸栄養（成分栄養，半消化態栄養など），経口栄養などを用いて，症状に合わせた栄養管理を行う。

【栄養食事相談】 下痢がある場合は，乳幼児用イオン飲料や経口電解質液などを用いて1日の維持水分量を目標に頻回に与え，脱水を予防する。ナトリウム濃度の低い飲料を過剰に与えた場合，血清ナトリウム濃度の低下を招き，痙攣などの原因になりうるので注意する。

2．周期性嘔吐症（Autointoxication）

〈病態・生理生化学〉

周期性嘔吐症は嘔吐と激しい悪心からなる発作を繰り返す疾患で個々の患者では症状が定型化していることが多い。発作時には顔面蒼白と嗜眠傾向を伴うが，発作間欠期には症状は完全に消失する。周期性嘔吐症は小児期に多くみられる反復発作性の疾患であり，自然寛解する。周期性嘔吐症は片頭痛に移行するものが多く，その臨床像は片頭痛に関連して認められる臨床像に類似しているため，「国際頭痛分類第2版」（2004）で片頭痛の中に位置づけられた。周期性嘔吐症の診断基準を表Ⅱ-19-2に示す（国際頭痛分類第3版（2018）では「周期性嘔吐症候群」）。

表Ⅱ－19－2　周期性嘔吐症候群の診断基準

解説 激しい悪心と嘔吐を繰り返す発作で，通常，個々の患者では症状が安定化しており，発作のタイミングは予想できる。発作時に顔面蒼白と嗜眠傾向を伴うことがある。発作間欠期には，症状は完全に消失する。 診断基準 A．強い悪心と嘔吐を示す発作が5回以上あり，BおよびCを満たす。 B．個々の患者では症状が安定化しており，予測可能な周期で繰り返す。 C．以下のすべてを満たす。 ①悪心，嘔吐が1時間に4回以上起こる ②発作は1時間～10日間続く ③各々の発作は1週間以上の間隔をおいて起こる D．発作間欠期には完全に無症状。 E．その他の疾患によらない（注1）。 注1：特に，病歴および身体所見は胃腸疾患の徴候を示さない。

（国際頭痛学会：国際頭痛分類第3版，2018）

〈栄 養 管 理〉

【栄養アセスメント・モニタリング】

① 食欲がなく，腹痛とともに不規則な間隔で嘔吐を繰り返すので，食事内容と体重変化を調べる。

② **ケトン体**増加がみられ，脱力感，食欲不振を伴うので，血中・尿中ケトン体を調べる。ケトアシドーシスも加わり重症になると意識障害をきたすので注意する。

③ 電解質の異常や脱水に注意する。

【栄養基準・補給】

① 発病期には嘔吐が激しいので，輸液によりブドウ糖を入れてケトーシスを防ぐ。脱水が激しい場合にはカリウムを含まないものがよい。

② 嘔吐が消失したら，経口摂取を開始する。スポーツドリンク，果汁，お茶類などから十分な水分と糖質を補給する。

③ 食事が可能になったら少量ずつ頻回にする。低脂質，高炭水化物とし，お粥，煮込みうどん，豆腐，白身魚，野菜スープなどがよい。回復期は速やかに常食へ進める。

【栄養食事相談】

① ストレスも誘因になるので，心身の安静を保つ。

② 嘔吐を繰り返すので，制吐剤が用いられることがある。

③ 嘔吐発作の誘因となる長時間の空腹やある種の食品（チョコレート，チーズなど）に注意する。

3．アレルギー疾患（Allergic disease）

〈病態・生理生化学〉

外部からの特定の抗原に対して免疫反応が過剰に起こる疾患をいう。免疫反応は，外来の異物（抗原）を排除するために働く生体にとって不可欠な生理機能である。アレルギーが起こる原因としては，生活環境のほか，抗原に対する過剰な曝露，遺伝などが考えられている。アレルギーを引き起こす環境由来抗原を特に**アレルゲン**と呼ぶ。「アレルギー総合ガイドライン2022」（日本アレルギー学会）では，特有な症状として①喘息　②アレルギー性鼻炎　③アレルギー性結膜疾患　④アトピー性皮膚炎　⑤接触皮膚炎　⑥じんましん　⑦食物アレルギー（第Ⅱ部第12章1節，p.176～参照）⑧薬物アレルギー　⑨ラテックスアレルギー　⑩職業性アレルギー疾患　⑪アナフィラキシーをあげている（表Ⅱ-19-3）。ラテックスアレルギーは天然ゴム製品の原料であるゴムの木の樹液（ラテックス）中のたんぱく質に対するアレルギー反応である。アレルギーの型別では，Ⅰ型からⅣ型まであり（Ⅱの亜型としてⅤ型を分類する場合もある），症状は各臓器と全身に及ぶ（表Ⅱ-19-4）。

〈栄 養 管 理〉

【栄養アセスメント・モニタリング】　アレルギー疾患の鑑別のために問診を行い，アレルゲン曝露から発症までの時間経過，症状の持続時間，全身性か局所のみか，既往歴や家族歴などを知る。主な検査を示す。1）皮膚テスト（①スクラッチテスト：注射針先で皮膚を擦り，傷をつけた後，抗原液1滴を滴下する。②プリックテスト：皮膚に微小な傷をつけ浸透させて反応をみる。③パッチテスト：皮膚に塗布した反応でⅣ型アレルギーの有無を調べる。④皮内テスト：少量の抗原液を皮内に注射する。①や②で反応がはっきりわからないときに行う）。2）血清学検査（①**RIST**：放射性免疫吸着試験。総IgE値を測定する。②**RAST**：放射性アレルゲン吸着試験。特異的IgEを検出する。③**TARC**：アトピー性皮膚炎の重症度判定）。3）ヒスタミン遊離試験（末梢血中の好塩基球表面に結合したIgE抗体をアレルゲンと反応させ遊離するヒスタミンを測定）。4）リンパ球刺激試験（リンパ球の増殖反応を評価，Ⅳ型アレルギーにおける原因抗原を証明）。それぞれ簡便さ，感度，特異度が異なるので，状況に応じて選択する。診断に最も有用なのは誘発試験であるが，リスクを伴うので注意が必要である。

【栄養基準・補給】　栄養状態が低下すると免疫機能も低下するので，原則的には摂取栄養量は，日本人の食事摂取基準に準ずる。一般的に脂質やたんぱく質の摂取量が多いと症状が現れやすいことから，過剰にとらないようにする。n-3系脂肪酸は抗炎症作用があるのでエゴマ油，シソ油などを積極的に摂取する。

【栄養食事相談】　日本をはじめ，先進国のアレルギー疾患の罹患率は30～50%といわれ，スギやヒノキの花粉症や食物アレルギーが増加している。アレルギー疾患をもつ患者では，QOLやADLの向上が共通の目的であるから，それぞれのアレルギーに

表Ⅱ-19-3　アレルギー疾患における特有な症状

疾患名	症　状
喘　息	呼吸器（喘鳴，咳嗽，呼吸困難）
アレルギー性鼻炎	くしゃみ，（水様性）鼻漏，鼻閉
アレルギー性結膜疾患	瘙痒感，眼充血，眼脂，流涙，異物感，眼痛
アトピー性皮膚炎	皮膚（瘙痒を伴う皮疹）
重症薬疹	皮膚（紅斑，膨疹，瘙痒，水疱），結膜充血，口唇びらん
接触皮膚炎	皮膚（紅斑，水疱）
じんましん	皮膚（瘙痒を伴う紅斑，膨疹）
食物アレルギー	結膜充血，口唇浮腫，喉頭絞扼感，瘙痒感，嗄声，頭痛，鼻閉，喘鳴，呼吸困難，腹痛，下痢，血圧低下
ラテックスアレルギー	皮膚(紅斑，膨疹，瘙痒，水疱)，呼吸器(咳嗽，喘鳴，呼吸困難)，循環器(血圧低下)
職業性アレルギー疾患	喘息，じんましん，鼻炎，結膜炎，咽喉頭症状，消化器（腹痛，下痢）
アナフィラキシー	皮膚（発疹，瘙痒，紅潮，浮腫），呼吸器（呼吸困難，気道狭窄，喘鳴，低酸素血症），循環器（血圧低下，意識障害），消化器（腹部疝痛，嘔吐）

表Ⅱ-19-4　アレルギーの分類

	同義語	抗　体	皮膚反応	代表疾患
Ⅰ型	即時型，アナフィラキシー型	IgE	即時型，15～20分で最大の発赤と膨疹	アナフィラキシーショック，食物アレルギー，アレルギー性鼻炎(花粉症)，気管支喘息，じんましん，アトピー性皮膚炎，ラテックスアレルギー
Ⅱ型	細胞傷害型，細胞融解型	IgG IgM		不適合輸血による溶血性貧血，自己免疫性溶血性貧血，特発性血小板減少性紫斑病，血小板減少症
Ⅲ型	免疫複合体型 Arthus型	IgG IgM	遅発型，3～8時間で最大の紅斑と浮腫	血清病，全身性エリテマトーデス，関節リウマチ，糸球体腎炎
Ⅳ型	遅延型，細胞性免疫型，ツベルクリン型	感作 T細胞	遅延型，24～72時間で最大の紅斑と硬結	ツベルクリン反応，アトピー性皮膚炎，接触皮膚炎，移植拒絶反応

対するガイドラインを参照して症状のコントロールを目指す。

保育所や学校においては，学校生活管理指導表（アレルギー疾患用）に基づく取り組みの中で，緊急時の対応や学校生活で求められる配慮・管理などが掲げられているため参考にする。併せて，対応方法等については「保育所におけるアレルギー対応ガイドライン（2019年改訂版），厚生労働省」に示されているため，参考にする。対象のアレルギー疾患は気管支喘息，アトピー性皮膚炎，アレルギー性結膜炎，**食物アレルギー・アナフィラキシー**，アレルギー性鼻炎である。アナフィラキシーでは，補助治療を目的としたアドレナリン自己注射製剤（エピペン®）について，本人ならびに周囲の人が理解しておく必要がある（第Ⅱ部第12章1節，p.178参照）。

4．小児肥満（Childhood obesity）

〈病態・生理生化学〉

肥満は体脂肪が過剰に蓄積した状態をいい，**小児肥満**のうち，乳児の肥満は良性とされ，幼児期以降では学童期肥満や思春期肥満，成人肥満へと移行することが多い。肥満が軽度でしかも年齢が低いうちに取り組み始めたほうがより効果的である。肥満症は合併症を有し医学的に肥満を軽減する治療を必要とする病態をいう（表Ⅱ-19-5）。

〈栄 養 管 理〉

【栄養アセスメント・モニタリング】 身長・体重を確認し，標準成長曲線を参考に評価する（資料，p.239参照）。身長あたりの標準体重を参考に，20～30％を軽度，30～50％を中等度，50％以上を高度肥満と評価する。小児のメタボリックシンドロームの診断基準は，ウエスト周囲長80 cm以上（またはウエスト周囲長/身長比0.5以上あるいは小学生では75 cm以上）が必須条件である。

【栄養基準・補給】

① 乳児肥満ではエネルギー制限を行わない。糖質の多いおやつやジュースのとり過ぎに注意する。

② 幼児・学童肥満では，糖質の制限を行う。5歳以上児は，年齢相当から20～25％のエネルギー制限を行う。

表Ⅱ-19-5　小児肥満症の診断基準

・肥満児の判定
18歳未満の小児で肥満度が20％以上，かつ体脂肪が有意に増加した状態。
男児(小児期全般)：25％以上　女児11歳未満：30％以上，11歳以上：35％以上

・肥満症の定義：
肥満症とは肥満に起因ないし関連する健康障害（医学的異常）を合併する場合で，医学的に肥満を軽減する治療を必要とする病態をいい，疾患単位として扱う。

・肥満症の診断：
6歳以降の肥満児で下記のいずれかの条件を満たすもの。
(1)A項目を1つ以上有するもの。
(2)肥満度が50％以上でB項目の1つ以上を満たす。
(3)肥満度が50％未満でB項目の2つ以上を満たす。

A．肥満治療が特に必要となる医学的問題
(1)高血圧　(2)睡眠時無呼吸など換気障害
(3)2型糖尿病・耐糖能障害
(4)内臓脂肪型肥満　(5)早期動脈硬化症

B．肥満と関連の深い代謝異常など
(1)非アルコール性脂肪性肝疾患（NAFLD）
(2)高インスリン血症かつ/または黒色表皮症
(3)高TC血症かつ/または高non-HDL-C血症
(4)高TG血症かつ/または低HDL-C血症　(5)高尿酸血症

参考項目：身体因子および生活面の問題（2項目以上の場合はB項目1項目と同等とする）
(1)皮膚腺条などの皮膚所見　(2)肥満に起因する運動器機能障害　(3)月経異常
(4)肥満に起因する不登校・いじめなど　(5)低出生体重児または高出生体重児

（日本肥満学会：小児肥満症診療ガイドライン2017）

【栄養食事相談】 小児肥満の治療の原則は食事療法と運動療法であるが，成長を妨げない。身長は伸びるが，体重が不変であれば肥満度は減少する。

① おやつはエネルギーの少ない種類のものを1個までとする。ながら食べはしない。

② 牛乳を1本までとし，それ以外はお茶などエネルギーのない飲料とする。

③ 野菜，海藻などエネルギーの少ないものを献立に入れる。

④ よくかんでゆっくり食べる。

⑤ 運動指導。

5．先天性代謝異常（Inherited metabolic disease）

遺伝子障害により先天的に特定の酵素が欠損していることにより代謝過程が障害され，それが原因でさまざまな症状を呈するものを**先天性代謝異常**という。

従来は6疾患を対象とした新生児**マス・スクリーニング**が実施されていたが，タンデムマス法を導入することで数多くの疾患の検出ができるようになった。タンデムマスとはタンデム型質量分析計（タンデム・マススペクトロメーター）の略称である。この分析計を用いれば，微量の血液でアミノ酸代謝異常，有機酸代謝異常および脂肪酸代謝異常を短時間で効率的かつ高感度に分析できるので早期発見が可能となる。

5．1　フェニルケトン尿症（Phenylketonuria：PKU）

〈病態・生理生化学〉

フェニルケトン尿症はフェニルアラニン（Phe）を**チロシン**に代謝する酵素（Phe水酸化酵素：PAH）が欠損することによって，血中にPheが蓄積する疾患である。まずビオプテリン（BH_4）の負荷試験を行い，血中Phe上昇が，PAH欠損によるものかそれともPAHの補酵素であるBH_4の欠乏に基づくものかを区別する。BH_4欠乏症はBH_4を服用する治療を行うが，PAHの欠損による高Phe血症は栄養食事療法が必要になる。

〈栄 養 管 理〉

【栄養アセスメント・モニタリング】　PKUに対しては早期にPhe制限食を実施すると，脳障害予防などに有効である（表Ⅱ-19-6）。高Phe血症の新生児に，BH_4代謝異常の有無を確かめて，これが否定されて血中Phe値が10 mg/dLを超えているときは，生後20日までに栄養・食事療法を開始する。

表Ⅱ-19-6　先天代謝異常の栄養・食事療法

疾患名	食　事
フェニルケトン尿症	フェニルアラニン制限食
糖原病	高炭水化物低脂肪食
メープルシロップ尿症	分岐鎖アミノ酸制限食
ホモシスチン尿症	シスチン添加・低メチオニン食
ガラクトース血症	ガラクトース制限食

【栄養基準・補給】

① 新生児はPhe投与量を適切に制限し，数日中に血中Phe値を10 mg/dL以下になるように治療する。そして血中Phe値が2～4 mg/dLまで低下するようにPhe投与量を調節する。このような初期治療は入院して行う必要がある（日本先天代謝異常学会：新生児マススクリーニング対象疾患等診療ガイドライン2019）。

② 1日の必要エネルギーは同年齢の健康小児と等しくする。

③ たんぱく質，すなわち窒素源の大部分はPhe量を減らした治療用ミルクから摂取し，血中Phe値の維持範囲に保つことができる範囲でPheを自然たんぱく質として与える。

【栄養食事相談】

① 栄養食事療法は少なくとも成人になるまで継続すべきであり，できれば一生続けていくことが望ましい。

② 新生児・乳児はPhe除去ミルク，低たんぱく食を用いた栄養食事療法も比較的良好な状態で行われている。しかし，いったん緩和した栄養食事療法を，後に再度低Phe食とするのは通常困難であるので，緩和は慎重に行う必要がある。

5．2　糖原病（Glycogenosis）

糖原病はグリコーゲン代謝に関与する酵素の欠損で，グリコーゲンが組織に蓄積する疾患で低血糖を主徴とする。グリコーゲンは肝・筋に多く含まれているため，肝・筋を中心に蓄積する。蓄積部位により全身型，肝型，筋型に分類される。**糖原病Ⅰ型**（フォンギールケ病）には肝腫大，低身長，人形様顔貌がみられる。

5.3　メープルシロップ尿症（Maple syrup urine disease）

メープルシロップ尿症では，分岐鎖アミノ酸（ロイシン，イソロイシン，バリン）に由来するα-ケト酸の脱水素酵素の機能が障害され，血中に分岐鎖アミノ酸とケト酸が増量し，尿，汗などはメープルシロップ様のにおいを発する。重症の場合，特殊ミルクなどの栄養食事療法をベースとした治療を開始しなければ，意識障害や痙攣などを起こして死亡することもある。

5.4　ホモシスチン尿症（Homocystinuria）

ホモシスチン尿症は，アミノ酸の中のメチオニン代謝産物であるホモシステインを変換する酵素の先天的欠損により血中にホモシスチンやメチオニンが蓄積し，尿中に大量に排泄される疾患である。早期にビタミンB_6，葉酸などのビタミン療法を開始しないと進行性の知的障害や精神症状，骨格異常や水晶体亜脱臼などがみられ，血栓症で死亡することもある。

5.5　ガラクトース血症（Galactosemia）

ガラクトース血症は，ガラクトースやガラクトース-1-リン酸の代謝をつかさどる酵素の先天的障害により発症する。早期に特殊ミルクなどによる栄養食事療法を開始しなければ白内障や精神発達の遅れが現れ，嘔吐，肝障害などで死亡することがある。

6．糖尿病（小児1型糖尿病）(Childhood diabetes mellitus, Type 1：Childhood DM, Type 1)

〈病態・生理生化学〉

糖尿病の項を参照（p.75～）。

〈栄 養 管 理〉

【栄養アセスメント・モニタリング】

① 血糖値（空腹時, 食後2時間）の推移, ヘモグロビンA1c（HbA1c）の値や食事内容, 量，摂取時間について把握する。

② 身長，体重の変化と食事内容，量，摂取時間について把握する（表Ⅱ-19-7）。

【栄養基準・補給】 成長発育を阻害しないことが基本。日本人の食事摂取基準の同年齢の栄養量を参考に身長，体重，運動量などを考慮し適正エネルギー量を決める。

【栄養食事相談】

① 食品構成表あるいは糖尿病食品交換表を用いて，エネルギー量や食事のバランスなどについての栄養管理を行う。

② カーボカウントを用いた栄養管理とは，栄養素の消化・吸収の違いが食後の血糖上昇に影響を与えることを把握して，炭水化物の摂取量に応じて，インスリンの量を調節することであり，これにより食後高血糖を予防することができる。

③ シックデイ（表Ⅱ-19-8，p.80参照）や低血糖予防については，生活リズムを把握

したうえで，相談する。

表Ⅱ-19-7　食事指導のための具体的な留意点

1．食事摂取量，食事時間，食事の速度について
・朝食を食べているか　・過食，大食はあるか
・食事時間は不規則か　・夜食の習慣はあるか
・食事の速度は？（早食いか）
・コ食（孤食，個食，子食，固食，粉食，濃食，小食）はないか
2．食事内容について
・米食を中心に，汁物，主菜，副菜といった和食を食べているか
・三大栄養素のバランスはよいか
・偏食はあるか　・野菜を食べているか
・マヨネーズが多くないか　・味付けが濃くないか
・外食が多いか　・インスタント食品が多いか
3．間食について
・間食の回数，時間，量はどうか
・おやつの買い置きがあるか
・糖分を含む清涼飲料水をよく飲むか
・牛乳をたくさん飲むか

表Ⅱ-19-8　シックデイの治療原則

1．インスリン治療は決して中断しない。
2．水分を十分に補給する。
3．血糖値と尿ケトン体を頻回にモニタリングする。
4．インスリン投与量を増やす場合と減らす場合がある。

（日本糖尿病学会　日本小児内分泌学会編：小児・思春期糖尿病管理の手びき　改訂第3版　コンセンサス・ガイドライン，南江堂，p.175（表Ⅱ-19-7），p.147（表Ⅱ-19-8），2011）

カーボカウント（carbohydrate counting）
・基礎カーボカウント：食事中の炭水化物・糖質の調整。
・応用カーボカウント：炭水化物・糖質量による食前のインスリン量の調整。
①　1カーボとは炭水化物10 g（40 kcal）。
②　インスリン/カーボ比とは1カーボに対してインスリンが何単位の値が必要かの比。
③　インスリン効果値とは1単位で低下する血糖値。
④　補正インスリンとは目標血糖までに下げるためのインスリン。
⑤　食品のカーボ量の把握。

インスリン/カーボ比とインスリン効果値は個人により異なり，基礎インスリンの働き，日内変動（朝夕は効きにくく，午後は効きやすい），気温（夏は効きやすく，冬は効きにくい），運動量・体調により異なるので，血糖値を見ながら単位の決定と微調整が必要。

カーボカウントにおける追加インスリン量の計算例

インスリン/カーボ比：1.0，インスリン効果値50，食事前の血糖値260 mg/dL，
目標血糖値120 mg/dL，食事中の炭水化物量60 g

①　目標血糖値に補正するインスリン量
260 − 120 = 140 mg/dL下げる　　140 ÷ 50 = 2.8単位≒ 3 単位
②　食事カーボ
60 ÷ 10 = 6 カーボ　　6 × 1.0 = 6 単位
③　3単位 + 6 単位 = 合計 9 単位とって食事をする。

7．腎疾患（Renal disease）

〈病態・生理生化学〉

多くみられるものに，急性腎炎症候群，小児ネフローゼ症候群と小児慢性腎臓病がある。**急性腎炎症候群**は，血尿，たんぱく尿，高血圧，糸球体濾過量（GFR）の減少，ナトリウムと水の貯留を主徴とする。代表的疾患は急性糸球体腎炎（acute glomerulonephritis）で，小児期に最も多い腎炎である。主として扁桃炎や咽頭炎などの**溶連菌**（A群β-**溶血性連鎖球菌**）によって発症すると考えられている。**小児ネフローゼ症候群**は，国際小児腎臓研究班の定義により診断する（表Ⅱ-19-9）。**小児慢性腎臓病**（chronic kidney disease：**CKD**）は，腎臓の障害（たんぱく尿など），もしくはGFR60 mL/分/1.73 m^2未満の腎機能低下が3か月以上持続する疾患である。

〈栄養管理〉

【栄養アセスメント・モニタリング】　CKDのステージは小児でも**推定GFR**（**eGFR**）の値が用いられるが，2歳以下ではGFRの正常値が低いため，2歳以上の小児を対象に分類され，ステージ分類は成人と同じである。CKDは血尿・たんぱく尿の存在とGFR値で診断され，画像診断や家族歴なども重要である。① たんぱく尿や血尿　② 血中Alb値，GFR値，腎生検　③ 身長，体重，浮腫　④ 食事摂取状況。

表Ⅱ-19-9　小児ネフローゼ症候群の診断基準

〈国際小児腎臓病研究班〉

1）持続する高度たんぱく尿：夜間畜尿で40 mg/時/m^2以上または早朝尿で尿たんぱくクレアチニン比2.0 g/gCr以上

かつ

2）低アルブミン血症：血清アルブミン2.5 g/dL以下

上記1），2）を同時に満たし，明らかな原因疾患がないものを小児特発性ネフローゼ症候群と定義する。

（日本小児腎臓病学会：小児特発性ネフローゼ症候群診療ガイドライン2020）

表Ⅱ-19-10　小児ネフローゼ症候群の栄養基準

① エネルギー：年齢に応じたエネルギー量を摂取させる。
② たんぱく質：腎機能が正常範囲にある場合は，同年齢の健常小児の栄養所要量に準じた量のたんぱく質を摂取させる。
③ 食塩：浮腫改善を目的とした食塩制限を考慮する。食塩制限の程度は，浮腫の程度と患者の食塩摂取量に応じて調整する。
④ 水分：原則として水分制限を行わない。

（日本小児腎臓病学会：小児特発性ネフローゼ症候群診療ガイドライン2020）

【栄養基準・補給】

表Ⅱ-19-11　小児CKDのステージ別治療

ステージ1	ネフローゼ症候群の治療は副腎皮質ステロイド薬投与により寛解が可能である。
ステージ2〜4	溢水に起因する高血圧や浮腫がみられる場合は，食塩制限を行う。
ステージ5	小児の腎代替療法も成人と同様，血液透析，腹膜透析，腎移植が選択可能であるが，透析は一時的治療にとどめ，可能な限り腎移植を目指して管理を行うことが望ましい。小児に対する維持透析療法は，バスキュラーアクセスの問題や水分・栄養管理の面で腹膜透析が第一選択である。

小児CKDの栄養管理では成長・発達に対する配慮を行う。

① エネルギー：先天性腎尿路疾患に起因するCKD患児では，日本人の食事摂取基準を目標に十分なエネルギー摂取を行う（表Ⅱ-19-12）。2歳までの乳幼児では経腸栄養を考慮したり，肥満傾向を認めるCKD学童に対しては，エネルギーの過剰摂取に注意し，肥満の助長や高血圧の発症を予防することが大切である。

② たんぱく質：CKD小児に対しては，十分量のエネルギー摂取の確保の必要性や患児のストレスの面を考慮し，原則としてたんぱく質制限を行わない。ただし，高リン血症の予防のため，過剰摂取に注意する。

③ 食　塩：肥満や高血圧を伴うCKD学童は，成人の基準に準じ6g/日未満の制限食を指導する。急性増悪時など，溢水に起因する高血圧や浮腫，心拡大などがみられる場合は，急性腎炎症候群の治療に準じたさらに厳しい食塩制限を行うが，先天性腎尿路奇形では塩分を喪失しやすいため，塩分や水分量を適宜調節する。

【栄養食事相談】

① 病態の進展・増悪には，患児のライフスタイルが大きく影響するので，事前に患児の食習慣（食事の内容，回数，味つけ），家族構成，運動，ストレスなどの状況を把握しておくことが必要である。

② 長期間継続していくためには，患児が栄養食事療法の必要性を正しく理解することが必要である。

表Ⅱ-19-12　小児CKDの食事摂取基準（1日あたり）

年　齢	推定エネルギー必要量(kcal)		たんぱく質摂取基準(g)	
	男　児	女　児	男　児	女　児
0〜 5（月）	550	500	10*	10*
6〜 8（月）	650	600	15*	15*
9〜11（月）	700	650	25*	25*
1〜 2（歳）	950	900	20	20
3〜 5（歳）	1,300	1,250	25	25
6〜 7（歳）	1,550	1,450	30	30
8〜 9（歳）	1,850	1,700	40	40
10〜11（歳）	2,250	2,100	45	50
12〜14（歳）	2,600	2,400	60	55
15〜17（歳）	2,800	2,300	65	55

＊　目安量での記載

（日本腎臓学会：エビデンスに基づくCKD診療ガイドライン2018，東京医学社，pp.64〜65，2018）

（日本人の食事摂取基準（2020年版）をもとに改変）

第20章

妊産婦・授乳婦の疾患

1．つわり (Morning sickness)，妊娠悪阻 (Hyperemesis gravidarum)

〈病態・生理生化学〉

つわりは，妊娠によって起こる悪心・嘔吐など消化器系の症状である。妊娠5～6週ごろから妊娠に伴う内分泌学的変化，代謝性変化，精神医学的変化などによって症状が出現する。一過性で妊娠12～16週ごろまでには自然に消失する。原因は明確にされていない。症状は妊娠早期の空腹時に顕著で，悪心・嘔吐，唾液量の増加，全身倦怠感，頭痛，眠気，食欲不振，嗜好の変化など多彩で，個人差が大きい。

妊娠悪阻は，つわりの症状が増悪し，嘔吐を頻回に繰り返し，血中ケトン体陽性，5%以上の体重減少によって診断する。症状が悪化し食物摂取が困難となり，栄養障害・体重減少のほかさまざまな症状を呈し，臓器障害や全身状態の悪化を招く，医療を必要とする状態をいう。初産婦に多いが，重症化するものは経産婦に多い。全体の0.5～2%に発生する。まれにビタミンB_1欠乏により脳障害（ウェルニッケ脳症）をきたすこともある。

〈栄 養 管 理〉

【栄養アセスメント・モニタリング】

〔つわり〕 日常生活に大きな支障がなければ自然消滅まで特別なアセスメントは必要なく，妊娠月数に応じた体重増加が標準値範囲であること，受診時の検査項目で異常値がないかを確認する。

① 身体計測や摂取不足による低体重状態の有無を評価する。
② 数週間ごとに食物摂取状況や嗜好調査を行い，変化に注意する。
③ 精神的要因や家族環境などの要因についても把握する。
④ 心身の安定を第一とし，対症療法的に食事の仕方を工夫する。

〔妊娠悪阻〕

① 血液検査，血液中の電解質の測定，尿検査を行い，脱水の程度を調べ，同時にほかの偶発合併症との鑑別診断も行う。
② 血液中・尿中のケトン体の増加，ビタミンB_1欠乏症から生じるウェルニッケ脳症（Wernicke-Korsakoff syndrome）などに注意する。
③ 制吐剤や鎮静剤の服用を確認し，安定期には漢方薬処方も考慮する。

④ 治療に反応せず症状が増悪する場合は，母体の生命危機から人工中絶を考慮する。

【栄養基準・補給】 いずれも栄養量は，日本人の食事摂取基準に準じ，身体活動レベルや妊婦の状態を考慮して必要な栄養量を付加する。

① エネルギー量は，身体活動レベルⅠ～Ⅲのいずれでも，初期では50 kcal，中期では250 kcal，後期では450 kcalを付加する。

② たんぱく質は妊婦の推奨量に中期10 g，後期20 gを付加する。

③ 脂質は非妊娠時と同様にする。

④ ビタミンB_1，B_2，ナイアシン，B_6は初期・中期・後期の期別に付加量が決められているので下回らないように注意する。

〔妊娠悪阻の栄養補給法〕

① 輸液療法では，糖を含んだ電解質液で脱水，電解質異常の補正を行う。ウェルニッケ脳症を予防するため，ビタミンB_1を添加して投与する。

② 体重減少の著しい重症では中心静脈栄養を施行する。

③ 水分の補給や電解質，特にカリウムの喪失を補充する。

④ 経口摂取が可能な場合は，糖質の多い流動食を冷やして少量ずつ頻回に供する。

⑤ 常食摂取が可能なら消化しやすく口当たりのよい食品や調理法を工夫する。

【栄養食事相談】 空腹時に気分が悪くなることが多いので，食事は1日3回にこだわらず，補食を用意しておく。

① 無理せず，食べたいときに食べたいものを少量食べるように指導する。

② 嘔吐の回数が多くなったときは，水分補給を心がける。

③ 酸味のある冷たいものが一般に食べやすく，香辛料や香味野菜を用いた料理を供する。

④ 調理は簡単にする。手の込んだ調理はにおいや疲労から症状を起こしやすい。

⑤ 次世代を育む性であると認識した生き方を浸透させる教育をする。

2．妊娠糖尿病（Gestational diabetes mellitus：GDM）

〈病態・生理生化学〉

妊娠中の糖代謝異常には，「**妊娠糖尿病**」と「妊娠中の明らかな糖尿病」と「**糖尿病合併妊娠**」がある（表Ⅱ-20-1）。妊娠糖尿病は，妊娠中にはじめて発見または発症した糖尿病に至っていない糖代謝異常であると定義され，妊娠中の明らかな糖尿病，糖尿病合併妊娠と区別する。妊娠糖尿病は，妊娠の影響によりインスリン分泌亢進とともにインスリン抵抗性の増大が認められ，糖尿病の家族歴，肥満，妊娠中の体重の急増，高齢出産，巨大児出産の既往をリスク因子として発症する。

妊娠前から糖尿病と診断されている場合や，妊娠中に明らかな糖尿病と診断された場合は妊娠糖尿病より重度の状態であり，血糖をより厳密に管理する必要がある。また妊娠前に糖尿病と診断されている場合は血糖を十分に管理し，糖尿病の合併症（網膜症や腎症）がある場合，その状態の評価を行ったうえで計画的に妊娠する。

表Ⅱ-20-1　妊娠中の糖代謝異常の診断基準

(1) 妊娠糖尿病　gestational diabetes mellitus (GDM)
75 g OGTTにおいて次の基準の1点以上を満たした場合に診断する。 ①空腹時血糖値≧92 mg/dL　②1時間値≧180 mg/dL　③2時間値≧153 mg/dL
(2) 妊娠中の明らかな糖尿病　overt diabetes in pregnancy (注1)
以下のいずれかを満たした場合に診断する。 ①空腹時血糖値≧126 mg/dL　②HbA1c値≧6.5% ＊随時血糖値≧200 mg/dLあるいは75 g OGTTで2時間値≧200 mg/dLの場合は，妊娠中の明らかな糖尿病の存在を念頭に置き，①または②の基準を満たすかどうか確認する。(注2)
(3) 糖尿病合併妊娠　pregestational diabetes mellitus
①妊娠前にすでに診断されている糖尿病　②確実な糖尿病網膜症があるもの

注1. 妊娠中の明らかな糖尿病には，妊娠前に見逃されていた糖尿病と，妊娠中の糖代謝の変化の影響を受けた糖代謝異常，および妊娠中に発症した1型糖尿病が含まれる。いずれも分娩後は診断の再確認が必要である。血糖値もしくはHbA1c上昇のいずれか一回で診断可能である。

注2. 妊娠中，特に妊娠後期は妊娠による生理的なインスリン抵抗性の増大を反映して糖負荷後血糖値は非妊時よりも高値を示す。そのため，随時血糖値や75 g OGTT負荷後血糖値は非妊時の糖尿病診断基準をそのまま当てはめることはできない。
これらは妊娠中の基準であり，出産後は改めて非妊娠時の「糖尿病の診断基準」に基づき再評価することが必要である。

(日本糖尿病学会：糖尿病治療ガイドライン2022-2023)

母体の高血糖は，胎盤を通して胎児に伝わるが，インスリンは胎盤を通過できないため胎児に届かない。母体が高血糖であると，胎児も高血糖になり，さまざまな合併症が起こるため，母体の厳重な血糖コントロールが重要である。

母体の合併症：妊娠高血圧症候群，羊水量の異常，肩甲難産，網膜症・腎症およびそれらの悪化

胎児の合併症：流産，形態異常，巨大児，心臓の肥大，低血糖，多血症，電解質異常，黄疸，胎児死亡など

〈栄 養 管 理〉

【栄養アセスメント・モニタリング】　過剰体重の有無，血糖の状況，食生活について評価し，より正常な妊娠の経過を得る。

① 身体計測では，身長や非妊娠時・現体重から肥満度・適正体重増加を評価する。

② 血液検査では，妊娠中の血糖値は，朝食前血糖値70～100 mg/dL以下，食後2時間血糖値120 mg/dL以下，ヘモグロビンA1c (HbA1c) 6.2%未満を目標とする。

③ 血液中の脂質代謝（総コレステロール；TC，トリグリセライド；TG；中性脂肪）の異常について評価する

④ 食生活調査ではエネルギー，たんぱく質，鉄，食塩などの摂取状況を確認する。

⑤ 腎機能を示す項目で機能低下を評価する。

【栄養基準・補給】　適切なエネルギー摂取と栄養バランスのとれた食事を心がける。肥満がある場合は，エネルギー制限をする。1回の食事で食後血糖値が高くなる場合は，1日3食を分割（分割食）し，朝食，10時（間食），昼食，15時（間食），夕食，夜

表Ⅱ-20-2　妊娠中の体重増加指導の目安*1

妊娠前の体格*2	BMI	体重増加量指導の目安
低体重（やせ）	18.5未満	12〜15 kg
普通体重	18.5以上25.0未満	10〜13 kg
肥満（1度）	25.0以上30.0未満	7〜10 kg
肥満（2度以上）	30.0以上	個別対応（上限5 kgまでが目安）

＊1「増加量を厳格に指導する根拠は必ずしも十分ではないと認識し，個人差を考慮したゆるやかな指導を心がける。」
＊2　体格分類は日本肥満学会の肥満度分類に準じる。
（厚生労働省：妊娠前からはじめる妊産婦のための食生活指針，2021年3月）

表Ⅱ-20-3　糖代謝異常妊婦における食事エネルギー量

妊娠時期	日本糖尿病学会	日本産科婦人科学会
妊娠初期	非肥満（非妊時BMI＜25）：標準体重×30＋50 kcal 肥　満（非妊時BMI≧25）標準体重×30 kcal	普通体格の妊婦（非妊時BMI＜25）：標準体重×30＋200 kcal 肥満妊婦（非妊時BMI≧25）：標準体重×30 kcal
妊娠中期	非肥満（非妊時BMI＜25）：標準体重×30＋250 kcal 肥　満（非妊時BMI≧25）標準体重×30 kcal	
妊娠末期	非肥満（非妊時BMI＜25）：標準体重×30＋450 kcal 肥　満（非妊時BMI≧25）標準体重×30 kcal	

注）母体の体重管理や胎児成長などを参考に妊娠経過ごとに個別に摂取エネルギーや栄養素配分を調整する。
（日本糖尿病学会：糖尿病診療ガイドライン2019より作成）

食などにして総エネルギー量を控える。妊娠後期は必要エネルギー量が増加するが，食事や血糖の記録をつけ，食事をコントロールする。

【栄養食事相談】　体重管理を行い，栄養食事療法，インスリン療法により血糖値を正常に保つことが基本である。食事や料理のエネルギー量を知り，労作による消費エネルギーとのバランスを保つように自己管理能力を身につけるよう促す。

① 血糖を適正範囲に厳格にコントロールすることが重要で，そのためには摂取エネルギー量を調節した食事を妊娠期間中継続して遵守できるように指導する。妊娠前期と後期では食事管理の考え方の基本が異なり，妊娠後期では胎児の発育に必要なエネルギー量を追加する。
② 各栄養素の過不足を確認し，特に葉酸，鉄が不足しないように摂取量を確認する。
③ 脂質は，飽和脂肪酸よりも多価不飽和脂肪酸を多めに含む魚類中心に摂取する。
④ 食事は規則正しく，分割食とし，血糖値の大きな変動を避ける。

3．妊娠高血圧症候群（Hypertensive disorders of pregnancy：HDP）

〈病態・生理生化学〉

「妊娠時に高血圧を認めた場合，妊娠高血圧症候群とする。妊娠高血圧症候群は妊娠高血圧腎症，妊娠高血圧，加重型妊娠高血圧腎症，高血圧合併妊娠に分類される」と定義されている（日本妊娠高血圧学会，2018年）。妊娠高血圧症候群は全妊娠中約10％に発症し，母体の死亡，周産期死亡の主な原因となっている。

妊娠高血圧症候群の原因は不明だが，日本人の妊娠高血圧症候群で有力な原因は，胎盤の血管の形成異常および血管内皮の増殖，腎障害，炎症性サイトカインよる影響があげられている。胎盤への血流が低下し，胎児への影響も大きい。栄養不足による子宮内胎児発育遅延や胎児低酸素症による子宮内胎児死亡につながる可能性がある。

〔分　類〕 妊娠高血圧症候群の病型分類を表Ⅱ-20-4に示す。

表Ⅱ-20-4　妊娠高血圧症候群の病型分類

妊娠高血圧腎症	①妊娠20週以降に初めて高血圧を発症し，かつ蛋白尿を伴うもので，分娩12週までに正常に復する場合。 ②妊娠20週以降に初めて発症した高血圧に，蛋白尿を認めなくても以下のいずれかを認める場合で，分娩12週までに正常に復する場合。 ・基礎疾患の無い肝機能障害　・進行性の腎障害 ・脳卒中，神経障害　・血液凝固障害 ③妊娠20週以降に初めて発症した高血圧に，たんぱく尿を認めなくても子宮胎盤機能不全を伴う場合。
妊娠高血圧	妊娠20週以降に初めて高血圧を発症し，分娩12週までに正常に復する場合で，かつ妊娠高血圧腎症の定義に当てはまらないもの。
加重型 妊娠高血圧腎症	①高血圧が妊娠前あるいは妊娠20週までに存在し，妊娠20週以降に蛋白尿，もしくは基礎疾患の無い肝腎機能障害，脳卒中，神経障害，血液凝固障害のいずれかを伴う場合。 ②高血圧と蛋白尿が妊娠前あるいは妊娠20週までに存在し，妊娠20週以降にいずれかまたは両症状が増悪する場合。 ③蛋白尿のみを呈する腎疾患が妊娠前あるいは妊娠20週までに存在し，妊娠20週以降に高血圧が発症する場合。 ④高血圧が妊娠前あるいは妊娠20週までに存在し，妊娠20週以降に子宮胎盤機能不全を伴う場合。
高血圧合併妊娠	高血圧が妊娠前あるいは妊娠20週までに存在し，加重型妊娠高血圧腎症を発症していない場合。

（日本妊娠高血圧学会：新定義・臨床分類，2018）

〔治　療〕

① **安静療法＋食事療法**：安静にすると血圧が下がり，胎盤への血液量が増え，胎児にとっても好都合となる。

② **マグネシウム療法**：子癇（妊婦の痙攣発作）発症予防のため，マグネシウム製剤を投与することがある。特に重症例では投与することが多くなる。

③ **降圧薬**：血圧が高い場合，急激に下げると胎児への血液量が減り，急速に胎児の状況が悪化する。徐々に血圧を下げ，140/90 mmHg程度となるように調節する。

〈栄 養 管 理〉

【栄養アセスメント・モニタリング】 妊娠前から肥満，あるいは妊娠後の体重増加に注意する。35歳以上，高血圧，腎疾患，糖尿病などの疾患，あるいは家族歴に高血圧がある場合は妊娠高血圧症候群の高リスクである。

【栄養基準・補給】

① エネルギー制限：肥満妊婦や，妊娠中の体重増加が著明な妊婦に対しては，1日の摂取エネルギー量1,600～1,800 kcal程度を目安として管理するよう指導する。妊娠中の低栄養および過栄養は，胎児のプログラミング仮説より将来に影響を及ぼす可能性が示唆されている。極端な低栄養をきたさないように注意する。

② 食塩制限：高血圧患者では食塩制限により循環血液量が減少して血圧が降下するが，妊娠高血圧症候群では，すでに循環血液量が減少しているため，極端な食塩制限により循環血液量減少して病態が悪化する可能性があるため，7～8 g/日の軽度の食塩制限とする。

③ 水分制限：循環血流量の減少をきたすため，1日尿量500 mL以下，あるいは肺水腫症例では，前日尿量に500 mLを加える程度に制限を考慮するが，それ以外では口渇を感じない程度の摂取とし，特別に制限しない。

【栄養食事相談】

① 妊娠高血圧症候群発症後の指導については，表Ⅱ-20-5を参照する。基本的には，エネルギー制限，高たんぱく質，減塩とする。浮腫がある場合は，水分にも注意する。

② 安静と栄養食事療法を基本とし，妊婦によって身長，体重（肥満度），食生活の地域差，病状の重症度などが異なるので個々に対応する。

③ 生活環境での問題点を改善する。

④ 肥満の是正。

表Ⅱ-20-5　妊娠高血圧症候群の生活指導および栄養指導

1．生活指導

＊安静　＊ストレスを避ける　［予防には軽度の運動，規則正しい生活が勧められる］

2．栄養指導（食事指導）

a）エネルギー摂取（総カロリー）

非妊時BMI 24以下の妊婦：30 kcal×理想体重(kg)＋200 kcal

非妊時BMI 24以上の妊婦：30 kcal×理想体重(kg)

予防には妊娠中の適切な体重増加が勧められる：

BMI（body mass index）＝体重(kg)/(身長(m))^2

BMI＜18では10～12 kg増　BMI 18～24では7～10 kg増　BMI＞24では5～7 kg増

b）食塩摂取

7～8 g/日程度に制限する（極端な食塩制限は勧められない）。

［予防には10 g/日以下が勧められる］

c）水分摂取

1日尿量500 mL以下や肺水腫では前日尿量に500 mLを加える程度に制限するが，それ以外は制限しない。口渇を感じない程度の摂取が望ましい。

d）たんぱく質摂取量

理想体重×1.0 g/日　［予防には理想体重×1.2～1.4 g/日が望ましい］

e）動物性脂肪と糖質は制限し，高ビタミン食とすることが望ましい。

［予防には食事摂取カルシウム（1日900 mg）に加え，1～2 g/日のカルシウム摂取が有効との報告もある。また海藻中のカリウムや魚油，肝油（不飽和脂肪酸），マグネシウムを多く含む食品に高血圧予防効果があるとの報告もある。］

注）重症，軽症ともに基本的には同じ指導で差し支えない。混合型ではその基礎疾患の病態に応じた内容に変更することが勧められる。

（日本産科婦人科学会周産期委員会，1998）

第21章

老年症候群

1．誤嚥（Misswallowing）

〈病態・生理生化学〉

誤嚥とは，本来は食道を通って胃の中に入らなければならないものが，誤って気管内に入ることである。通常は気管内に異物が入ると，人体の防御反応が働き，異物を外へ出そうとして咳などの反射を起こす。加齢や脳卒中（脳出血・脳梗塞・一過性脳虚血・高血圧性脳症など）などで意識障害や麻痺，機能低下などがある場合は，嚥下反射や咽頭反射，咳嗽反射などが鈍くなり，誤嚥しやすくなる。高齢者でよくみられ，誤嚥性肺炎を招くことになる。発熱，咳，痰，呼吸困難，悪寒戦慄（おかんせんりつ），胸痛などがあり，食欲の低下，脱水，不穏，せん妄，意識障害などの病状がみられる。

〈栄 養 管 理〉

【栄養アセスメント・モニタリング】 嚥下状態は，嚥下造影検査（VF検査），嚥下内視鏡検査（VE検査）で正確に観察判定される。スクリーニング検査として，改訂水飲みテスト，反復唾液嚥下テストがある。臨床評価（嚥下機能評価）は，神経的検査として舌の運動，口腔内の知覚テストなどを行って評価する。水分摂取量・ミネラルの摂取バランスに注意する。モニタリングでは，咀嚼力や嚥下力低下を確認する。

【栄養基準・補給】 安全に食べるためには，付着性，凝集性，かたさを配慮し，食形態を整える必要がある。発熱，呼吸困難などから消費エネルギー量を高く設定し，十分なエネルギー，たんぱく質の強化，ビタミンB群やビタミンCなどを補給し，水分・ミネラルの補給も行う。嚥下障害がある場合には嚥下機能評価により，胃瘻造設を行い経腸栄養を行うか，静脈栄養を実施する。必要栄養量は，個々の状況に応じて，日本人の食事摂取基準に準ずる。

誤嚥しやすい食材料を表Ⅱ-21-1にあげる。

表Ⅱ-21-1　誤嚥しやすい食材料

さらさらした飲み物	水，お茶，ジュース，汁物など
口の中でバラバラになるもの・パサつくもの	ゆで卵，焼き芋，そぼろ類，焼き魚，ナッツ類，おからなど
うまくかめないもの，くっつきやすいもの	こんにゃく，かまぼこ，のり，ワカメ，餅など
かたく，食物繊維の多いもの	りんご，ゴボウなど

誤嚥を防止するには，クズや片栗粉，市販のとろみ剤（増粘剤）などでとろみをつけたり，バラバラになりやすい食材料にあんをかけたり，ゼリー寄せにする。肉や魚はテリーヌ，卵は卵豆腐などにする。とろみ剤は大きく3つに分類される（表Ⅱ-21-2）。とろみ剤は，①ダマにならず溶けやすいもの，②べたつきにくいもの，③とろみを再調整（ゆるく・固く）しやすいもの，④素材の色・味・香りを変えにくいもの，⑤飲み物の種類や温度等への影響が少ないものがよい。

【栄養食事相談】 食べる量や早さなどによって誤嚥の危険性が高まる。食事をする姿勢は，テーブルは自然に肘がつく高さとし，やや前かがみが飲み込みやすく，誤嚥を防止できる。誤嚥のリスクを少しでも小さくするためには，可能であればできるだけ「自分で食べる」ことが大切である。自分の目で確認し，手を動かして，自分のペースで食べることは，各機能の低下防止にもつながる。寝たままで食事をするときは特に注意が必要で，枕を高くするなどしてできるだけ上体を起こし（15～30度位）横向きにする。

誤嚥を防ぐには，はっきりと目を覚ました状態で，ゆっくりとあせらず，一口一口を味わって，飲み込むときは少しあごを引いて口の中のものを飲み込んでから，次の動作をする。多職種協働により，口腔ケアや歯のブラッシング等を行う。また口や舌の体操，唾液の分泌を促す，唾液腺をマッサージするとよい。

表Ⅱ-21-2　とろみ剤の種類

分類	デンプン系（第1世代）	グアガム系（第2世代）	キサンタンガム系（第3世代）
特徴	・粘度がつきはじめるのが早い ・安定性に劣る（唾液や味噌に含まれる酵素が影響する） ・とろみがつきにくく，使用感が増える ・においが変わる	・温度によって粘度の発現が変わる ・使用量が多くなると付着性が極端に増す。 ・少量でとろみがつくため経済的 ・経時変化が大きい	・温度によって粘度の発現が変わる ・透明感がある ・付着性が少なく，凝集性がある ・味もにおいも少ない ・経時変化が少ない

2．転倒（Fall down），失禁（Incontinence）

〈病態・生理生化学〉

歩行速度の低下した高齢者では，筋力の低下やバランス・歩行障害により，**転倒**しやすくなり，合併症として腰椎圧迫骨折や大腿骨頸部骨折を生じ，寝たきり状態になりやすい。また，**失禁**は，小便・大便・涙を自分の意志によらず排泄してしまうことで，高齢者では，脳障害による場合と感覚・筋力低下などで生じる場合がある（第Ⅱ部第7章p.157～，第Ⅱ部第11章p.170～参照）。

〈栄 養 管 理〉

【栄養アセスメント・モニタリング】 意識程度や栄養状態を評価する。また，筋力や歩行状態も評価する。肥満ややせの有無，水分摂取量や食事時間などを調査する。

【栄養基準・補給】 個々の状況に応じて，日本人の食事摂取基準に準ずる。

【栄養食事相談】 肥満者では，関節への負担を減じるため標準体重にする。筋力をつけるために，散歩などを促し，転倒しやすい場合は，杖や歩行器などの使用を考える。

失禁では，自尊心を傷つけないように配慮しながら，できるだけすぐに，汚れた下着を取り替え衛生状態をよくする。紙パンツの使用やポータブルトイレなどの設備についても考慮し，介助者の負担軽減にも配慮する。

3．フレイル (Frailty)

〈病態・生理生化学〉

高齢者が要介護状態に陥る過程に意図しない衰弱，筋力の低下，活動性の低下，認知機能の低下，精神活動の低下など健康障害が起こしやすい脆弱な状態を経ることが多く，これらの状態を「フレイル」という（表Ⅱ-21-3，図Ⅱ-21-1）。一般的に高齢者の虚弱状態は，加齢に伴って不可逆的に老い衰えた状態と理解されるが，フレイルの概念には，介入により再び健康な状態に戻るという可逆性が含まれる。

加齢に伴う筋力の減少，筋肉量の減少を伴う「サルコペニア」も，栄養障害，虚弱と関連が強い。フレイルとサルコペニアの予防には骨格筋とその機能維持が最も大切になる。栄養素としては良質なたんぱく質の摂取が重要である。

〈栄 養 管 理〉

サルコペニアに準ずる（p.175）。

表Ⅱ-21-3　Friedらのフレイルの定義

1．体重減少
2．疲労感
3．活動度の減少
4．身体機能の減弱（歩行速度の低下）
5．筋力の低下（握力の低下）

上記の5項目中3項目以上該当すればフレイル。

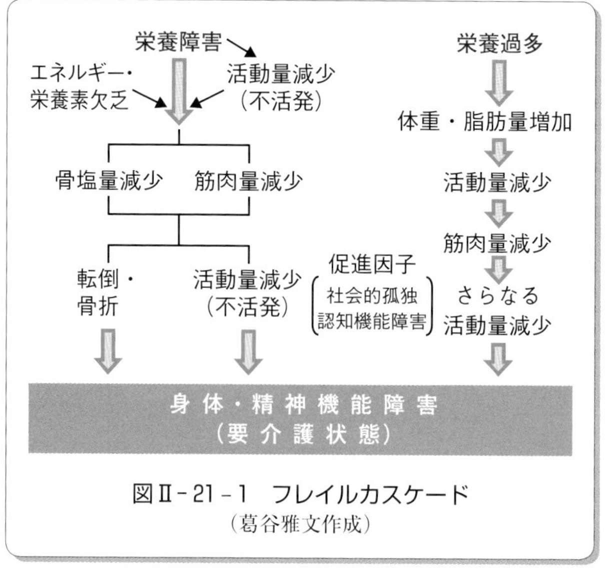

図Ⅱ-21-1　フレイルカスケード
（葛谷雅文作成）

4．褥瘡（Pressure ulcer）

〈病態・生理生化学〉

褥瘡とは，身体の接触面から受ける圧迫のために，組織の末梢血管が閉塞し壊死を起こす病態であると定義されている。褥瘡の発生は大きく分けて，① 圧迫の程度と持続時間，② 組織の耐久性の2つが要因となる。褥瘡患者は，脳血管障害，骨関節疾患，悪性腫瘍などの体位交換が困難による基礎疾患と，糖尿病，動脈硬化症，腎不全など創傷治癒を阻害する疾患を合併していることが多い。

褥瘡発生による栄養障害は，いずれも皮膚組織を形成する軟部組織の構成要素，特に細胞外基質の主要成分である**コラーゲン**の質の低下に関連しており，耐久性は大きく損われている。

〈栄 養 管 理〉

【栄養アセスメント・モニタリング】 褥瘡患者は基礎疾患や合併症により，総じて低体重であり，栄養不良により栄養障害に陥っている。以下のような患者情報により総合的に栄養状態を評価する。① 現疾患，既往歴，症状，② 糖尿病，動脈硬化の有無など，③ 栄養状態に影響を与える薬剤，④ 食習慣，嗜好，⑤ 強制栄養法による微量栄養素量，⑥ 生理・生化学検査（アルブミン；Alb，ヘモグロビンA1c；HbA1c，ヘマトクリット；Ht，亜鉛），⑦ 身体計測，⑧ 食事摂取量（嚥下障害含む）など。

また，褥瘡を評価するために6項目を抽出して評点化した**ブレーデンスケール**（資料，p.238参照）や**DESIGN-R**（Depth, Exudate, Size, Inflammation/Infection, Granulation, Necrotic tissue-Rating）（資料，p.239参照）が使われている。近年，褥瘡委員会などにより，多職種協働で局所療法と栄養食事療法，手術療法などを見極め，ケアプランを立て，管理栄養士も参画しているところが多い。

【栄養基準・補給】

創傷の治癒には，細胞を治癒するための細胞内外の構成成分，そこに使われるエネルギーとして基礎エネルギー消費量のおよそ1.5倍の十分な栄養素が必須である。たんぱく質は他疾患を考慮して1.25～1.5 g/kg/日，さらに糖質，脂質をはじめとする各種アミノ酸，ビタミン類，微量元素などさまざまな栄養素が必要である。特にビタミンA・C，亜鉛，アルギニン，グルタミンなどは不足しがちなため，食事摂取基準にのっとり積極的に補給する。

褥瘡患者では比較的高齢者が多く，栄養補給は個々の病態や栄養状態を考慮して行う。食事摂取を把握して，食事の量や形態，経腸栄養製品，治療用食品での対応や静脈栄養の併用等を検討する。経口補給を基本にして，QOLの向上を図る。

【栄養食事相談】 嚥下障害のある患者も多く，低栄養，脱水，誤嚥に対する栄養食事相談が中心になる。糖尿病，腎不全などを合併している者も多く，これらも配慮して栄養食事相談を行う。

資　料

1. 一般的に利用される栄養パラメータと栄養アセスメント

	項目・パラメータ	基準値	栄養アセスメント
エネルギーおよび栄養素摂取量	食事調査 ①食事記録法，②食事思い出し法，③食物摂取頻度法， ④食事歴法，⑤陰膳法　など 間接熱量測定 呼吸商(RQ) 基礎エネルギー消費量(BEE)〔単位：kcal/日〕 安静時エネルギー消費量(REE)〔単位：kcal/日〕	呼吸商(RQ)：0.7以下…飢餓，1.2以上…脂肪合成	エネルギーおよび各栄養素の過不足の状況，偏り
身体計測	身長・体重 標準(理想)体重比率(%IBW)【現在体重÷標準体重×100】 ＊標準体重＝身長(m)×身長(m)×22		70%以下…高度の栄養不良
	健常時体重比率(%UBW)【現在体重÷普段の体重×100】		−5%以上の減少…高度の栄養不良
	BMI【体重(kg)÷身長(m)÷身長(m)】	18.5～25	18.5未満…低体重，25以上…肥満傾向，30以上…肥満
	皮下脂肪厚 上腕三頭筋部皮下脂肪厚(TSF)＊〔単位：mm〕	男性 11.36±5.42，女性 16.07±7.21	基準値の80～90%…軽度栄養障害 60～80%…中等度 〃 60%以下…高度 〃
	筋囲 上腕周囲長(AC)＊〔単位：cm〕	男性 27.23±2.98，女性 25.28±3.05	
	上腕筋囲(AMC)＊ 【上腕周囲長(AC cm)−3.14×上腕三頭筋皮下脂肪圧(TSF mm)÷10】	男性 23.67±2.76，女性 20.25±2.56	
	体脂肪率＊＊ 〔単位：%〕	男性 15～20，女性 20～25以下	男性25以上，女性30以上で肥満
	筋力測定 握力		骨格筋量に比例する
問診			
臨床検査	「2.臨床検査項目の基準範囲と意味」参照。		

＊：日本栄養アセスメント研究会身体計測基準値検討委員会：日本人の新身体計測基準値（JARD2001）による。「18～24歳」から「85歳～」の14の年齢階級の平均値±標準偏差の値。　＊＊厚生労働省

2. 臨床検査項目の基準範囲と意味

I. 血液検査

	検査項目	略称	基準範囲	検査する意味
血液疾患	血色素量 （ヘモグロビン）	Hb	男性 13.4 g/dL ～ 17.1 g/dL 女性 11.1 g/dL ～ 15.2 g/dL	低値では貧血（再生不良性，鉄欠乏性，巨赤芽球性，溶血性）を疑う。 高値では多血症，脱水，赤血球増多症を疑う。
	赤血球容積 （ヘマトクリット）	Ht	男性 36.0% ～ 48.6% 女性 34.2% ～ 44.1%	
	赤血球数	RBC	男性 4.30×10^{12}/L ～ 5.67×10^{12}/L 女性 3.80×10^{12}/L ～ 5.04×10^{12}/L	
	血清鉄	Fe	男性 60 μg/dL ～ 210 μg/dL 女性 50 μg/dL ～ 170 μg/dL	体内で鉄を蓄えることができるたんぱく質。低値では鉄欠乏性貧血を疑う。
	総鉄結合能	TIBC	男性 250 μg/dL ～ 385 μg/dL 女性 260 μg/dL ～ 420 μg/dL	体内の鉄が不足していると高値になる。他の貧血の指標と異なり鉄欠乏性貧血では基準値より高くなる。TIBC＝血清鉄＋UIBC（不飽和鉄結合能）

分類	検査項目	略称	基準値	解説
	血小板数	Plt	153×10^9/L ～ 346×10^9/L	基準値より下がった場合，出血，肝臓の繊維化，肝臓の障害を疑う。
	プロトロンビン時間	PT	10秒 ～ 13秒	血液が凝固するのに要する時間。抗凝固薬（ワルファリンなど）の治療効果の判定に用いる。15秒以上では肝炎，肝硬変，心不全，ビタミンK欠乏症を疑う。
炎症	赤血球沈降速度	赤沈	男性 0.1 mm/1時間 ～ 10 mm/1時間 女性 0.2 mm/1時間 ～ 15 mm/1時間	赤血球数の減少（貧血），アルブミンの減少（低栄養など），免疫グロブリンの増加（感染症など）では基準値より速くなる。基準値より遅くなる場合，赤血球の増加（脱水，多血症）。体内での炎症の活動性などの指標。
炎症	白血球数	WBC	男性 3.9×10^9/L ～ 9.7×10^9/L 女性 3.6×10^9/L ～ 8.9×10^9/L	低値では急性骨髄性白血病，膠原病，肝硬変，抗がん薬投与，放射線障害を疑う。 高値では急性感染症，外傷，熱傷，急性心筋梗塞，非白血性白血病，悪性腫瘍を疑う。
炎症	C反応性たんぱく	CRP	0.3 mg/dL以下	0.4～0.9（軽い炎症），1.0～15.0（中等度の炎症），15.0～20.0（重症の炎症）。高値ではウイルス性感染症，細菌性感染症，悪性腫瘍，心筋梗塞，膠原病を疑う。
炎症	クレアチン（ホスホ）キナーゼ	C（P）K	男性 57 U/L ～ 240 U/L 女性 47 U/L ～ 200 U/L	主に筋肉に含まれる酵素。四肢の筋肉や心臓に大量に含まれる。高値となる原因として筋ジストロフィーや多発性筋炎や急性心筋梗塞，甲状腺機能低下症。低値では甲状腺機能亢進症，結合組織疾患を疑う。
炎症	抗DNA抗体		6.0 IU/mL以下	高値では全身性エリテマトーデス（SLE），シェーグレン症候群，強皮症，混合性結合組織病，オーバーラップ症候群を疑う。
炎症	抗核抗体	ANA	陰性（－）	膠原病やその類縁疾患が疑われた場合，これら疾患の経過観察時に検査される。
炎症	IgE抗体	IgE	170 IU/mL以下	抗原（アレルゲン）から身体を守るための免疫物質。 基準値以上の場合は，なんらかのアレルギー反応が出ている可能性がある。
栄養状態	総たんぱく質	TP	6.5 g/dL ～ 8.0 g/dL	栄養状態をみる指標。半減期が長く長期的な観察に役立つ。 低値ではたんぱく質の摂取不足，消化吸収障害，たんぱく質漏出性胃腸症を疑う。栄養失調（PEM）では主にアルブミン（健康な状態では総たんぱく質の約65%）が減少し，アルブミン値は3.5g/dL未満になる。
栄養状態	アルブミン	Alb	3.5 g/dL ～ 5.0 g/dL	
栄養状態	トランスサイレチン（プレアルブミン）	TTR PreAlb	22.0 mg/dL ～ 40.0 mg/dL	半減期は約2日で直近の栄養状態を鋭敏に反映。術後感染症の発症予防，退院時期の判定に役立つ。炎症でも低下するのでCRPが基準値ならば栄養状態を反映していると考えられる。
栄養状態	トランスフェリン	Tf	男性 190 mg/dL ～ 300 mg/dL 女性 200 mg/dL ～ 340 mg/dL	体内で鉄を輸送するたんぱく質で半減期が短い（7日）ため，栄養状態の経過観察に役立つ。増加することが栄養状態の改善につながる。
脂質代謝	総コレステロール	T-Cho	120 mg/dL ～ 219 mg/dL	低値…低βリポたんぱく血症（原発性），栄養障害，甲状腺機能亢進，悪液質（いずれも続発性）を疑う。 高値…家族性高コレステロース血症（原発性），脂肪肝，ネフローゼ症候群，甲状腺機能低下，閉塞性黄疸（いずれも続発性）などを疑う。
脂質代謝	LDL-コレステロール	LDL-C	60 mg/dL ～ 139 mg/dL	
脂質代謝	HDL-コレステロール	HDL-C	35 mg/dL ～ 80 mg/dL	高値では心筋梗塞や脳梗塞など，動脈硬化がもたらす病気が起こりにくい傾向がある。 HDLコレステロールを低値にする誘因は，肥満，運動不足，糖尿病，喫煙などがあげられる。
脂質代謝	中性脂肪（トリグリセライド）	TG	50 mg/dL ～ 149 mg/dL	高値が続くと動脈硬化の発症・進行が速まり，高値では糖尿病，ネフローゼ症候群，メタボリックシンドローム，甲状腺機能低下症，脂肪肝，急性膵炎などを疑う。 低値では甲状腺機能亢進症，肝臓病などを疑う。
糖代謝	血糖（グルコース）	BS，Glu	65 mg/dL ～ 109 mg/dL （空腹時）	糖尿病の血糖コントロールの指標。GAは過去1か月（特に直近2週間）の平均血糖値，HbA1cは過去1～2か月の平均血糖値を表すのに対し，1,5AGは食事や運動に影響されない過去数日間の血糖変動を表す。 血糖：低値…インスリノーマ（膵島腫瘍），糖原病，ガラクトース血症，内分泌疾患，重症肝障害を疑う。高値…糖尿病，クッシング症候群，甲状腺機能亢進症，妊娠，肥満，低栄養，肝障害，膵臓疾患を疑う。 HbA1c：低値…溶血性貧血，異常ヘモグロビン血症がみられる。高値…糖尿病，異常ヘモグロビン血症がみられる。 1,5AG：男女とも13 μg/mL以下の場合，血糖のコントロール状態が不十分で，腎性糖尿，腎不全などを疑う。
糖代謝	ヘモグロビンA1c	HbA1c	4.7%～6.2% （NGSP値）	
糖代謝	1,5アンヒドログルシトール	1,5AG	男性 15 μg/mL ～ 45 μg/mL 女性 12 μg/mL ～ 29 μg/mL	

腎臓疾患	尿素窒素	BUN	8 ～ 22 mg/dL	これらの物質はたんぱく質の代謝産物で腎機能を表す指標。多くなると尿中に排泄され通常血液中には一定量存在する。腎機能が低下すると尿中に排泄されにくくなるためいずれも高値を示す。
	クレアチニン	Cr	男性 0.8 mg/dL ～ 1.3 mg/dL 女性 0.5 mg/dL ～ 1.0 mg/dL	
	クレアチニンクリアランス	Ccr	90 mL/分/1.73 m^2 ～ 140 mL/分/1.73 m^2	血清中と尿中のクレアチニンの量を測定して比較し腎機能の低下を知る。50～70 mL/分で軽度，30～50 mL/分で中等度，30 mL/分以下で高度の機能低下が考えられる。30 mL/分以下では尿毒症を疑う。
	推算糸球体濾過量	eGFR	60 mL/分/1.73 m^{2}以上	慢性腎臓病（CKD）の早期発見・早期治療のための指標として注目されている。腎臓の糸球体がどれくらい老廃物を尿へ排泄する能力があるかを示す。クレアチニン値をもとに年齢・性別から算出。
	尿酸	BUA.（UA）	男性 4.0 mg/dL ～ 7.0 mg/dL 女性 3.0 mg/dL ～ 5.5 mg/dL	プリン体（核酸の構成成分）の代謝産物。肝臓で分解され体内に貯められ余分は腎臓の働きで尿中に排泄される。高値では高尿酸血症となり，痛風やメタボの誘因となる。
肝臓疾患	アスパラギン酸アミノトランスフェラーゼ	AST	8 IU/L ～ 40 IU/L	肝臓でのアミノ酸代謝やエネルギー代謝の過程で重要な働きをする酵素。代謝が円滑に行われなくなると使われず高値になる。ウイルス肝炎，アルコール性肝障害，非アルコール性脂肪肝炎（NASH），肝硬変を疑う。
	アラニンアミノトランスフェラーゼ	ALT	4 IU/L ～ 40 IU/L	
	アルカリホスファターゼ	ALP	80 IU/L ～ 260 IU/L	リン酸化合物を分解する酵素。肝細胞や肝臓と接する胆管細胞に障害が起こると高値になる。胆汁うっ滞，薬物性肝障害，原発性胆汁性肝硬変，胆石症，胆道閉塞を疑う。
	γ-グルタミルトランスペプチダーゼ	γ-GTP（GGT）	男性 5 IU/L ～ 60 IU/L 女性 5 IU/L ～ 40 IU/L	飲酒過多や肥満の薬などにより多くつくられる酵素。たんぱく質を分解・合成する働きをする。高値ではアルコール性肝障害，脂肪肝，胆汁うっ滞，原発性胆汁性肝硬変，胆石症，胆道閉塞などを疑う。
	コリンエステラーゼ	ChE	男性 203 IU/L ～ 460 IU/L 女性 179 IU/L ～ 354 IU/L	肝細胞でのみつくられる酵素。血液中へ放出され体中に存在し，神経伝達物質の一種を分解する働きをする。低値の場合は劇症肝炎，肝硬変を疑う。高値の場合は脂肪肝を疑う。
	乳酸デヒドロゲナーゼ	LDH	130 IU/L ～ 235 IU/L	通常，肝細胞に多く存在し，糖質をエネルギーに変える働きをする酵素。高値ではウイルス肝炎，アルコール性肝障害，肝硬変を疑う。
膵臓疾患	アミラーゼ	AMY	40 IU/L～132 IU/L	急性･慢性膵炎では基準値より高くなる。肺癌，卵巣癌，大腸癌でも高値となるので腫瘍マーカーでもある。尿中のアミラーゼ（基準値100 IU/L～1,100 IU/L）も同時に検査する。
	リパーゼ	LIPA	11 IU/L～53 IU/L	激しい腹痛とともに基準値より高値となった場合は急性膵炎を疑う。腹痛がなく高値となった場合は腎臓疾患を疑う。
黄疸	総ビリルビン	T-Bil	0.4 mg/dL ～ 1.2 mg/dL	ビリルビンは赤血球が破壊されるときに生成される黄色い色素。肝臓に運ばれ胆汁中に捨てられる。肝臓で処理された後のビリルビンを直接ビリルビンといい，あわせて総ビリルビンと呼ぶ。通常，総ビリルビンは血液中に微量しか存在しない。肝障害により胆汁うっ滞が生じると，胆汁中の直接ビリルビンが血液中に漏れ出し，黄疸の症状となる。
	直接ビリルビン	D-Bil	0.1 mg/dL ～ 0.3 mg/dL	

				基準値より高い値の場合	基準値より低い値の場合
電解質	ナトリウム	Na	136 mEq/L ～ 147 mEq/L	嘔吐，下痢，発汗などの激しい脱水状態，尿崩症，クッシング症候群，大量の食塩摂取。	腎不全，ネフローゼ症候群，甲状腺機能低下症，心不全，火傷。
	クロール	Cl	98 mEq/L ～ 109 mEq/L	脱水症，クッシング症候群，慢性腎炎。	水分過剰摂取，嘔吐，アジソン病。
	カリウム	K	3.6 mEq/L ～ 5.0 mEq/L	腎不全，大量の輸血。	アルドステロン症，クッシング症候群，利尿剤服用，神経性やせ症。
	カルシウム	Ca	8.7 mg/dL ～ 10.1 mg/dL	悪性腫瘍（特に骨転移），多発性骨髄腫，原発性副甲状腺機能亢進症。	腎不全，副甲状腺機能低下症，ビタミンD欠乏症。
	無機リン	IP	2.4 mg/dL ～ 4.3 mg/dL	副甲状腺機能低下症，腎不全。	ビタミンD欠乏症（くる病），副甲状腺機能亢進症。
	マグネシウム	Mg	1.8mg/dL～2.6mg/dL	尿毒症（乏尿症），甲状腺機能低下症，クッシング症候群。	腎不全（多尿症），尿毒症，甲状腺機能亢進症，ネフローゼ症候群。

	鉄	Fe	男性 54 μg/dL ～ 200 μg/dL 女性 48 μg/dL ～ 154 μg/dL	溶血性貧血，再生不良性貧血，サラセミア，ヘモジデローシス，肝炎，肝硬変。	鉄欠乏性貧血，多血症，慢性感染症，膠原病，悪性腫瘍。
ホルモン	インスリン		8 μU/mL ～ 11 μU/mL	11～50 μU/mLでは肥満，クッシング症候群，末端肥大症。 50 μU/mL以上ではインスリン受容体異常症。	1型糖尿病，飢餓，膵臓癌，膵炎，副腎不全。
ホルモン	グルカゴン		41 pg/mL ～ 200 pg/mL	201～500 pg/mLでは急性膵炎，ショック，ストレス。500 pg/mL以上ではグルカゴノーマ，糖尿病性ケトアシドーシス。	慢性膵炎，インスリン過剰時，下垂体機能低下症。
ホルモン	レニン		0.5 ngAI/mL・h ～ 3.0 ngAI/mL・h	腎臓で分泌される酵素。血圧を上昇させる。アルドステロンの分泌を促進する。 高値では腎血管性高血圧，褐色細胞腫，悪性高血圧，ネフローゼ症候群を疑う。 低値では低レニン性本態性高血圧，原発性アルドステロン症，クッシング症候群，肝硬変を疑う。	
ホルモン	アルドステロン		30 pg/mL ～ 200 pg/mL	副腎でつくられるホルモン。血圧に作用。また血中のナトリウムとカリウム量を調節。検査は，体液と電解質の異常を診断するために行われ，異常の原因として心臓病，腎不全，尿崩症，副腎疾患を疑う。	
ホルモン	遊離トリヨードサイロニン	FT_3	2.4 pg/mL ～ 4.5 pg/mL	甲状腺から分泌されるホルモン。エネルギー代謝を調節する。 TSHの作用により分泌が促進される。 FT_3，FT_4高値…甲状腺機能亢進症（バセドウ病，プランマー病），亜急性甲状腺炎，TSH産生腫瘍などを疑う。 FT_3，FT_4低値…甲状腺機能低下症（粘液水腫，クレチン病，橋本病），ヨード欠乏症などを疑う。	
ホルモン	遊離サイロキシン	FT_4	1.0 ng/dL ～ 1.7 ng/dL		
ホルモン	甲状腺刺激ホルモン	TSH	0.56 μU/mL ～ 4.3 μU/mL	脳から分泌されFT_3・FT_4の調節機能をもつ。 FT_3・FT_4が高値でTSHが低値…甲状腺機能亢進症（バセドウ病），甲状腺炎などを疑う。 FT_3・FT_4が低値でTSHが高値…甲状腺機能低下症（粘液水腫など），甲状腺炎などを疑う。	
ホルモン	副腎皮質刺激ホルモン	ACTH	9 pg/mL ～ 52 pg/mL	脳の下垂体から分泌され，副腎皮質ホルモンの分泌を刺激する。高値…クッシング症候群，アジソン病，ストレス，うつ病などを疑う。低値…下垂体機能低下症，副腎性クッシング症候群などを疑う。	

Ⅱ．尿・便検査

	検査項目	略称	基準範囲	検査する意味
尿	尿糖定性[*1]	尿糖	陰性（－）	尿中にグルコースが出ているかを調べる。 糖尿病，膵炎，甲状腺機能亢進症では陽性（＋）となる。
尿	尿たんぱく質定性[*2]	尿Prot	陰性（－）～擬陽性（±）	尿中にたんぱく質が出ているかを調べる。 腎疾患，糖尿病性腎症，尿路感染腫瘍では陽性（＋）となる。
尿	pH	pH	5～7.5	pH 8.0以上（アルカリ尿）…尿路感染，腎疾患を疑う。 pH 4.5以下（酸性尿）…糖尿病，呼吸性・代謝性アシドーシス，発熱，アルコール中毒を疑う。
尿	比重	SG	1.007～1.025	1.030以上…糖尿病，脱水状態（発熱・下痢・嘔吐・発汗）を疑う。 1.008以下…尿崩症，腎炎，腎不全。
尿	ケトン体	KET	陰性（－）	陽性（＋）…飢餓，運動，糖尿病，嘔吐，下痢，高脂肪食，甲状腺機能亢進症を疑う。
尿	尿ビルルビン	尿Bil	陰性（－）	陽性（＋）…閉塞性黄疸，肝内胆汁うっ滞，アルコール性肝炎を疑う。
尿	ウロビリノーゲン[*3]	URO	擬陽性（±）～弱陽性（＋）	ビルビリンが腸内細菌により分解された物質。一部は腸から血中に吸収され尿に排出される。 基準値よりも少ない陰性（肝内胆汁うっ滞，閉塞性黄疸）や強陽性（溶血性貧血，肝機能異常）が異常値。
便	免疫学的潜血反応	便潜血	陰性（－）(99 ng/mL以下)	便に血液が混じっているかを調べ，大腸での出血の有無をみる。

検査値の表記方法＊1　－～±：異常なし　　　　　　　＋～4＋：要精密検査
＊2　－～±：異常なし　＋：要経過観察　2＋～4＋：要精密検査
＊3　正～＋：異常なし　　　　　　　　2＋～4＋：要精密検査

3. 栄養補助食品リスト

		評価の目安 平成21年(2009年)栄養所要量の推計値より算出	経腸栄養製品(半消化態濃厚流動食)		
区分					
製品名			サンエット-SA	イムンα	MA-8
製造会社			(株)三和化学研究所	テルモ(株)	森永乳業(株)
販売会社			(株)三和化学研究所	テルモ(株)	(株)クリニコ
発売年				2007	1990
主原料			デキストリン，乳たんぱく質，難消化性デキストリン，植物油，砂糖，ガラクトオリゴ糖，MCT，DHA含有精製魚油，食塩，パン酵母，L-カルニチン，カゼインNa，ビタミン類，ミネラル	デキストリン，砂糖，EPA含有精製魚油，MCT，とうもろこし油，酵母核酸、酵母昆布エキス，カゼインNa，L-アルギニン	デキストリン，カゼインNa，植物油，グラニュー糖，セルロース，乳化剤，pH調整剤，塩化マグネシウム，香料，安定剤(カラギナン)
100kcalあたりのmL(g)		100	100	80	100
重量	たんぱく質 g	3.3	5.5	5.2	4.0
	脂質 g	2.2	2.22	3	3.0
	炭水化物 g	16.8	16	13.7	14.7
ビタミン	A IU	100	75 μgRE	122 μgRE	66 μgRE
	D IU	5	0.325 μg	0.7 μg	0.4 μg
	E mg	0.5	2	4	1.0
	K μg	0.03	7	10	6
	B_1 mg	0.04	0.15	0.28	0.10
	B_2 mg	0.055	0.15	0.32	0.11
	ナイアシン mg		3.0	3	1.5
	B_6 mg	0.1	0.2	0.68	0.16
	B_{12} μg	0.20	0.3	2	0.24
	葉酸 mg	0.01	25 μg	67 μg	32 μg
	パントテン酸 mg		0.65	1.2	0.8
	ビオチン μg		3.75	8.8	[Tr]
	C mg	2.5	25	40	8
	重酒石酸コリン mg		–	–	–
ミネラル	Na mg	40	180	96 (4.2 mEq)	75 (3.3 mEq)
	K mg		130	104 (27 mEq)	95 (2.4 mEq)
	Ca mg	150	60	56	60
	Mg mg		30	28	20
	P mg	30	110	70	60
	Fe mg	45	1.3	1.2	0.8
	Zn mg	0.6	1.4	1.2	[0.1]
	Cu μg	15	0.13 mg	0.1 mg	[10]
	Mn μg	55	0.5 mg	0.4 mg	[10]
	I μg	0.5	19	35	[2]
	Se μg		6	7	[1]
	S mg	80	–	80*	–
	Cl mg		110	60 (1.7 mEq)	110 (3.1 mEq)
食物繊維 g		1	2	0.5	0.4
コレステロール mg		1	0	0.25*	1
乳糖 g			0	–	–
浸透圧 mOsm/L			292	440	240
1Pack	容量 mL(g)		200・300	200	200・1000
	熱量 kcal		400・1,000	250	200・1000
容器			紙パック	紙パック	紙パック

*印は，原料由来または自社分析値による。

経腸栄養製品（半消化態濃厚流動食）			
		＜1.5kcal/mL以上＞	
アイソカル・RTU	メイバランス1.0Na	L-8	テルミール2.0α
ネスレ日本（株）	明治乳業（株）	旭化成ファーマ	テルモ（株）
ネスレ日本（株）	明治乳業（株）	旭化成ファーマ	テルモ（株）
1995	2008	2003	1995
マルトデキストリン，乳たんぱく，ショ糖，コーン油，ひまわり油，カノーラ油，香料，乳化剤，安定剤，ビタミン，ミネラル	デキストリン，食用油脂，乳たんぱく質，難消化性デキストリン，ショ糖，食塩，たんぱく加水分解物，シャンピニオンエキス，食用酵母，カゼインNa，クエン酸Na，乳化剤，香料，pH調整剤，水酸化K，調味料，ビタミン，塩化K，炭酸Mg，メタリン酸Na，リン酸Ca，ペクチン	デキストリン，乳たんぱく，植物油，コラーゲン，ペプチド，MCT，難消化デキストリン，オリゴ糖，他	デキストリン，乳たんぱく，カゼインNa，植物油，乳化剤，セルロース，酵母，香料，安定剤，ビタミン
100	100	66.7	50
3.3	4.0	4.0	3.6
4.2	2.8	2.7	4
12.6	15.5	15.7	13
80 μgRE	60 μgRE	53 μgRE	50 μgRE
0.6 μg	0.50 μg	0.4 μg	0.21 μg
0.9	3.0	1.8	1.1
9.0	5.0	5	7.5*
0.20	0.15	0.16	0.09
0.23	0.20	0.20	0.1
3.0	1.6	2.0 mgNE	1.4
0.25	0.30	0.26	0.13
0.24	0.60	0.4	0.2
25 μg	50 μg	34 μg	16.7 μg
1.3	0.60	0.80	0.4
0.4	15.0	0	0.2*
18	16	30	15
–	3.4	0	–
55（2.4 mEq）	240（104.3 mEq）	130（5.7mEq）	50（2.2 mEq）
130（3.3 mEq）	100（ 25.6 mEq）	115（2.9mEq）	50（1.3 mEq）
70	60	50	38
32	20	24	19
50	60	45	50
0.7	1.0	0.85	0.75
1.1	0.80	1.2	0.7
80	80	80	57.5 mg
20	230	330	145 mg
Tr	15	15	–
3.0	3.5	4	3.5
–	–	–	–
100（2.8 mEq）	140（ 39.4 mEq）	60（1.7mEq）	50（1.4 mEq）
0.6	1.0	0.7	–
Tr	–	1	–
0	–	検出限界以下	–
280	475	430	450
200・1,000	200	200・1,000	200
200	200	300	400
テトラパック	ブリックパック	紙パック	紙パック

区分	評価の目安 平成21年（2009年）栄養所要量の推計値より算出	経腸栄養製品（半消化態濃厚流動食）<糖尿病用>		<腎疾患用>
製品名		グルセルナ-Ex	プルモケア-Ex	リーナレンLP1.0
製造会社		アボットジャパン（株）	アボットジャパン（株）	明治乳業（株）
販売会社		アボットジャパン（株）	アボットジャパン（株）	明治乳業（株）
発売年		2007	2007	1999
主原料		カゼインNa，ひまわり油，大豆油，大豆レシチン，デキストリン，果糖，大豆多糖類，pH調整剤，香料	ショ糖，植物油，デキストリン，カゼインNa，植物レシチン，塩化Mg，クエン酸K，ジェランガムニコチン酸アミド，MCT，ココナッツ	デキストリン，マルトオリゴ糖，調整オイル，トレハロース，食物繊維（難消化性デキストリン，セルロース），乳たんぱく，MCT，レシチン，pH調整剤，香料DHAオイル，シャンピニオンエキス（マッシュルーム抽出物），ビタミン，ミネラル，β-カロテン，カルニチン
100kcalあたりのmL（g）	100	100	66.7	62.5
重量 たんぱく質 g	3.3	4.18	4.17	1.0
重量 脂質 g	2.2	5.6	6.1	2.8
重量 炭水化物 g	16.8	8.00	7.04	18.7
ビタミン A IU	100	106 μgRE	106 μgRE	60 μgRE
ビタミン D IU	5	0.70 μg	0.7 μg	0.13 μg
ビタミン E mg	0.5	2.1	3.8	1.0
ビタミン K μg	0.03	3.0	3.3	*2.5
ビタミン B_1 mg	0.04	0.16	0.31	0.12
ビタミン B_2 mg	0.055	0.18	0.31	0.13
ビタミン ナイアシン mg		2.1	3.1	1.8
ビタミン B_6 mg	0.1	0.22	0.32	1.0
ビタミン B_{12} μg	0.20	0.36	0.63	0.24
ビタミン 葉酸 mg	0.01	24 μg	43 μg	63 μg
ビタミン パントテン酸 mg		0.75	1.4	0.50
ビタミン ビオチン μg		4.5	4.3	3.0
ビタミン C mg	2.5	21	21	9.0
ビタミン 重酒石酸コリン mg		–	–	*0.4（コリン）
ミネラル Na mg	40	93	87	30
ミネラル K mg		156	116	30
ミネラル Ca mg	150	70	64	30
ミネラル Mg mg		28	24	15
ミネラル P mg	30	70	64	20
ミネラル Fe mg	45	1.4	1.4	1.5
ミネラル Zn mg	0.6	1.2	1.1	*1.5
ミネラル Cu μg	15	140	140	*75
ミネラル Mn μg	55	0.03	–	*0.23 mg
ミネラル I μg	0.5	–	–	15
ミネラル Se μg		1.6	2.0	9.0
ミネラル S mg	80	30	–	
ミネラル Cl mg		144	100	7.5
食物繊維 g	1	1.40	–	1.0
コレステロール mg	1	0	0	
乳糖 g		0	0	–
浸透圧 mOsm/L		316	384	720
1Pack 容量 mL(g)		250	240	250
1Pack 熱量 kcal		250	360	400
容器		缶	缶	紙パック2パック

	成分栄養剤（ED）	半消化態栄養剤		
＜腎疾患用＞	医　薬　品			＜肝不全用＞
リーナレンMP3.5	エレンタール	ラコールNF	エンシュア・リキッド	アミノレバンEN
明治乳業（株）	味の素（株）	イーエヌ大塚製薬（株）	明治乳業（株）	大塚製薬（株）
明治乳業（株）	味の素ファルマ（株）	（株）大塚製薬工場	アボットジャパン（株）	大塚製薬（株）
1999	1981	2011	1988	1988
デキストリン，マルトオリゴ糖，調整オイル，トレハロース，食物繊維（難消化性デキストリン，セルロース），乳たんぱく，MCT，レシチン，pH調整剤，香料DHAオイル，シャンピニオンエキス（マッシュルーム抽出物），ビタミン，ミネラル，β-カロテン，カルニチン	結晶アミノ酸（17種類），デキストリン，大豆油	マルトデキストリン，分離大豆たんぱく，精製白糖，トリカプリリン，大豆油，シソ油，ミネラル，ビタミン	カゼイン，分離大豆たんぱく，デキストリン，精製白糖，コーン油，大豆リン脂質	アミノ酸，ペプタイド（カゼイン），デキストリン，米油
62.5	26.7	100	100	23.8
3.5	4.4	4.4	3.52	6.2
2.8	0.17	2.2	3.52	1.7
16.0	21.2	15.6	13.72	14.8
60	216	62.1 μgRE	250	222
0.13 μg	17	0.3 μg	20	22
1.0	1.0	0.7	3.00	4.43
*1.4 μg	3	6.25	7.0	2.62
0.12	0.06	0.48	0.15	0.05
0.13	0.07	0.31	0.17	0.07
2.3	0.73	2.5（ニコチン酸アミド）	2.0	0.73
1.0	0.09	0.46	0.20	0.12
0.24	0.23	0.3	0.60	0.24
63μg	0.02	37.5 μg	0.02	25 μg
0.50		0.96	0.5	0.55
3.0	13.0	3.86	15.2	11.9
9.0	2.60	28.1	15.2	3.29
*5.0（コリン）	2.9（コリン）	0	52（コリン）	2.4（コリン）
60	86.7	74	80	23.2
30	72.5	138	148	4.3
30	52.5	44	52	27.8
15	13.3	19	20	9.8
35	40.5	44	52	39.9
0.15	0.6	0.6	0.9	0.63
*1.5	0.6	0.64	1.5	0.41
*75	66.7	125	100	62.4
*8	100	133	200	88.1
15	5.1	–		4.5
9.0		2.5		
		–		
10	172	117	136	104.3
1.0	–	–	–	–
		–	1 mg以下	
–	–	–	–	–
730	760	330～360	約360	640
250	80	200・400	250・500	50
400	300	200・400	250・500	210
紙パック2パック	アルミ袋	アルミパウチ／アルミバッグ	250 mL缶／500 mLバッグ	アルミ袋

4. クリニカルパスの例

●糖尿病教育入院（第1週〜）のクリニカルパス（A）（スタッフ用）

職員用

クリニカルパス名　＜ 糖尿病１０日間入院教育 ＞
氏名（ＩＤ）＿＿＿＿＿＿（　　　　　）　指示医署名：　　　受け持ち看護師署名：

事項＼時間	外来受信日	/（水）	/（木）	/（金）	/（土）	/（日）	/（月）	/（火）	/（水）	/（木）	/（金）退院
達成目標	入院目的を理解できる 患者・家族の協力を得ることができる	適応基準： ・血糖コントロールが不良で入院の必要がある　または耐糖能異常がある ・糖尿病教育入院を受ける意志がある		除外基準：（家族の協力が得られれば適応とする） ・高度の視力障害がある ・理解力に著しい問題がある ・身体的障害があり日常生活が困難な場合				退院基準： ①血糖コントロールが改善し目標値に近づく ②糖尿病に対する知識が修得でき、退院後の生活の改善点が見いだせる ③自己あるいは家族による薬物療法の管理が行える ④インスリン・ＳＭＢＧの手技が習得できる ⑤低血糖の対応が理解できる			
教育・指導 栄養指導・ 服薬指導	□入院前オリエンテーション □紹介状（有・無） □糖尿病パンフレットを渡す	□入　院 オリエンテーション □医師からの説明 □服薬指導 □入院診療計画書 □13:30〜 生理機能検査 （検査技師）	□10:30〜 ビデオ ・糖尿病とは □13:00〜 （１人30分） 栄養個別指導 （栄養士）	□14:00〜 集団指導 ・日常生活について（看護師） ・糖尿病の食事（栄養士） ・糖尿病とは（医師）	□10:30〜 ビデオ ・糖尿病と果物の甘い関係		□10:30〜 薬について （薬剤師） □15:30〜 検査について （検査技師）	□14:30〜 ビデオ ・食後高血糖に注目しよう □15:00〜 ＳＭＢＧ説明会 （検査技師）		□11:00〜 ビデオ ・のびのび運動療法 □14:00〜 （１人30分） 栄養個別指導 （栄養士） □夕方 入院のまとめ （医師）	
治療・処置				□外泊用紙出力 □食事記録用紙配布	□試験外泊	□帰棟 □食事記録は次の栄養指導に持参するよう説明	□医長回診 □中間カンファレンス 医師　栄養士 薬剤師　看護師 □運動指示 （　　歩）	□ＳＭＢＧ借用書発行		□糖尿病のまとめの記載 主治医 栄養士（プリント済み）　薬剤師 担当看護師 □糖尿病のまとめコピー	
検　査	□胸部Ｘ-Ｐ □心電図 □へそＣＴ □ＡＢＩ □ＣＶＲ-Ｒ	□15:00〜 蓄尿開始	□検　尿 □尿化学 □一般採血 （９:30採血あり） □腎エコー （ＰＭ　２名） □15:00　採尿	□マスターＷ （医師同伴）			□ＮＣＶ	□尿化学 □10:00〜 蓄尿開始	□頚動脈エコー （ＡＭ　全員） □ＨｂＡ１ｃ採血 □10:00　採尿 ＳＭＢＧを貸し出しした患者様にはそれで手技指導を行う	□腎エコー （ＰＭ　２名）	
血糖測定		□	□７回	□			□	□	□７回	□	
運動療法		□	□	□				□	□	□	□
観　察		口　渇 倦怠感 冷や汗	口　渇 倦怠感 冷や汗	口　渇 倦怠感 冷や汗	口　渇 倦怠感 冷や汗	口　渇 倦怠感 冷や汗	口　渇 倦怠感 冷や汗	口　渇 倦怠感 冷や汗	口　渇 倦怠感 冷や汗	口　渇 倦怠感 冷や汗	口　渇 倦怠感 冷や汗
バリアンス							有・無				
担当看護師署名											

入院時指示

体　温
血　圧
安静度　□院内フリー
□病棟内歩行可
□室内歩行可
保　清　□入　浴
□シャワー
□清　拭
発熱時　□ボルタレン坐25mg
□ロルフェナミン１錠
セルベックス１錠
不眠時　□ブロチゾラン１錠
□アモバン１錠
便秘時　□ブルゼニド２錠
□GE 60ml
□ラキソベロン　滴

内服薬（持参薬）

インスリン

□Ｒ　朝　昼　夕
□ログ　朝　昼　夕
□ラピット　朝　昼　夕　食直前
□Ｎ　眠前（　　時）

退院時指示

□退院日　　月　　日
□次回外来予約　　月　　日
医師名：
□血糖測定回数
□退院時インスリン

運動指示

□運動種類（　　　　　）
□運　動　量（　　　　　）

ＳＭＢＧの説明会については、すでにＳＭＢＧを持っている方には希望者のみで結構です。また、病院から貸し出し出来る方はインスリン注射の患者様のみで、内服治療や食事療法のみの方は、院外での実費購入になる事を説明してください。

＊ビデオ教室・薬について・生理機能検査・検査については、東７階カンファレンスルームで、栄養個別指導は２階栄養相談室で、金曜日の集団指導については２階成育指導室にて行います

Ｈ２０年３月　改訂

●糖尿病教育入院のクリニカルパス（患者用）

＜糖尿病10日間入院スケジュール＞　名　前＿＿＿＿＿＿＿＿＿＿

平成20年3月改正

	／　水	／　木	／　金	／　土	／　日	／　月	／　火	／　水	／　木	／　金
午前	医師からの説明□ 担当看護婦からのオリエンテーション□	検　尿□ 採　血□ 血糖測定 7:00□ 9:30□ 11:30□ 10:30～ 糖尿病ビデオ□ ・糖尿病とは （東7階カンファレンスルーム）		10:30～ 糖尿病ビデオ□ ・糖尿病と果物の甘い関係 （東7階カンファレンスルーム）		10:30～ 薬について□ （東7階カンファレンスルーム）	10:00～ 蓄尿開始□	頸動脈エコー□ （検査科40番窓口」 採　血□ 血糖測定 7:00□ 9:30□ 11:30□	11:00～ のびのび運動療法□ （東7階カンファレンスルーム）	
午後	13:30～ 生理機能検査について□ （西7階カンファレンスルーム） 15:00～ 蓄尿開始□	血糖測定 14:00□ 17:30□ 20:00□ 22:00□ 13:00～ 栄養個別指導□ （1人30分） （2階栄養相談室） 15:00 蓄尿終了□	14:00～ 糖尿病教室□ ・糖尿病とは （医師より） ・糖尿病の食事 （栄養士より） ・日常生活について（看護師より） （成育指導室）			医長回診□ 15:30～ 検査について□ （東7階カンファレンスルーム）	14:30～ 糖尿病ビデオ□ ・食後高血糖に注目しよう （東7階カンファレンスルーム） 15:00～ 自己血糖測定説明会□ （相談室：30番循環器外来前）	血糖測定 14:00□ 17:30□ 20:00□ 22:00□	14:00～ 栄養個別指導・食事記録チェック□ （1人30分） （2階栄養相談室） 糖尿病のまとめ□ （医師より）	退院 おめでとうございます
時間未定		PM 腎エコー□ （検査科40番窓口2名のみ）	運動負荷□ 心電図□ （マスターW） （検査科40番窓口）	試験外泊□ ＊食事記録用紙をお渡しします。パンフレットのp.14・15を参考に記入してきて下さい	帰　院□ ＊食事記録用紙は次の栄養指導に持参してください。	神経伝導速度□ （検査科40番窓口）			PM 腎エコー□ （検査科40番窓口2名のみ）	

□は終了したらチェックして下さい。　赤字は病棟以外で行う検査・青字は指導・下線は病棟で行う検査を表しています。　検査の内容について簡単に次ページに書いてありますので、参考にして下さい。

西7階

検査の説明

自律神経心電図：自律神経の低下の度合いを見ます。

運動負荷心電図（マスターW）：狭心症などの合併症の有無を見ます。

血圧脈波検査：腕の血圧と足首の血圧の差を調べ、下肢閉塞性動脈硬化症の有無を見ます。

頸動脈エコー：動脈硬化の程度を見ます。

へそCT：内臓脂肪の程度を見ます。

神経伝導速度：糖尿病性神経障害の程度を見ます。

24時間蓄尿：1日の尿を容器に貯め尿量を測定し、その尿の一部を検査科へ提出します。
尿に含まれる糖の測定や、腎機能を評価します。
15時（又は10時）に蓄尿を開始し、翌日15時（又は10時）に終了します。
開始時の尿は捨てて、終了時の尿は容器に入れてください。
排便の時なども必ず尿は容器に貯めて下さい。尿を一回でも捨ててしまうと、正確な値が出ません。

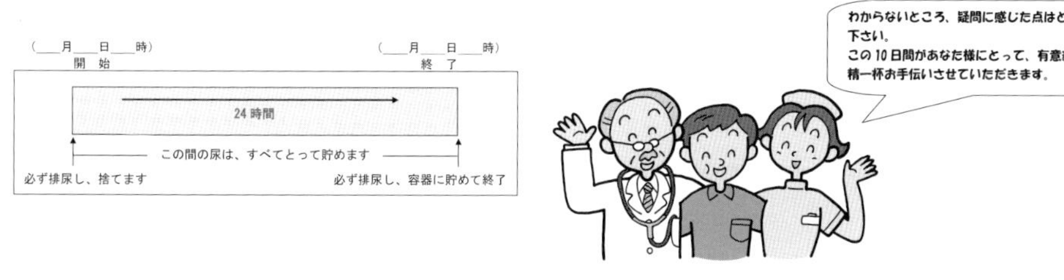
（＿月＿日＿時）
開　始
（＿月＿日＿時）
終　了
24時間
この間の尿は、すべてとって貯めます
必ず排尿し、捨てます
必ず排尿し、容器に貯めて終了
わからないところ、疑問に感じた点はどんどん質問して下さい。
この10日間があなた様にとって、有意義に過ごせるよう精一杯お手伝いさせていただきます。

西7階

5. ブレーデンスケールの評価表

患者氏名：　　　　　　　　評価者氏名：　　　　　　　　評価日（　／　）（　／　）

知覚の認知	1. 全く知覚なし 痛みに対する反応（うめく，避ける，つかむなど）なし。この反応は意識レベルの低下や鎮静による。あるいは，身体のおおよそ全体にわたり痛覚の障害がある。	2. 重度の障害あり 痛みにのみ反応する。不快感を伝えるときは，うめくことや身の置き場なく動くことしかできない。あるいは，知覚障害があり，身体の1/2以上にわたり痛みや不快感の感じ方が完全ではない。	3. 軽度の障害あり 呼びかけに反応する。しかし，不快感や体位変換のニードを伝えることがいつもできるとはかぎらない。あるいは，いくぶん知覚障害があり，四肢の1，2本において痛みや不快感の感じ方が完全ではない部分がある。	4. 障害なし 呼びかけに反応する。知覚欠損はなく，痛みや不快感を訴えることができる。		
湿潤	1. 常に湿っている 皮膚は汗や尿などのために，ほとんどいつも湿っている。患者を移動したり，体位変換するごとに湿気が認められる。	2. たいてい湿っている 皮膚はいつもではないが，しばしば湿っている。各勤務時間内に少なくとも1回は寝衣寝具を交換しなければならない。	3. ときどき湿っている 皮膚はときどき湿っている。定期的な交換以外に，1日1回程度，寝衣寝具を追加して交換する必要がある。	4. めったに湿っていない 皮膚は通常乾燥している。定期的に寝衣寝具を交換すればよい。		
活動性	1. 臥床 寝たきりの状態である。	2. 坐位可能 ほとんど，またはまったく歩けない。自力で体重を支えられなかったり，椅子や車椅子に座るときは，介助が必要であったりする。	3. ときどき歩行可能 介助の有無にかかわらず，日中ときどき歩くが，非常に短い距離に限られる。各勤務時間内に，ほとんどの時間を床上で過ごす。	4. 歩行可能 起きているあいだは少なくとも1日2回は部屋の外を歩く。そして少なくとも2時間に1度は室内を歩く。		
可動性	1. 全く体動なし 介助なしでは，体幹または四肢を少しも動かさない。	2. 非常に限られる ときどき体幹または四肢を少し動かす。しかし，しばしば自力で動かしたり，また有効な（圧迫を除去するような）体動はしない。	3. やや限られる 少しの動きではあるが，しばしば自力で体幹または四肢を動かす。	4. 自由に体動する 介助なしで頻回にかつ適切な（体位を変えるような）体動をする。		
栄養状態	1. 不良 決して全量摂取しない。めったに出された食事の1/3以上を食べない。たんぱく質・乳製品は1日2皿（カップ）分以下の摂取である。水分摂取が不足している。消化態栄養剤（半消化態，経腸栄養剤）の補充はない。あるいは，絶食であったり，透明な流動食（お茶，ジュースなど）なら摂取する。または末梢点滴を5日間以上続けている。	2. やや不良 めったに全量摂取しない。ふだんは出された食事の約1/2しか食べない。たんぱく質・乳製品は1日3皿（カップ）分以下の摂取である。ときどき消化態栄養剤（半消化態，経腸栄養剤）を摂取することがある。あるいは，流動食は経管栄養を受けているが，その量は1日必要摂取量以下である。	3. 軽度の障害あり たいていは1日3回以上食事をし，1食につき半分以上は食べる。たんぱく質・乳製品は1日4皿（カップ）分摂取する。ときどき食事を拒否することもあるが，勧めれば通常捕食する。あるいは，栄養的におおよそ整った経管栄養や高カロリー輸液を受けている。	4. 障害なし 毎食おおよそ食べる。通常はたんぱく質・乳製品は1日4皿（カップ）分以上摂取する。ときどき間食（おやつ）を食べる。捕食する必要はない。		
摩擦とずれ	1. 問題あり 移動のためには，中程度から最大限の介助を要する。シーツでこすれずに身体を移動することは不可能である。しばしば床上や椅子の上でずり落ち，全面介助で何度も元の位置に戻すことが必要となる。けいれん，拘縮，振戦は持続的に摩擦を引き起こす。	2. 潜在的に問題あり 弱々しく動く，または最小限の介助が必要である。移動時皮膚は，ある程度シーツや椅子，抑制帯，補助具などにこすれている可能性がある。たいがいの時間は，椅子や床上で比較的よい体位を保つことができる。	3. 問題なし 自力で椅子や床上を歩き，移動中十分に身体を支える筋力を備えている。いつでも椅子や床上でよい体位を保つことができる。			
					Total	Total

＊Copyright：Braden and Bergstrom, 1988
訳：真田弘美（金沢大学医学部保健学科），大岡みちこ（North West Community Hospital, U.S.A.）

6. DESIGN-R® 褥瘡経過評価用

DESIGN-R® 褥瘡経過評価用

カルテ番号（　　　　　　　）
患者氏名（　　　　　　　　　　　）

					月日	/	/	/	/	/	/
Depth 深さ 創内の一番深い部分で評価し，改善に伴い創底が浅くなった場合，これと相応の深さとして評価する											
d	0	皮膚損傷・発赤なし	D	3	皮下組織までの損傷						
	1	持続する発赤		4	皮下組織を越える損傷						
				5	関節腔，体腔に至る損傷						
	2	真皮までの損傷		U	深さ判定が不能の場合						
Exudate 滲出液											
e	0	なし	E	6	多量：1日2回以上のドレッシング交換を要する						
	1	少量：毎日のドレッシング交換を要しない									
	3	中等量：1日1回のドレッシング交換を要する									
Size 大きさ 皮膚損傷範囲を測定：［長径(cm)×長径と直交する最大径(cm)］*3											
s	0	皮膚損傷なし	S	15	100以上						
	3	4未満									
	6	4以上　16未満									
	8	16以上　36未満									
	9	36以上　64未満									
	12	64以上　100未満									
Inflammation/Infection 炎症/感染											
i	0	局所の炎症徴候なし	I	3	局所の明らかな感染徴候あり（炎症徴候，膿，悪臭など）						
	1	局所の炎症徴候あり（創周囲の発赤，腫脹，熱感，疼痛）		9	全身的影響あり（発熱など）						
Granulation 肉芽組織											
g	0	治癒あるいは創が浅いため肉芽形成の評価ができない	G	4	良性肉芽が，創面の10%以上50%未満を占める						
	1	良性肉芽が創面の90%以上を占める		5	良性肉芽が，創面の10%未満を占める						
	3	良性肉芽が創面の50%以上90%未満を占める		6	良性肉芽が全く形成されていない						
Necrotic tissue 壊死組織 混在している場合は全体的に多い病態をもって評価する											
n	0	壊死組織なし	N	3	柔らかい壊死組織あり						
				6	硬く厚い密着した壊死組織あり						
Pocket ポケット 毎回同じ体位で，ポケット全周（潰瘍面も含め）［長径(cm)×短径*1(cm)］から潰瘍の大きさを差し引いたもの											
p	0	ポケットなし	P	6	4未満						
				9	4以上16未満						
				12	16以上36未満						
				24	36以上						
部位［仙骨部，坐骨部，大転子部，踵骨部，その他（　　　　　　）］					合計*2	/	/	/	/	/	/

＊1：“短径”とは“長径と直交する最大径”である　＊2：深さ（Depth：d.D）の得点は合計には加えない
＊3：持続する発赤の場合も皮膚損傷に準じて評価する

7. 成長曲線（0〜17.5歳）

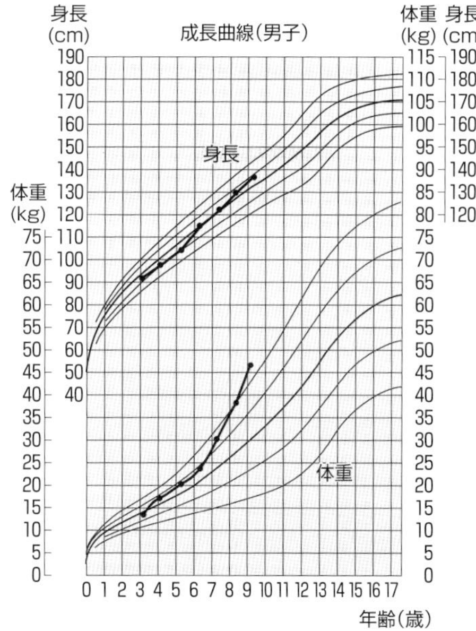

注）太い曲線は9歳の単純性肥満の例である。

（厚生労働省：「平成12年乳幼児身体発育調査報告書」
文部科学省：「平成12年度学校保健統計調査報告書」）

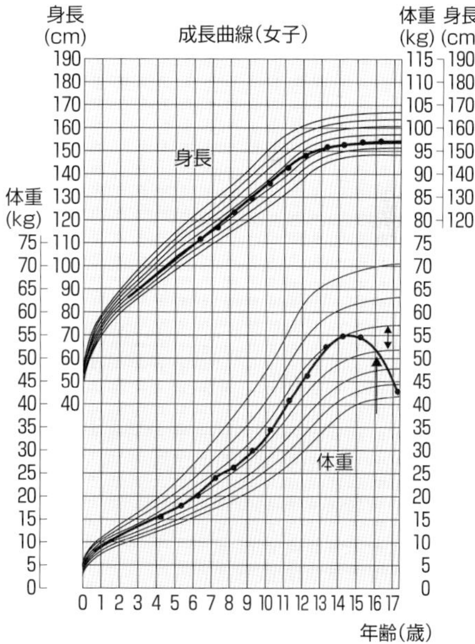

注）太い曲線は思春期やせ症の例で，14歳を過ぎたころから体重の成長曲線が下向きになり始めている。矢印で示した時点で小児科などに相談し適切な対応が必要である。

（日本小児科学会学校保健・心の問題委員会：『成長曲線からみた摂食障害，ネグレクト，肥満の早期発見法について』，http://www.jpeds.or.jp/pdf/seicyou-kyokusen.pdf(2010)）

8. 栄養スクリーニングツール

●ＤＥＴＥＲＭＩＮＥチェックリスト

	は　い
病気または体調不良によって，食べ物の種類や量が変わった。	2
１日に多くても２食しか食事していない。	3
果物や野菜，乳製品をほとんど食べていない。	2
ビールやウイスキー類，ワインをほぼ毎日３杯以上飲んでいる。	2
歯や口に，食事が困難になるような問題を抱えている。	2
節約するために，食事を減らしている。	4
ほとんど一人で食事している。	1
１日に３種類以上の薬を飲んでいる。	1
この６か月に，５kgくらいの体重変動があった。	2
体が不自由なために自分で買い物，調理，食事ができないことがある。	2
合計点数	

０～２	Ｇｏｏｄ！	３～５	少し危険	６以上	危険！！

●簡易栄養状態評価表（ＭＮＡ）

数値を加算し，11ポイント以下の場合評価欄を記入して総合評価値を算出し，低栄養状態指標スコアを得る。

スクリーニング	
Ａ　過去３か月間に食欲不振，消化器系の問題，咀嚼・嚥下困難等で食事量が減少しましたか？ ０　＝　強度の食事量の減少　　１　＝　中程度の食事量の減少 ２　＝　食事量の減少なし	□
Ｂ　過去３か月で体重の減少がありましたか？ ０　＝　３kg以上の減少　　１　＝　わからない ２　＝　１～３kgの減少　　３　＝　体重減少なし	□
Ｃ　運動能力 ０　＝　寝たきりまたは車椅子を常時使用 １　＝　ベッドや車椅子を離れられるが，外出はできない ２　＝　自由に外出できる	□
Ｄ　精神的ストレスや急性疾患を過去３か月間に経験しましたか？ ０　＝　はい　　２　＝　いいえ	□
Ｅ　神経・精神的問題の有無 ０　＝　強度認知症またはうつ状態　　１　＝　中程度認知症 ２　＝　精神的問題なし	□
Ｆ　ＢＭＩ指数：体重（kg）÷ 身長（m）^{2} ０　＝　ＢＭＩが19より少ない　　１　＝　ＢＭＩが19以上，21未満 ２　＝　ＢＭＩが21以上，23未満　　３　＝　ＢＭＩが23以上	□
スクリーニング値：小計 最大：14ポイント） 12ポイント以上：　正常，危険なし　→　これ以上の検査必要なし 11ポイントまたはそれ以下：低栄養状態のおそれあり　→　検査続行	□□

9. 食事性アレルギーと除去食品・代替食品

除去食品	代替食品
大豆アレルギー	
大豆・小豆，落花生，枝豆，もやし，いんげん豆，おたふく豆，さやいんげん，グリーンピース，カシューナッツなどの豆類すべて	木の実，松の実，アーモンド，ナッツ類，ガルバンゾー，ガラナなど乾燥した果実，ぶどう，パイン，あんず，プラムなど
豆腐，焼豆腐，納豆，油揚げ，がんもどき，厚揚げ，みそ，みそを使った料理	ダイズノンみそ
しょうゆ，しょうゆを使ったものすべて，つくだ煮，つけもの（しょうゆを使った），せんべい，味付けのり，ほとんどの缶詰	ダイズノンしょうゆ，ダイズノンつけもの，ダイズノンせんべい
みりん干し，ほとんどの燻製，ふりかけ類，市販の煮物，食堂の料理（しょうゆを使ったもの）	焼きのり
きな粉，あんこ類，あんこを使った和菓子，ようかん，まんじゅう，おはぎ，あんみつ，みつ豆など	いもようかん，いもあん，白玉，くずあん，くず湯
コーヒー，ココア，コーラ，ピーナッツバター，ピーナッツ入りの菓子，チョコレート，ソース，でんぶ	
大豆油，しらしめ油，サラダ油，天ぷら油，ごま油（またはごま），マーガリンなどの市販のほとんどの油，これらの油を使った料理	コーンサラダ油，純粋な綿実油，ごま油など
牛乳アレルギー	
牛乳，粉ミルク	大豆乳，ヌトラミジェン
牛乳を含む飲料	
コーヒー牛乳，フルーツ牛乳	純粋な果汁（100％果汁）
乳酸菌飲料，ヨーグルト	サイダー，ラムネほか炭酸飲料
牛乳酪製品	
バター，チーズ，ショートニング，マーガリン（純植物性でも不可）	ミルクノンマーガリン，ジャム，マーマレード
牛乳を含む菓子類	
カステラ，ケーキ，ホットケーキ，ビスケット，瓦せんべい，ウエハース	ミルクノンビスケット ミルクノンウエハース
プリン，アイスクリーム，ミルクセーキ，市販のシャーベット	ゼライス，寒天，くず湯 果汁のみでつくったシャーベット，かき氷
チョコレート	チョコレートシロップ
バターボール	ドロップ，変わり玉，氷砂糖，カルメ焼，水あめ
卵アレルギー	
生卵	
卵を用いた料理	
卵焼，オムレツ，茶碗蒸し，揚げ物の衣（カツ，フライ，天ぷら，コロッケ），天ぷら粉	純粋な小麦粉を用いる
卵を含む洋菓子	
カステラ，ケーキ，ホットケーキ，ビスケット，瓦せんべい，プリン，アイスクリーム，ミルクセーキ	ミルクノンビスケット ゼライス，寒天，くず湯
マヨネーズ	
マヨネーズ入りのサラダ	アレルギー用油でドレッシングオイルを作る
鶏肉，鶏もつ	
鶏肉を用いた料理，コンソメスープ	
砂糖をぬったせんべい	しょうゆ，のりなどの草加せんべい

10. 日本摂食嚥下リハビリテーション学会　嚥下調整食学会分類2021

【学会分類2021（食事）早見表】

コード【I-8項】		名称	形態	目的・特色	主食の例	必要な咀嚼能力【I-10項】	他の分類との対応【I-7項】
0	j	嚥下訓練食品0j	均質で，付着性・凝集性・かたさに配慮したゼリー 離水が少なく，スライス状にすくうことが可能なもの	重度の症例に対する評価・訓練用 少量をすくってそのまま丸呑み可能 残留した場合にも吸引が容易 たんぱく質含有量が少ない		（若干の送り込み能力）	嚥下食ピラミッドL0 えん下困難者用食品許可基準Ⅰ
0	t	嚥下訓練食品0t	均質で，付着性・凝集性・かたさに配慮したとろみ水 （原則的には，中間のとろみあるいは濃いとろみ*のどちらかが適している）	重度の症例に対する評価・訓練用 少量ずつ飲むことを想定 ゼリー丸呑みで誤嚥したりゼリーが口中で溶けてしまう場合 たんぱく質含有量が少ない		（若干の送り込み能力）	嚥下食ピラミッドL3の一部（とろみ水）
1	j	嚥下調整食1j	均質で，付着性，凝集性，かたさ，離水に配慮したゼリー・プリン・ムース状のもの	口腔外で既に適切な食塊状となっている（少量をすくってそのまま丸呑み可能） 送り込む際に多少意識して口蓋に舌を押しつける必要がある 0jに比し表面のざらつきあり	おもゆゼリー，ミキサー粥のゼリーなど	（若干の食塊保持と送り込み能力）	嚥下食ピラミッドL1・L2 えん下困難者用食品許可基準Ⅱ UDF区分4（ゼリー状） （UDF：ユニバーサルデザインフード）
2	1	嚥下調整食2-1	ピューレ・ペースト・ミキサー食など，均質でなめらかで，べたつかず，まとまりやすいもの スプーンですくって食べることが可能なもの	口腔内の簡単な操作で食塊状となるもの（咽頭では残留，誤嚥をしにくいように配慮したもの）	粒がなく，付着性の低いペースト状のおもゆや粥	（下顎と舌の運動による食塊形成能力および食塊保持能力）	嚥下食ピラミッドL3 えん下困難者用食品許可基準Ⅲ UDF区分　かまなくてもよい
2	2	嚥下調整食2-2	ピューレ・ペースト・ミキサー食などで，べたつかず，まとまりやすいもので不均質なものも含む スプーンですくって食べることが可能なもの		やや不均質（粒がある）でもやわらかく，離水もなく付着性も低い粥類	（下顎と舌の運動による食塊形成能力および食塊保持能力）	嚥下食ピラミッドL3 えん下困難者用食品許可基準Ⅲ UDF区分　かまなくてもよい
3		嚥下調整食3	形はあるが，押しつぶしが容易，食塊形成や移送が容易，咽頭でばらけず嚥下しやすいように配慮されたもの 多量の離水がない	舌と口蓋間で押しつぶしが可能なもの 押しつぶしや送り込みの口腔操作を要し（あるいはそれらの機能を賦活し），かつ誤嚥のリスク軽減に配慮がなされているもの	離水に配慮した粥など	舌と口蓋間の押しつぶし能力以上	嚥下食ピラミッドL4 高齢者ソフト食 UDF区分　舌でつぶせる
4		嚥下調整食4	かたさ・ばらけやすさ・貼りつきやすさなどのないもの 箸やスプーンで切れるやわらかさ	誤嚥と窒息のリスクを配慮して素材と調理方法を選んだもの 歯がなくても対応可能だが，上下の歯槽提間で押しつぶすあるいはすりつぶすことが必要で舌と口蓋間で押しつぶすことは困難	軟飯・全粥など	上下の歯槽提間の押しつぶし能力以上	嚥下食ピラミッドL4 UDF区分　舌でつぶせるおよび　UDF区分　歯ぐきでつぶせる　および　UDF区分　容易にかめるの一部

学会分類2021は，概説・総論，学会分類2021（食事），学会分類2021（とろみ）から成り，それぞれの分類には早見表を作成した。
本表は学会分類2021（食事）の早見表である。本表を使用するにあたっては必ず「嚥下調整食学会分類2021」の本文を熟読されたい。なお，本表中の【 】表示は，本文中の該当箇所を指す。
※　上記0tの「中間のとろみ・濃いとろみ」については，学会分類2021（とろみ）を参照されたい。
本表に該当する食事において，汁物を含む水分には原則とろみを付ける。【I-9項】
　ただし，個別に水分の嚥下評価を行ってとろみ付けが不要と判断された場合には，その原則は解除できる。
他の分類との対応については，学会分類2021との整合性や相互の対応が完全に一致するわけではない。【I-7項】
『日摂食嚥下リハ会誌25(2)：135-149, 2021』または日本摂食嚥下リハ学会HPホームページ：『嚥下調整食学会分類2021』を必ずご参照ください。

0j　0t　1j　2-1　2-2　3　4

0 j：ゼリー
0 t：thick（とろみ）
1 j：プリン，ゼリー
2-1：ペースト：粒なし
2-2：卵ドーフ，嚥下粥
2-2：とろみ（ざらつき）不均衡：粒あり
2-2：ミキサー粥
3　：柔らか食，ソフト食
3　：ハンバーグ
4　：箸，スプーンできれる

【嚥下食ピラミッド】

「嚥下調整食学会分類2021」と「嚥下食ピラミッド」

11. 日本摂食嚥下リハビリテーション学会　発達期摂食嚥下障害児（者）のための嚥下調整食分類2018（抜粋）

〔主食表〕

状態説明	〈飯粒がなく均質なペースト状〉 すくうと盛り上がっている 傾けるとゆっくりスプーンから落ちる スプーンで軽く引くとしばらく跡が残る	〈飯粒がなく均質なゼリー状〉 すくうとそのままの形を保っている 傾けると比較的容易にスプーンから落ちる スプーンで押すと小片に崩れる	〈離水していない粥を潰した状態〉 スプーンで押しても飯粒同士が容易に分離しない	〈やわらかく炊いたご飯を潰した状態〉 スプーンで押しても飯粒同士が容易に分離しない
作り方例	粥をミキサー等で均質に撹拌する 粘性を抑えたい場合は，食品酵素製剤と粘性を調整する食品等を加える	粥にゲル化剤（酵素入り等）を加えて，ミキサー等で均質になるまで撹拌しゼリー状に固める	鍋，炊飯器等で炊いた全粥を温かいうちに器具で潰す	鍋，炊飯器等で炊いた軟飯を温かいうちに器具で潰す
炊飯時の米：水重量比	1：3～5	1：2～5	1：4～5	1：2～3
口腔機能との関係	若干の送り込み力があり舌の押しつぶしを促す場合	若干の食塊保持力があり舌の押しつぶしを促す場合	ある程度の送り込み力があり食塊形成や複雑な舌の動きを促す場合	ある程度の押しつぶし力や送り込み力があり歯・歯ぐきでのすりつぶしを促す場合

〔副食表〕

状態説明	〈粒がなく均質な状態〉 すくって傾けても容易に落ちない スプーンで押した形に変形し混ぜるとなめらかなペーストになる	〈粒がなく均質な状態〉 すくって傾けるとゆっくり落ちる スプーンで切り分けることができ切断面は角ができる	〈粒がある不均質な状態〉 すくって傾けても容易に落ちない スプーンで押すと粒同士が分離せずまとまっている	〈食材の形を保った状態〉 食材をそのままスプーンで容易に切れる程度までやわらかくした状態
作り方例	食材に粘性を付加する 食品や固形化する食品等を加え，ミキサーで均質になるまで撹拌したのち，成型する	食材に固形化する食品等を加え，ミキサー等で均質になるまで撹拌したのち，成型する	食材をフードプロセッサー等で刻み，粘性を付加する食品や固形化する食品等を加え撹拌したのち，成型する	圧力鍋，真空調理器具を使用するか，鍋で長時間煮る等して軟らかくする
食品：水重量比	1：0.5　～1.2（肉魚） 1：0　　～0.5（野菜）	1：0.7　～1.5（肉魚） 1：0　　～0.5（野菜）	1：0.3　～0.7（肉魚） 1：0　　～0.5（野菜）	—
口腔機能との関係	若干の送り込み力があり舌の押しつぶしを促す場合	若干の食塊保持力があり舌の押しつぶしを促す場合	ある程度の食塊形成力と送り込み力があり複雑な舌の動きを促す場合	ある程度の押しつぶし力があり歯／歯ぐきでのすりつぶしを促す場合

【粘性を付加することができる食品】一般食材（芋類，穀類等），片栗粉，くず粉，コーンスターチ，とろみ調整食品（キサンタンガム，グアガム等），ゲル化剤（寒天，ゼラチン，ペクチン等）
【固形化に利用できる食品】一般食材（すり身，れんこん，卵等），くず粉，ゲル化剤（寒天，ゼラチン，ペクチンその他増粘多糖類（カラギーナン，ジェランガム等））
【デンプンの粘性・付着性を抑制する食品】食品酵素製剤，酵素入りゲル化剤等

12. 医療保険制度：診療報酬点数および入院時食事療養費制度：自己負担額

医療保険制度（診療報酬）　2022年4月一部改定			
栄養食事指導料	外来栄養食事指導料1【令和4年一部改定】	初　回 対面で行った場合　260点／回 情報通信機器等を用いた場合　235点／回 2回目以降 対面で行った場合　200点／回 情報通信機器を使用する場合　180点／回	医師の指示に基づき当該保険医療機関の管理栄養士が指導した場合，初回の指導月は月2回，その他の月は月1回算定できる。初回は概ね30分以上，2回目以降は20分以上，療養のために必要な指導を行った場合に算定する。対象患者は，特別食(高血圧減塩食，小児食物アレルギー食を含む)を要する者に加え，がん，摂食・嚥下機能低下，低栄養の者。医師の指示に基づき電話またはビデオ通話が可能な情報通信機器等による指導の実施に当たっては，事前に対面・情報通信機器等による指導を組み合わせた指導計画を作成し，当該計画に基づき実施する。外来化学療法実施の悪性腫瘍の患者に対して，医師の指示に基づき当該保険医療機関の専門的な知識を有する管理栄養士が具体的な献立等によって指導を行った場合に限り，260点を算定(月1回に限る)。
	外来栄養食事指導料2【令和4年一部改定】	初　回 対面で行った場合　250点／回 情報通信機器等を用いた場合　225点／回 2回目以降 対面で行った場合　190点／回 情報通信機器等を用いた場合　170点／回	診療所において，当該保険医療機関以外(栄養ケアステーション・他の医療機関に限る)の管理栄養士が医師の指示を受けて必要な栄養指導を行った場合初回は月2回，その他の月は月1回算定できる。

栄養食事指導料	入院栄養食事指導料1	初　回　　260点／回 2回目以降200点／回	病院に入院中の患者。入院中2回まで。他は外来栄養食事指導料と同じ。
	入院栄養食事指導料2	初　回　　250点／回 2回目以降190点／回	診療所に入院中の患者。当該保険医療機関以外（栄養ケアステーション・他の医療機関に限る）の管理栄養士が医師の指示を受け対面で必要な栄養指導を行った場合に算定。入院中2回まで。他は外来栄養食事指導料と同じ。
	集団栄養食事指導料	80点／回	高血圧減塩食・特別食を必要とする複数の患者に対し，医師の指示のもと管理栄養士による集団指導を15人／回以下で40分／回を超えて行った場合に算定。患者1人月1回に限る。入院中の患者の場合，入院期間が2か月を超えても入院期間中2回が限度。
	在宅患者訪問栄養食事指導料1	単一建物診療患者 1人：イ　530点／回 2～9人： 　　ロ　480点／回 イ・ロ以外： 　　ハ　440点／回	当該医師の指示に基づき，管理栄養士が在宅療養を行っている患者の家を訪問し，患者の生活条件・嗜好等を勘案した食品構成に基づく食事計画案または具体的な献立等を示した栄養食事指導箋を患者またはその家族等に交付し，当該指導箋に従い食事の用意や摂取等に関する具体的な指導を30分以上行った場合に算定できる。対象患者は，特別食（高血圧減塩食，小児食物アレルギー食を含む）を要する者に加え，がん，摂食・嚥下機能低下，低栄養の者。
	在宅患者訪問栄養食事指導料2	イ　510点／回 ロ　460点／回 ハ　420点／回 （条件は1と同じ）	診療所において，当該診療所以外（栄養ケア・ステーションまたは他の保険医療機関に限る）の管理栄養士が当該診療所の医師の指示に基づき，訪問して具体的な献立等による栄養管理に係る指導を行った場合。
栄養サポートチーム加算		200点／週 100点／週 （特定地域）	多職種チーム（栄養サポートチーム）による栄養カンファレンスと回診（週1回程度），栄養治療実施計画策定とそれに基づくチーム診療を評価する。1チーム概ね30人以内／日。対象は一般病棟，療養病棟，結核病棟，精神病棟の入院患者。専任のチーム構成員（いずれか1人専従。ただし，患者数が15人以内／日の場合は専任でも可）として所定の研修を修了した常勤の医師，看護師，薬剤師，管理栄養士が必置。厚労大臣が定める地域の保険医療機関・施設基準に適合すると届け出たものは，上記にかかわらず特定地域として100点を加算できる。
糖尿病透析予防指導管理料		350点／月	HbA1cが6.5%（国際基準値）以上または内服薬やインスリン製剤を使用している者で，糖尿病性腎症第2期以上の患者に対し，透析予防診療チームが透析予防に係る指導管理を行った場合。特定疾患療養管理料・外来栄養食事指導料・集団栄養食事指導料との併算定はできない。月1回に限り算定できる。
摂食障害入院医療管理加算		200点／日 （入院30日まで） 100点／日 （入院31～60日）	摂食障害に起因する著しい体重減少が認められBMI 15未満の者に対し，摂食障害の専門的治療の経験を有する常勤の医師・看護師・管理栄養士等による治療の計画的提供を評価する。入院日から起算して60日を限度とし入院期間に応じ所定点数に加算。
在宅患者訪問褥瘡管理指導料		750点／回	多職種からなる在宅褥瘡対策チーム（常勤の医師・看護師等または連携する他の保険医療機関等の看護師等，管理栄養士は非常勤職員でも配置可能。うち1名は在宅褥瘡管理者〔所定の研修を修了した医師・看護師〕）が行う指導管理について算定。初回カンファレンスから起算して6か月以内に限り，患者1人に対し3回を限度に所定点数を算定できる。
栄養管理実施加算（有床診療所）		12点／日	常勤の管理栄養士が1名以上配置され，他の医療従事者と共同し患者ごとの栄養状態・健康状態に適した栄養管理を実施する。
入院時支援加算1		230点／回	関係職種と連携し，入院前にア～クの全項目を実施し，その内容を踏まえ，入院中の看護や栄養管理等に係る療養支援の計画を立て，病棟職員との情報共有や患者またはその家族等への説明等を行った場合に算定できる。患者の栄養状態の評価にあたっては，管理栄養士と連携を図る。 ア：身体的・社会的・精神的背景を含めた患者情報の把握，イ：入院前に利用していた介護サービスまたは福祉サービスの把握（患者が要介護または要支援状態の場合のみ），ウ：褥瘡に関する危険因子の評価，エ：栄養状態の評価，オ：服薬中の薬剤の確認，カ：退院困難な要因の有無の評価，キ：入院中に行われる治療・検査の説明，ク：入院生活の説明
入院時支援加算2		200点／回	ア・イ・クを含む一部の項目を実施して療養支援計画を立てた場合。
回復期リハビリテーション病棟入院料		1　2,129点／日 2　2,066点／日 3　1,899点／日 4　1,841点／日 5　1,736点／日 6　1,678点／日	入院料1は当該病棟に専任の常勤管理栄養士が1名以上配置されていること。入院料2～6は専任の管理栄養士の常勤配置が望ましい。 リハビリテーション実施計画等の作成に管理栄養士も参画し，医師，看護師その他の医療従事者と共同して栄養状態の定期的な評価・計画の見直しを行い，栄養状態の改善等を図る。
個別栄養食事管理加算（緩和ケア診療加算）		70点／日	緩和ケアを要する患者について，緩和ケアチームに管理栄養士が参加し，症状や希望に応じた栄養食事管理を行う。緩和ケア診療実施計画に基づき実施する。緩和ケアに3年以上従事した管理栄養士（緩和ケアチームに係る業務の専任でも可）の参加が必要。対象疾患は，がん，後天性免疫不全，末期心不全。
退院時共同指導料1		1　1,500点／回 （在宅療養支援診療所） 2　900点／回 （1以外）	在宅療養を担う医療機関と入院中の医療機関の共同で説明・指導を行い文書で情報提供した際に算定。入院中1回に限り，それぞれの医療機関で算定。厚生労働大臣が定める疾病等の患者は2回まで算定可。医師・看護師等以外の管理栄養士・理学療法士等医療従事者が共同指導する場合も評価対象。

退院時共同指導料2	400点／回	入院中1回に限り，入院中の医療機関で算定。入退院支援加算を算定する患者に係る退院後の療養に必要な情報提供への評価は，自宅以外に退院する場合も可。医師・看護師等・管理栄養士・理学療法士等の医療従事者に加え，訪問看護ステーションの看護師等(准看護師は除く)が共同指導する場合も対象。
摂食嚥下機能回復体制加算(摂食機能療法) 【令和4年改定にて摂食嚥下支援加算から名称変更，要件・評価見直し】	1　210点／回(1回／週) 2　190点／回(1回／週) 3　120点／回(1回／週)	摂食嚥下障害を有する患者への多職種チームによる摂食機能療法(摂食嚥下リハビリテーション)に対して算定する。 ・内視鏡下機能検査または嚥下造影(月1回以上)の結果に基づく，嚥下機能支援計画書の作成。 ・週1回以上のカンファレンスの実施とその結果に基づく上記計画書の変更等の実施。 ・加算1，加算2は，以下の職種による摂食嚥下支援チームの設置。 　・医師または歯科医師(専任) 　・適切な研修を修了した看護師(専任)または言語聴覚士(専従) 　・管理栄養士(専任)(必要に応じて他の職種：カンファレンス参加) ・加算3は，チームの設置は不要。専任の医師，看護師または言語聴覚士の従事で算定可(ただし，療養病棟入院料1または入院料2を算定している療養病床患者に限る)。 ・施設の経口摂取回復率実績35%以上が，加算1を算定できる。
連携充実加算 【令和2年改定にて新設】	150点／回 (1回／月)	患者にレジメン(治療内容)を提供し，患者の状態を踏まえた必要な指導を行うとともに，地域の薬局薬剤師対象の研修会の実施等の連携体制を整備している場合。
早期栄養介入管理加算 【令和4年一部改定】	250点(ただし，入室後早期から経腸栄養を開始した場合は，当該開始日以降は400点)	特定集中治療室(ICU)入室後早期(48時間以内)から，必要な栄養管理に対し7日を限度として加算。ただし，入院栄養食事指導料1と2は別に加算できない。専任管理栄養士(NSTおよびICUでの栄養管理の経験が3年以上)を配置。管理栄養士数は，当該治療室の入院患者数が10またはその端数を増すごとに1以上。栄養アセスメントに基づき栄養管理に係る早期介入計画を作成し，医師，看護師，薬剤師等とのカンファレンスおよび回診を実施。経腸栄養開始後は，1日に3回以上モニタリングし，計画の見直し・栄養管理を実施する。同様に，救命救急入院料，ハイケアユニット入院医療管理料，脳卒中ケアユニット入院医療管理料，小児特定集中治療室管理料においても算定する病室について，早期栄養介入管理加算を算定可能とする。
栄養情報提供加算	50点／回	入院栄養食事指導料を算定している患者について，退院後の栄養・食事管理の指導と在宅担当医療機関等の医師または管理栄養士に行う栄養管理に関する情報の文書提供に対し，入院中1回に限り加算。
周術期栄養管理実施加算 【令和4年改定にて新設】	270点(1手術に1回)	管理栄養士が行う手術の前後に必要な栄養管理について算定する。全身麻酔を実施した患者が対象。専任の管理栄養士が医師と連携し，周術期における栄養管理計画を作成し，術前・術後の栄養管理(スクリーニング，アセスメント，モニタリング，再評価等)を適切に実施した場合に算定できる。早期栄養介入管理加算は別に算定できない。
入院栄養管理体制加算 【令和4年改定にて新設】	270点／回 (入院初日および退院時)	特定機能病院の入院患者に対して，病棟に配置された常勤管理栄養士が患者の状態に応じたきめ細かな栄養管理を行う体制について，入院初日および退院時にそれぞれ1回に限り算定する。 ・病棟管理栄養士の管理事項 　ア　入院前の食生活等の情報収集，入退院支援部門との連携，入院患者に対する栄養スクリーニング，食物アレルギーの確認，栄養状態の評価および栄養管理計画の策定 　イ　栄養状態に対する定期的評価，必要に応じたミールラウンド，栄養食事指導または患者の病態等に応じた食事内容の調整等 　ウ　医師，看護師等との当該患者の栄養管理状況等の共有 ・栄養サポートチーム加算および入院栄養食事指導料との併算定はできない。
入院基本料および特定入院料 【令和4年一部改定】		入院患者に対する褥瘡対策を推進する観点から，褥瘡対策の実施内容を明確化をはかる。施設基準の「褥瘡対策の基準」に薬剤師，管理栄養士との連携に係る2項目を追加し，入院患者に対する褥瘡対策を推進する。
入院時食事療養費制度　2020年4月一部改定		
入院時食事療養費(Ⅰ)	(1)(2)以外の食事療養を行う場合 640円／食 (2)流動食のみを提供する場合　575円／食	常勤管理栄養士・栄養士の配置。適時(夕食は18時以降)・適温。委託可。必要な帳簿の整備が要件。3食／日が限度。
特別食加算	76円／食	医師の食事箋による管理栄養士・栄養士の管理が必要。対象となる治療食：腎臓食・肝臓食・糖尿食・胃潰瘍食・貧血食・膵臓食・脂質異常症食・痛風食・てんかん食・フェニルケトン尿症食・楓糖尿(メープルシロップ尿)症食・ホモシスチン尿症食・ガラクトース血症食・治療乳・無菌食・特別な場合の検査食。
食堂加算	50円／日	0.5 m^2以上／1病床。病棟単位で算定。
入院時食事療養費(Ⅱ)	(1)(2)以外の食事療養を行う場合 506円／食 (2)流動食のみを提供する場合　460円／食	入院時食事療養(Ⅰ)以外の保険医療機関。3食／日が限度。

注）本表の記載内容は概要です。詳細については，厚生労働省の資料を参照のこと。

13. 略語一覧

AAA aromatic amino acid 芳香族アミノ酸
AC arm circumference 上腕周囲長
ACh acetylcholine アセチルコリン
ACTH adrenocorticotrophic hormone 副腎皮質刺激ホルモン
ADL activities of daily living 日常生活動作
Af atrial fibrillation 心房細動
AGN acute glomerulonephritis 急性糸球体腎炎
AH acute hepatitis 急性肝炎
AI atherogenic index 動脈硬化指数
AIDS acquired immunodeficiency syndrome エイズ（後天性免疫不全症候群）
Alb albumin アルブミン
ALL acute lymphocytic leukemia 急性リンパ性白血病
ALP alkaline phosphatase アルカリホスファターゼ
ALS amyotrophic lateral sclerosis 筋萎縮性側索硬化症
ALT alanine aminotransaminase アラニンアミノトランスフェラーゼ→GPT
AMC arm muscle circumference 上腕筋囲
AMI acute myocordial infarction 急性心筋梗塞
AML acute myeloid leukemia 急性骨髄性白血症
AP angina pectoris 狭心症
ARC AIDS-related complex エイズ関連症候群
ARF acute renal failure 急性腎不全
ASO antistreptolysin O 抗ストレプトリジンO
AST asparate aminotransaminase アスパラギン酸アミノトランスフェラーゼ→GOT
ATP adenosine triphosphate アデノシン三リン酸
BCAA branched chain amino acid 分岐鎖アミノ酸
BEE basal energy expenditure 基礎代謝量
BIA bioelectrical impedance analysis 生体インピーダンス分析法
BMI body mass index 体格指数
BSA body surface area 体表面積
BSE borine spongiform encephalopathy 牛海綿状脳症
BUN blood urea nitrogen 血中尿素窒素
CAPD continuous ambulatory peritoneal dialysis 持続携行式腹膜透析
Ccr creatinine clearance クレアチニンクリアランス
CGN chronic glomerulonephritis 慢性糸球体腎炎
ChE cholinesterase コリンエステラーゼ
%CHI percentage of creatinine height index %クレアチニン身長係数
C cholesterol コレステロール
CLL chronic lymphocytic leukemia 慢性リンパ性白血病
CM chylomicron カイロミクロン
CNSD Certified Nutrition Support Dietitian 臨床栄養士（アメリカ）
COPD chronic obstructive pulmonary disease 慢性閉塞性肺疾患
CPK creatine phosphokinase クレアチンホスホキナーゼ
CPP casein phosphopeptide カゼインホスホペプチド
Cr creatinine クレアチニン
CRP C reactive protein C反応性たんぱく
CT computed tomography コンピュータ連動断層撮影
CVD cerdio-vascular disease 心血管疾患
CVP central venous pressure 中心静脈圧
DCH delayed cutaneous hypersensitivity 遅延型皮膚過敏反応
DEXA dual energy X-ray absorptiometry 二重エネルギーX線吸収測定法
DHA docosahexaenoic acid ドコサヘキサエン酸
DIC disseminated intravascular coagulation 播種性血管内凝固症候群
DNA deoxyribonucleic acid デオキシリボ核酸
EBM evidence based medicine 事実・根拠に基づいた医学
ECG electrocardiogram 心電図
ED elemental diet 成分栄養
EEG electroencephalogram 脳波
EIS endoscopic injection sclerotherapy 内視鏡的硬化療法
EMR endoscopic mucosal resection 内視鏡的粘膜切除術
EN enteral nutrition 経腸栄養
EPA eicosapentaenoic acid エイコサペンタエン酸
ERCP endoscopic retrograde cholangiopancreatograhy 内視鏡的逆行性胆管膵管造影法
ERBD endoscopic retrograde biliary drainage 内視鏡的逆行性胆道ドレナージ
ESR erythrocyte sedimentation rate 赤血球沈降速度
EVL endoscopic variceal ligation 内視鏡的静脈瘤結紮術
FAO Food and Agricultural Organization 国連食糧農業機関
FBS fasting blood sugar 空腹時血糖値
FPG fasting plasma glucose 空腹時血糖値
GDM gestational diabetes mellitus 妊娠糖尿病
GER gastroesophageal reflux 胃食道逆流
GERD gastroesophageal reflux disease 胃食道逆流症
GFR glomerular filtration rate 糸球体濾過量
Glb globulin グロブリン
GOT glutamic oxaloacetic transaminase グルタミン酸オキザロ酢酸トランスアミナーゼ
GPT glutamic pyruvic transaminase グルタミン酸ピルビン酸トランスアミナーゼ
GTP glutamic transpeptidase グルタミルトランスペプチダーゼ
HAV hepatitis A virus A型肝炎ウイルス
Hb hemoglobin ヘモグロビン
HBV hepatitis B virus B型肝炎ウイルス
HCC hepatocellular carcinoma 肝細胞癌
HCG human chorionic gonadotropin ヒト絨毛性ゴナドトロピン
HCV hepatitis C virus C型肝炎ウイルス
HD hemodialysis 血液透析
HDL high density lipoprotein 高比重リポたんぱく
HEN home enteral nutrition 在宅成分栄養経腸栄養法
HIV human immunodeficiency virus ヒト免疫不全ウイルス
HMG-CoA human menopausal gonadotropic-CoA 性腺刺激ホルモン補酵素

Ht hematocrit
ヘマトクリット，血球容積
IBS irritable bowel syndrome
過敏性腸症候群
IBW ideal body weight 理想体重
ICG indocyanine green
インドシアニングリーン
Ig immunoglobulin
免疫グロブリン
IOIBD International Organization for the Study of Inflammatory Bowel Disease
国際炎症性腸疾患研究機関
IVH intravenous hyperalimentation
高カロリー輸液
LBM lean body mass 除脂肪体重
LDH lactate dehydrogenase
乳酸デヒドロゲナーゼ，乳酸脱水素酵素
LDL low-density lipoprotein
低密度リポたんぱく質
LES lower esophageal sphincter
食道下部括約筋部
LPL lipoprotein lipase
リポたんぱくリパーゼ
LRD low residue diet
半消化態栄養剤
MCHC mean corpuscular hemoglobin concentration
平均赤血球血色素濃度
MCT medium chain triglyceride
中鎖脂肪酸
MCV mean corpuscular volume
平均赤血球容積
MOF multiple organ failure
多臓器不全
MPGN membrano-proliferative glomerulonephritis
膜性増殖性糸球体腎炎
MRI magnetic resonance imaging
核磁気共鳴画像
MUFA monounsaturated fatty acid 一価不飽和脂肪酸
NAI nutritional assessment index
栄養評価指数
NASH non-alcoholic steatohepatitis
非アルコール性脂肪性肝炎
NB nitrogen balance 窒素出納
NICU neonatal intensive care unit
新生児集中治療室
NIDDM non-insulin dependent diabetes mellitus インスリン非依存型糖尿病（2型糖尿病）
NPC non protein calorie
非たんぱくカロリー
NSAIDs non-steroidal anti-inflammatory drugs
非ステロイド性抗炎症薬
NST nutrition support team
栄養サポートチーム
OGTT oral glucose tolerance test
経口ブドウ糖負荷試験
PA prealbumin プレアルブミン
＝TTRトランスサイレチン
$PaCO_2$ arterial carbon dioxide tention 炭酸ガス分圧
PaO_2 arterial oxygen tention
酸素分圧
PCR protein catabolic rate
たんぱく質異化率
PCU paliative care unit
緩和ケア（病棟）
PD peritoneal dialysis 腹膜透析
PEG percutaneous endoscopic gastrostomy
経皮内視鏡的胃瘻造設術
PEIT percutaneous ethanol injection therapy
経皮的エタノール注入療法
PEM protein-energy malnutrition
たんぱく質・エネルギー栄養障害
PFC protein, fat, carbohydrate
たんぱく質，脂肪，炭水化物
PG prostaglandin
プロスタグランジン
Phe phenylalanine
フェニルアラニン
PL phospholipid リン脂質
Plt platelet 血小板
PN parenteral nutrition 静脈栄養
PNI prognostic nutritional index
予後判定指数
POMR problem oriented medical record 問題志向型診療録
POS problem oriented system
問題志向型システム
PPD purified protein derivative of tuberculin 精製ツベルクリン
PPN peripheral parenteral nutrition 末梢静脈栄養
PTCA percutaneous transluminal coronary angioplasty
経皮経管冠状動脈拡張術
PTSD post-traumatic stress disorder 心的外傷後ストレス障害
PUFA polyunsaturated fatty acid
多価不飽和脂肪酸
PV portal vein 門脈
QOL quality of life 生活の質
RBC red blood cell 赤血球
RBP retinol binding protein
レチノール結合たんぱく質
REE resting energy expenditure
安静時エネルギー消費量
RF radio frequency 高周波
RNA ribonucleic acid リボ核酸
RQ respiratory quotient 呼吸商
SGA subjective global assessment
主観的包括的評価
SMBG self-monitoring of blood glucose 血糖自己測定
S：M：P saturated fatty acid：monounsaturated fatty acid：polyunsaturated fatty acid
飽和脂肪酸：一価不飽和脂肪酸：多価不飽和脂肪酸
SSF subscapular skinfold thickness
肩甲骨下端部皮下脂肪厚
TB total bilirubin 総ビリルビン
TC total cholesterol
総コレステロール
TCA tricarboxylic acid
トリカルボン酸
TCU total care unit 緩和ケア
Tf transferrin トランスフェリン
TG triglyceride
トリグリセライド，中性脂肪
TI thrombogenic index
血栓形成指数
TP total protein 総たんぱく質
TPN total parenteral nutrition
中心（完全）静脈栄養
TSF triceps skinfold thickness
上腕三頭筋部皮下脂肪厚
TSH thyroid-stimulating hormone
甲状腺刺激ホルモン
TTR transthyretin
トランスサイレチン
TTT thymol turbidity test
チモール混濁試験
UA uric acid 尿酸
UBW usual body weight
健常時体重
UIBC unsaturated iron-binding capacity 不飽和鉄結合能
USG ultra sonography
超音波検査
VF videofluorography
ビデオフルオログラフィ
VLDL very low-density lipoprotein
超低比重リポたんぱく質
WBC white blood cell 白血球
WHO World Health Organization
世界保健機関
XP X-ray photograph
レントゲン写真
ZTT zinc sulfate turbidity test
硫酸亜鉛混濁試験

14. 参考図書

・医歯薬出版編：疾病の成り立ちと栄養ケア　目で見る臨床栄養学UPDATE，医歯薬出版，2007
・渡邉早苗ほか編：新しい臨床栄養管理　第3版，医歯薬出版，2010
・厚生労働省：日本人の食事摂取基準〔2020年版〕，2019
・奈良信雄：看護・栄養指導のための臨床検査ハンドブック　第4版，医歯薬出版，2008
・坂本元子編著：栄養指導・栄養教育　第3版，第一出版，2006
・佐藤和人ほか編：エッセンシャル臨床栄養学，医歯薬出版，2012
・松崎政三ほか編：三訂臨床栄養管理ポケット辞典，建帛社，2019
・中坊幸弘・寺本房子：栄養科学シリーズNEXT　臨床栄養管理学総論，講談社サイエンティフィク，2010
・奈良信雄：図表でわかる臨床症状・検査異常値のメカニズム，第一出版，2008
・Medical Practice編集委員会編：臨床検査ガイド2011-2012，文光堂，2011
・社会保険研究所：医科点数表の解釈　平成30年4月版，社会保険研究所，2018
・池本真二ほか：食事と健康の科学—食べること〈食育〉を考える　第3版，建帛社，2010
・日本静脈経腸栄養学会編：静脈・経腸栄養ガイドライン　第3版，照林社，2013
・日本静脈経腸栄養学会編：日本静脈経腸栄養学会　静脈経腸栄養テキストブック，南江堂，2017
・全国在宅訪問栄養食事指導研究会編：在宅での栄養ケアのすすめかた訪問栄養食事指導実践の手引き，日本医療企画，2008
・手嶋登志子編：介護食ハンドブック　第2版，医歯薬出版，2010
・日本病態栄養学会編：病態栄養ガイドブック　改訂第6版，南江堂，2019
・矢田俊彦ほか：からだと病気のしくみ図鑑，法研，2012
・武田英二・利光久美子・弊憲一郎：認定NSTガイドブック，メディカルレビュー社，2005
・日本肥満学会：肥満症診療ガイドライン2022，日本肥満学会，2022
・日本糖尿病学会編：糖尿病治療ガイド2022-2023，文光堂，2022
・日本糖尿病学会編：糖尿病診療ガイドライン2019，南江堂，2019
・日本高血圧学会高血圧治療ガイドライン作成委員会：高血圧治療ガイドライン2019，ライフサイエンス出版，2019
・日本動脈硬化学会編：動脈硬化性疾患予防ガイドライン2022年版，動脈硬化学会，2022
・日本動脈硬化学会編：動脈硬化性疾患予防のための脂質異常症診療ガイド2018年版，日本動脈硬化学会，2018
・竹中　優編：人体の構造と機能および疾病の成り立ち　疾病の成因・病態・診断・治療　第2版，医歯薬出版，2018
・弘世貴久ほか監修：病気がみえるvol. 3　糖尿病・代謝・内分泌　第4版，メディックメディア，2014
・日本痛風・核酸代謝学会編：高尿酸血症・痛風の治療ガイドライン　第3版，メディカルレビュー社，2019
・岡田正監修：臨床栄養治療の実際　病態別編，金原出版，2008
・日本臨床栄養学会監修：臨床栄養医学，南山堂，2009
・日本消化器病学会：胃食道逆流症（GERD）診療ガイドライン2021（改訂第3版），南江堂，2021
・日本臨牀，特集　機能性消化管疾患：下部．日本臨牀社，77(11)，2019
・厚生労働科学研究費補助金難治性疾患政策研究事業「難治性炎症性腸管障害に関する調査研究」（久松班）令和3年度分担研究報告：潰瘍性大腸炎・クローン病診断基準・治療指針 令和3年度改訂版（令和4年3月31日），2020.
・日本消化器病学会：機能性消化管疾患診療ガイドライン2020－過敏性腸症候群（IBS）(改訂第2版)，南江堂，2020.

・臨床栄養，栄養療法のコツとピットフォール 炎症性腸疾患．医歯薬出版社，141 (2)，2022
・本田佳子ほか編：栄養科学イラストレイテッド臨床栄養学　疾患別編，羊土社，2022
・小俣政男・千葉　勉監修：専門医のための消化器病学　第3版，医学書院，2021
・落合慈之監修：消化器疾患ビジュアルブック第2版，学研，2014
・日本消化器病学会：消化性潰瘍診療ガイドライン2015，南江堂，2015
・幕内雅敏・菅野健太郎・工藤正俊編：今日の消化器疾患治療指針　第3版，医学書院，2010
・菅野健太郎・上西紀夫・井廻道夫編：消化器疾患最新の治療2023-2024，南江堂，2019
・高橋信一編：消化器診療最新ガイドライン　第2版，総合医学社，2011
・日本肝臓学会編：慢性肝炎・肝硬変の診療ガイド2019，文光堂，2019
・日本肝臓学会編：NASH・NAFLD診療ガイド2021，文光堂，2021
・日本消化器病学会・日本肝臓学会編：NAFLD／NASH診療ガイドライン2020改訂第2版，南江堂，2020
・日本病態学会編：病態栄養専門師のための病態栄養ガイドブック　改訂第6版，南江堂，2019
・日本呼吸器学会編：COPD診断と治療のためのガイドライン　第5版，メディカルレビュー社，2018
・骨粗鬆症の予防と治療ガイドライン作成委員会編：骨粗鬆症の予防と治療ガイドライン2015年版，ライフサイエンス出版，2015
・海老澤元宏・伊藤浩明・藤澤隆夫監修：食物アレルギー診療ガイドライン2021，協和企画，2022
・宇理須厚雄監修：ぜん息予防のためのよくわかる食物アレルギー対応ガイドブック2014，東京法規出版，2014
・Fearon, K., Strasser, F. and Bosaeus, L. *et al*: Definition and classification of cancer cachexia: an international consensus, *Lancet Oncol.*, 12, 489～495，2011
・国立がん研究センターがん情報サービス　ganjoho.jp
・日本病態栄養学会編：がん栄養療法ガイドブック2019，南江堂，2019
・日本皮膚科学会・創傷・熱傷ガイドライン策定委員会：創傷・褥瘡・熱傷ガイドライン，金原出版，2018
・大熊利忠・金谷節子編：キーワードでわかる臨床栄養改訂版　栄養で治す！基礎から実践まで，羊土社，2011
・日本腎臓学会編：エビデンスに基づくCKD診療ガイドライン，東京医学社，2018
・日本腎臓学会編：CKD診療ガイド2012，東京医学社，2012
・日本透析医学会：血液透析患者の糖尿病治療ガイド2012
・日本透析医学会：腹膜透析ガイドライン2009年版
・2009年版　日本透析医学会：腹膜透析ガイドライン，栄養管理，日本透析医学会雑誌，42 (4)，295～297，2009
・特殊ミルク共同安全事業安全開発委員会編：食事療法ガイドブック　アミノ酸代謝異常症・有機酸代謝異常症のために，恩賜財団母子愛育会，2008
・大阪市立大学医学研究科発達小児医学研究室編：かんたんカーボカウント，医学ジャーナル社，2006
・津田謹輔編著：よくわかるカーボカウント，中外医学社，2009

索　引

〔編著者〕　（執筆分担）

		執筆分担
渡邉 早苗（わたなべ さなえ）	女子栄養大学名誉教授	第Ⅰ部第1章1　第Ⅱ部第8章，第18章
寺本 房子（てらもと ふさこ）	川崎医療福祉大学名誉教授	第Ⅰ部第2章1～3，第3章4，第4章2・3 第Ⅱ部第13章
松崎 政三（まつざき まさみ）	元関東学院大学栄養学部教授	第Ⅰ部第1章3，第3章1・2，第5章 第Ⅱ部第11章5，第17章，第21章3

〔著　者〕（五十音順）

		執筆分担
岩本 珠美（いわもと たまみ）	十文字学園女子大学人間生活学部教授	第Ⅱ部第2章4・5
恩田 理恵（おんだ りえ）	女子栄養大学栄養学部教授	第Ⅱ部第3章1・2・5～7
片山 一男（かたやま かずお）	佐伯栄養専門学校副校長	第Ⅱ部第3章3・4，第5章8
川口 美喜子（かわぐち みきこ）	大妻女子大学家政学部教授	第Ⅱ部第11章1～4，第20章
川村 千波（かわむら ちなみ）	聖徳大学人間栄養学部准教授	第Ⅱ部第4章1～4，第12章
木村 要子（きむら ようこ）	広島国際大学健康科学部教授	第Ⅱ部第2章1～3，第6章
鞍田 三貴（くらた みき）	武庫川女子大学食物栄養科学部准教授	第Ⅱ部第3章11～13，第10章，第16章
桑原 節子（くわばら せつこ）	淑徳大学看護栄養学部教授	第Ⅱ部第14章
高岸 和子（たかぎし かずこ）	元武庫川女子大学生活環境学部准教授	第Ⅱ部第15章
髙橋 寛子（たかはし ひろこ）	帝京平成大学健康メディカル学部准教授	第Ⅰ部第3章3
田中 弥生（たなか やよい）	関東学院大学栄養学部教授	第Ⅰ部第1章4，第4章1 第Ⅱ部第4章5，第7章，第9章，第21章1・2・4
角田 伸代（つのだ のぶよ）	元東洋大学食環境科学部教授	第Ⅰ部第2章4
戸田 洋子（とだ ようこ）	大阪青山大学客員教授	第Ⅱ部第19章
長浜 幸子（ながはま さちこ）	相模女子大学名誉教授	第Ⅱ部第5章1～7・9
増田 昭二（ますだ しょうじ）	元名古屋文理大学健康生活学部助教	第Ⅰ部第1章2 第Ⅱ部第1章
宮内 眞弓（みやうち まゆみ）	東京聖栄大学健康栄養学部教授	第Ⅱ部第3章8～10

Nブックス
四訂 臨床栄養管理

2003年（平成15年）2月1日 初版発行～第14刷
2009年（平成21年）12月25日 改訂版発行～第4刷
2012年（平成24年）11月30日 三訂版発行～第7刷
2020年（令和2年）4月15日 四訂版発行
2023年（令和5年）9月15日 四訂版第5刷発行

編著者 渡邉早苗
寺本房子
松崎政三
発行者 筑紫和男
発行所 株式会社 建帛社
KENPAKUSHA
〒112-0011 東京都文京区千石4丁目2番15号
TEL（03）3944-2611
FAX（03）3946-4377
https://www.kenpakusha.co.jp/

ISBN 978-4-7679-0650-8 C 3047 幸和印刷／ブロケード